NOUVEAU MANUEL
DES DERMATOSES

OU

MALADIES DE LA PEAU,

AVEC LA SYNONYMIE DE WILLAN,

ET

LA CONCORDANCE DES DIFFÉRENTES MÉTHODES EMPLOYÉES
PAR NOS MEILLEURS AUTEURS.

DEUXIÈME ÉDITION

revue et augmentée

d'une Notice sur les Eaux Minérales, considérées dans
leur application aux Maladies de la Peau

ET

D'UN FORMULAIRE SPÉCIAL COMPLET

réunissant toutes les Formules et Préparations usitées pour
le Traitement des Maladies de la Peau, tant à l'hôpital Saint–Louis
et les autres hôpitaux que dans la pratique particulière ;

PAR

L.-V. DUCHESNE-DUPARC, D.M.P.

DE MOULINS-LA-MARCHE (ORNE),

Ancien interne de l'Hôpital Saint-Louis, Membre de plusieurs Sociétés savantes.

PARIS

LIBRAIRIE MÉDICALE ET SCIENTIFIQUE

DE A. GARDEMBAS, ÉDITEUR,

Anciennes maisons Gabon et Deville-Cavellin,

10, RUE DE L'ÉCOLE-DE-MÉDECINE.

1840

NOUVEAU MANUEL

DES DERMATOSES.

ON TROUVE A LA MÊME LIBRAIRIE :

BOUCHARDAT, D. M. P., pharmacien en chef de l'Hôtel-Dieu. — NOUVEAU FORMULAIRE MAGISTRAL, avec les poids nouveaux et anciens en regard; précédé d'une Notice sur les hôpitaux de Paris, de généralités sur l'art de formuler : suivi d'un Précis sur les eaux minérales naturelles et artificielles, d'un Mémorial thérapeutique, de notions sur l'emploi des contrepoisons, sur les secours à donner aux noyés et aux asphyxiés, et enrichi de l'histoire de plusieurs médicaments nouveaux, etc., etc. Paris 1840. 1 beau vol. in-18, papier fin.   3 fr. 50 c.

BOURDON (Isidore). — PRINCIPES DE PHYSIOLOGIE COMPARÉE, ou Histoire des phénomènes de la vie dans tous les êtres qui en sont doués, depuis les plantes jusqu'aux animaux les plus complexes. Paris, 1830. 1 vol. in-8.   7 fr.

CAYOL. — CLINIQUE MÉDICALE, suivie d'un Traité des maladies cancéreuses. Paris, 1833. 1 vol. in-8.   7 fr.

DUBOIS (d'Amiens), professeur agrégé à la Faculté de médecine de Paris, etc. — TRAITÉ DES ÉTUDES MÉDICALES, ou de la manière d'étudier et d'enseigner la médecine. Paris, 1840. 1 fort vol. in-8.   6 fr.

FIGUIER ET CANCE. — NOUVELLE PHARMACOPÉE DE LONDRES, ou Codex officiel d'Angleterre, publié par ordre du gouvernement, nouvelle traduction augmentée des remèdes secrets d'Angleterre, avec les poids anglais et les nouveaux poids décimaux français en regard. Paris, 1840. 1 beau vol. grand in-32.   2 fr.

MARTINET. — TRAITÉ ÉLÉMENTAIRE DE THÉRAPEUTIQUE MÉDICALE, suivi d'un Formulaire, 2ᵉ édition considérablement augmentée. Paris, 1837. 1 fort vol. in-8.   6 fr.

— MANUEL DE CLINIQUE MÉDICALE, contenant la manière d'observer en médecine les diverses méthodes d'exploration appliquées aux maladies de la tête, de la poitrine, de l'abdomen et des tissus, ainsi qu'à l'investigation cadavérique et à l'étude du diagnostic. 3ᵉ édit. Paris, 1837. 1 gros vol. in-18. 4 fr. 50 c.

TAVERNIER. — MANUEL DE CLINIQUE CHIRURGICALE, contenant la manière d'observer en chirurgie, un exposé des signes diagnostiques et des caractères anatomiques des maladies chirurgicales et un sommaire des indications curatives. 2ᵉ édition. Paris, 1837. 1 vol. grand in-18.   5 fr.

— MANUEL DE THÉRAPEUTIQUE CHIRURGICALE, ou Précis de médecine opératoire, contenant : Le traitement des maladies chirurgicales, la description des procédés opératoires, des bandages et des appareils, et l'anatomie de quelques unes des régions sur lesquelles se pratiquent les principales opérations. Paris, 1837. 1 gros vol. in 18.   4 fr. 50 c.

Paris. Imp. de F. LOCQUIN et Comp., rue N.-D. des Victoires.

NOUVEAU MANUEL
DES DERMATOSES

OU

MALADIES DE LA PEAU,

AVEC LA SYNONYMIE DE WILLAN,

ET

LA CONCORDANCE DES DIFFÉRENTES MÉTHODES EMPLOYÉES PAR NOS MEILLEURS AUTEURS.

DEUXIÈME ÉDITION
revue et augmentée

d'une Notice sur les Eaux Minérales, considérées dans leur application aux Maladies de la Peau

ET

D'UN FORMULAIRE SPÉCIAL COMPLET

réunissant toutes les Formules et Préparations usitées pour
le Traitement des Maladies de la Peau, tant à l'hôpital Saint—Louis
et les autres hôpitaux que dans la pratique particulière ;

PAR

L.-V. DUCHESNE-DUPARC, D.M.P.

DE MOULINS-LA-MARCHE (ORNE),

Ancien interne de l'Hôpital Saint-Louis, Membre de plusieurs Sociétés savantes.

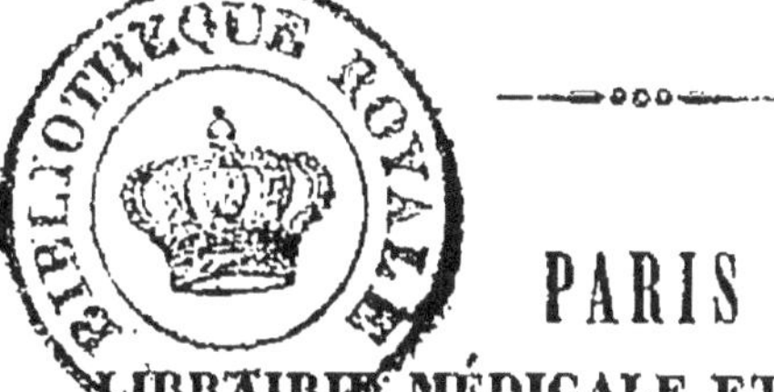

PARIS

LIBRAIRIE MÉDICALE ET SCIENTIFIQUE

DE A. GARDEMBAS, ÉDITEUR,

Anciennes maisons Gabon et Deville-Cavellin,
10, RUE DE L'ÉCOLE—DE—MÉDECINE.

1840

PREFACE

La bienveillance avec laquelle le public médical a accueilli la première édition du *Nouveau manuel des Dermatoses*, me laisse espérer d'avoir atteint, du moins en grande partie, le but que je m'étais proposé.

A l'époque où je conçus la pensée de cet ouvrage, l'importance de la pathologie cutanée était depuis longtemps déjà en dehors de toute contestation, et son étude se trouvait facilitée non seulement par les cliniques d'Alibert et de Biett à l'hôpital Saint-Louis, mais aussi par plusieurs traités *ex professo* écrits de main de maître et auxquels la dermatologie, livrée jusqu'alors à l'ignorance et à l'empyrisme, doit de figurer avec éclat dans les cadres nosologiques et d'être, sous certains rapports, une des branches les plus connues et les mieux traitées de la pathologie générale.

Cependant, au milieu de tant d'éléments d'un succès rapide, la différence des classifications et des nomenclatures constituait un obstacle qui arrêtait presque toujours l'élève et souvent même le praticien dès les premiers pas dans la carrière dermatologique.

Dans leurs cours comme dans leurs ouvrages, les deux hommes célèbres que je viens de citer et qui doivent être regardés comme les chefs de la dermatologie moderne, avaient adopté d'une manière exclusive, Biett, le langage et la classification des Anglais; Alibert, ses dénominations poétiques et linnéennes et une classification qui certes n'est pas sans défaut, mais qu'il devait naturellement préférer à toute autre puisqu'elle lui appartenait.

Selon donc qu'on écoutait telle ou telle leçon, qu'on étudiait tel ou tel ouvrage, un travail préliminaire devenait souvent indispensable pour ne pas regarder comme deux affections distinctes une seule et même maladie, parce que deux noms différents lui étaient imposés, ou parce qu'elle se trouvait classée d'après plusieurs méthodes.

C'est à l'expérience toute personnelle d'un si grave inconvénient que je dois d'avoir travaillé, sinon à le faire entièrement disparaître, du moins à l'atténuer le plus possible, en mettant sous les yeux du lecteur, dans un état de complète coordination, ces diverses synonymies et classifications.

J'ai pensé rendre un service de plus au praticien qui n'a que peu d'instants à consacrer à l'étude, et à l'élève qui veut ou repasser rapidement les leçons du maître, ou se préparer à ses examens, en réunissant dans cet ouvrage imprimé, sous forme de *Manuel*, une description *aussi concise qu'exacte et fidèle* de chaque maladie de la peau.

L'érudition qu'il est toujours facile de faire avec une bibliothèque, du temps et un peu de patience, me paraîtrait tout à fait déplacée dans un manuel. Que demande en effet le médecin qui a besoin de se rappeler en quelques instants les principaux caractères d'une maladie, et l'élève qui veut repasser en quelques jours les éléments d'une branche quelconque de la médecine, sinon une suite de tableaux offrant en raccoursi, *mais sans en négliger un seul,* tous les caractères qui se ratachent directement à son sujet.

La marche suivie dans cette nouvelle édition, est celle que j'avais adoptée pour la première. Après une notice chronologique sur la pathologie cutanée en générale, je passe à la description anatomique et physiologique de la peau ; dans la notice chronologique, je m'arrête principalement sur les différentes synonymies et classifications successivement proposés jusqu'à nos jours, et bien que mon titre d'élève d'Alibert ait pu jusqu'à un certain point m'autoriser à présenter celles qui partagent encore aujourd'hui l'opinion médicale de manière à influencer le lecteur en faveur de mon ancien maître, j'ai voulu rester à l'abri de tout reproche de partialité ; et, pour cela, j'ai dû me borner à mettre les faits en présence et à les exposer tous avec la même clarté, laissant ainsi le lecteur à l'abri de toute influence et libre de porter sur chacun d'eux tel ou tel jugement qu'il lui plaira. Cette conduite était, ce me semble, la seule à suivre dans un ouvrage classique et destiné à mettre le lecteur au courant de la science dermatologique.

Je passe ensuite à la description des maladies de la peau. Cette partie de mon travail était sans contredit la plus importante, aussi ai-je mis tous mes soins pour rendre mes descriptions aussi complètes que possible, évitant cependant avec soin toute répétition inutile, mais ne négligeant aucun caractère important, insistant particulièrement sur le diagnostic différentiel et disposant mes groupes de symptômes de manière à faire passer sous les yeux du lecteur tous les changements qui s'opèrent dans la maladie par l'effet de sa marche progressive.

Nous nous attachons de préférence aux caractères les plus sensibles; nous indiquons, en parlant de chaque dermatose, les principaux synonymes employés pour la qualifier et particulièrement ceux de la nomenclature anglaise. A côté des espèces admises par le dermatologiste français, nous mettons en regard celle de *Willan*, afin que le lecteur puisse être juge de la valeur des bases sur lesquelles reposent les unes et les autres.

Le paragraphe relatif à la thérapeutique auquel les limites et la nature de cet ouvrage ne m'ont pas permis de donner tout le développement que j'aurais désiré, trouve un ample complément dans le formulaire spéciale qui termine le *Nouveau manuel des Dermatoses*, et dans lequel on trouvera non seulement les recettes employées dans les hôpitaux et notamment à l'hôpital Saint-Louis pour le traitement des maladies de la peau, mais encore toutes les formules particulières jouissant de quelque réputation, et même une grande partie des médicaments prétendus secrets et qui, pour la plupart, ne se composent en réalité, comme on le verra, que de substances bien connues et d'un usage pour ainsi dire journalier.

Enfin, nous conservons à la fin de notre manuel le tableau analytique des classifications du professeur *Alibert* et de *Willan*, cette dernière primitive et modifiée : nous faisons concorder avec ces classifications les divisions admises par *M. Rayer*, nous proposant ainsi de mettre sous les yeux du lecteur les principales causes de ses nombreux embarras dans l'étude de la dermatologie et de lui fournir par conséquent les moyens de les éviter.

Quand à la partie pittoresque, elle est ici tout à fait nulle. Des images grossières et imparfaites nuiraient plus qu'elles ne serviraient et doivent être laissées au charlatanisme; une représentation fidèle ne pourrait que venir en aide à la description, mais bien que nous regardions ce secours des images comme très précieux, surtout lorsqu'il s'agit d'affections dont les produits pathologiques sont d'une constance remarquable, la nature et le prix de cet ouvrage nous ont forcé d'y renoncer.

Nous n'avons, du reste, rien négliger pour rendre cette nouvelle édition plus complète et par conséquent plus utile encore que la première; nous l'avons enrichie d'une notice sur les eaux minérales considérées dans leur application au traitement des maladies de la peau. Notre *formulaire spécial*, par suite des nombreuses additions que nous y avons faites, est devenu sans contredit le plus complet qui existe. Nous avons puisé dans les traités les plus récents soit pour effacer des erreurs reconnues, soit pour proclamer des vérités nouvelles; heureux si nous obtenons, pour prix de nos efforts, la continuation des suffrages et des encouragements du public médical, les seuls que nous ambitionnions ici.

DUCHESNE-DUPARC,
D. P.

CONSIDÉRATIONS GÉNÉRALES

SUR LES DERMATOSES.

—

HISTORIQUE.

L'histoire des dermatoses ne nous offre guère, jusqu'à *Lorry*, que confusion et obscurité : la diversité du langage adopté par les différents auteurs me paraît une des causes les plus manifestes de ce défaut de progrès d'une des branches les plus importantes de la *pathologie humaine :* si nous joignons à cette cause l'absence totale de tout principe de coordination, nous cesserons d'être étonnés de l'extrême confusion qui règne dans les écrits des anciens auteurs et de l'*enfance* si prolongée d'une science que la précision du langage et les méthodes de classification ont, de nos jours, si rapidement perfectionnée.

Mais si la dermatologie, comme science pouvant dignement figurer dans nos cadres nosologiques, est véritablement l'œuvre de notre siècle, nous devons reconnaître que toutes ses parties se trouvent dispersées dans les œuvres de nos prédécesseurs, et qu'il en est question jusque dans la plus haute antiquité. Nous voyons en effet dans *Hippocrate* (lib. v, aph. xxii) qu'il est question des *herpes exedentes*, auxquels il croyait

a

que la chaleur était favorable. Ailleurs, il attribue à la pituite la *lèpre*, les *démangeaisons*, la *gale*, les *taches blanches de la peau*, l'*alopécie*. Plus bas, ne désigne-t-il pas la *mélitagre* par *ces crevasses de la peau laissant découler une matière semblable au miel?* (OEuv. d'Hipp.; traduction de Gardeil.)

Celse nous a laissé des fragments très-remarquables sur les maladies dartreuses : dans son article *de Papulis*, ne désigne-t-il pas évidemment l'*herpes furfuraceus circinnatus*, lorsqu'il dit : « *La peau est inégale...*, le milieu de la *dartre* est plus lisse que son contour » ; et lorsqu'il ajoute : *Tardè serpit : idque vitium maximè rotundum incipit, eâdemque ratione in orbem procedit?*

Celse décrit plus loin, sous le titre *de Impetiginibus speciebus*, toutes les particularités propres à l'*herpes squamosus madidans;* et dans son chapitre *de Varis, lenticulis et ephelide*, il désigne très-positivement les *varus*, qu'il regarde, ainsi que les *lentilles* et les *éphélides*, comme tout-à-fait au-dessus des ressources de l'art.

D'après *Lorry*, *Celse* désignait l'érysipèle sous le nom d'*ignis sacera* : il décrit encore sous le nom de *sycosis*, du nom grec συκωσις, un ulcère rond et creux du menton. *Willan* croit que le *sycosis* de *Celse* est le *varus mentagra* des modernes, ce qui prouverait, s'il en était ainsi, que la *mentagre* était connue à Rome avant l'époque indiquée par Pline.

Celse parle encore de l'*esthiomène*, qu'il rapproche du cancer ; de la *leuce*, du *porrigo*, etc. ; on voit qu'il connaissait les *dartres*, mais il avait abandonné pour le mot *papulæ* la dénomination *herpes*, consacrée par les Grecs.

Galien la remit en usage, et en fit la plus juste application : il admet trois espèces de dartres, qu'il suppose prendre leur origine dans la bile jaune, savoir : l'Ἑρπης ἐσθιόμενος, *seu erodens*, qui répond parfaitement à celui que nous observons tous les jours ; l'*herpes miliaris*, que l'on croit être la *mélitagre* ; enfin, une troisième espèce qui paraît renfermer plusieurs dartres qui affectent la superficie de l'organe tégumentaire. Malheureusement *Galien* sacrifie ses descriptions à ses théories humorales, et les noie dans une foule de recettes et de formules conseillées dans leur traitement.

Oribase se borne le plus souvent à copier le médecin de *Pergame* ; il traite de l'*herpes exedens*, de l'*herpes miliaris*, *de pustulis quæ phlyctenæ nominantur, de epinyctibus* : mais ce qu'il dit des exanthêmes prouve que les Grecs ne confondaient pas les herpès avec ces simples *efflorescences*.

Ve *Siècle.*—*Aétius* copie souvent Galien, et établit dans son chapitre *de Herpete* les mêmes distinctions que lui. Il traite de la *lèpre*, et insiste sur son diagnostic différentiel : « ab impetigine sylvestri, *eó quod impetigo orbiculatim semper ad vicinos locos proserpit.* » Beaucoup d'auteurs s'accordent à penser que par impetigo *Aétius* désigne ici l'*herpes furfuraceus circinnatus*, opinion qui ne serait pas du tout en faveur de *Willan*, à cause de l'application qu'il a faite du mot *lepra* à cette même espèce de dartre, etc., etc.

Alexandre de Tralles ne dit rien sur les maladies dartreuses, mais traite assez longuement et dans autant de chapitres particuliers *de Porrigine, de Achore, de Favo.*

VIIe *Siècle*. — *Paul d'Égine* confond sous le nom de *scabies* une foule de maladies dartreuses : il traite de *la lèpre*, de *la gale (scabie)*, de l'*impetigo*, des *pustules*, des *papules* ou des *bulles*; *de pustulis nocturnis.* Il parle des *herpes* tout différemment que Galien : il attribue l'érysipèle à un sang *bonus* et *crassitie moderatus*, et les maladies *herpétiques* à la bile jaune; du reste, ses descriptions sont surchargées de recettes et de remèdes.

XIe *Siècle*. — *Avicenne* préfère au mot *herpes* celui de *formica*, à cause de la sensation particulière éprouvée dans la partie malade et qu'il compare à celle produite par la piqûre de la fourmi; il admet deux espèces : *formica corrosiva, formica miliaris*; du reste, il ne méconnaît nullement le caractère propre de la maladie. Il n'en est pas de même de l'*esthiomène*, dont il fait une sorte de *sphacèle*. *Avicenne* paraît avoir connu l'*herpes squamosus madidans*; il traite *de scabie*, *de pruritu*, *de impetigine*; mais il est difficile de savoir au juste à quelles maladies il applique ces diverses dénominations.

XIIIe *Siècle.*—*Guillaume de Salicet* parle avec assez de détails de certaines espèces de *teignes*, des croûtes de lait; il décrit l'esthiomène, que de son temps on appelait vulgairement *heresipèle lupasine*; de là peut-être le *lupus* de Willan. Il désigne par *formis* l'*herpes* des Grecs, et traite aussi de l'*impetigo*.

Gordon se borne à copier les anciens : il regarde aussi l'*esthionème* comme un *ulcère corrosif*; il traite du *serpigo* et de l'*impetigo*, sans que l'on puisse savoir précisément quelle maladie il désigne sous ces dénominations; il consacre un long article à la *lèpre*, mais sa description prouve qu'il n'entend nullement parler de l'*herpes furfuraceus circinnatus*.

Guy de Chauliac s'est borné à copier *Galien* et *Avicenne*, que, du reste, il ne paraît pas avoir compris.

Pendant deux ou trois siècles après ces derniers auteurs, la science subit le sort des lettres, et resta dans un complet anéantissement; et ce n'est que du XVe au XVIe siècle que nous voyons *Tagault* et son contemporain *Fernel* venir lui imprimer une vigou-

a.

reuse secousse et la ramener dans la voie qu'elle n'aurait jamais dû quitter, *celle de l'observation*. Ces auteurs nous montrent les premiers efforts vers une classification.

XVIe *Siècle*.—*Tagault* range dans les *exanthemata* l'*hydroa* des *Grecs*, les *sudamina* de *Galien*, les *desudationes* d'*Avicenne*. On ne sait encore que penser des *psydraces*, *phlyctenæ*, *phlyzaciæ*, *ecthymata*, *variolæ* et *morbilles* : il regarde comme des dartres les *magnas herpetas*, les *papules* et l'*impetigo de Celse*. Selon lui, la mentagre n'est que le *lichen* des *Grecs*, et le *lichen* ne diffère pas de l'*impetigo*; de son temps, la *mentagre* était appelée *male dartre*.

Fernel admet une dartre simple et une dartre miliaire; il abandonne le mot *pustule*, si prodigué par les anciens, et appelle *bourgeons*, *boutons*, les inégalités que présentent les plaques herpétiques. Et, bien qu'il confonde dans l'érysipèle plusieurs maladies eczémateuses, il paraît avoir une idée des dartres, et parle de la lèpre comme d'une affection au-dessus des ressources de l'art.

Jérôme Mercurialis ne nous a pas laissé de classification, mais un grand nombre de chapitres séparés dans lesquels il traite de la *gale*, de la *leuce*, du *porrigo*, de la *lèpre*; il rapproche cependant le *porrigo* du *favus* et de l'*achore*; il parle des dartres sous le titre de *Lichenibus*, mais il le fait avec obscurité et confusion.

XVII. *Siècle*.—*Paré* parle des *dartres*, mais comme quelqu'un qui ne les connaît que de nom.

Guill, Rondelet, Fabrice de Hilden, Fabrice d'Aquapendente, Marc-Aurèle Severin, Laforest d'Alcmar ont aussi écrit sur les *dartres*; mais ce qu'ils nous ont laissé se borne ou à la description d'une espèce, ou à quelque caractère particulier et plus ou moins saillant, ou simplement à quelque considération de traitement.

Nous pouvons donc nous borner à ces simples indications, et passer à l'immortel *Lorry*, que nous allons voir imprimer à la dermatologie une face toute nouvelle.

La gloire de *Lorry* consiste beaucoup moins dans les progrès qu'il a fait faire à la science, que dans la judicieuse appréciation des *faits* nombreux qui la constituaient de son temps, et dans l'accord admirable qu'il établit entre les travaux des *anciens* et ceux des *modernes*.

Bien qu'il déclare ne vouloir donner aucune classification, il ne réunit pas au hasard et sans ordre les nombreuses affections cutanées dont il nous a laissé de si belles et de si judicieuses descriptions; après avoir parlé, dans son traité *de Morbis cutaneis*, de la peau humaine sous le rapport *anatomique* et *physiologique*, il traite des *maladies cutanées* en général, de leurs causes, de leurs symptômes, de leur diagnostic, de leur pronostic, de leur traitement ; il suit le même ordre dans la description de chaque maladie particulière, et s'il est vrai que quelques-uns de ces chapitres réunissent des maladies disparates, il reste constamment fidèle aux saines traditions des anciens ; il conserve à chaque maladie le nom consacré par l'antiquité, et n'a pas laissé échapper ces traits d'affinité qui lient entre elles les affections qu'il désigne avec les anciens sous le nom *d'herpetes* : il conserve le mot *varus* et décrit sous le nom d'*impetigo* l'*herpes squamosus madidans* ; il classe la *mentagre* parmi les *dartres*, qu'il dit différer plutôt de *nom* que de *nature*, etc.

Peu après *Lorry* paraît *Joseph Plenck*, à qui l'on reproche d'avoir fait trop de classes et établi trop de divisions ; ces divisions ont généralement pour base la considération des formes particulières propres à chaque maladie ; mais l'attachement à son principe l'a quelquefois poussé trop loin : car il décrit comme des affections cutanées distinctes de simples produits pathologiques, tels que des *macules*, des *croûtes* et des *pustules*.

Ailleurs, cependant, cette considération ne lui paraît plus suffisante, et il cède à des rapports d'une plus haute importance. C'est ainsi qu'il range le *zona* parmi les macules, les maladies dartreuses dans les herpès ; il décrit l'*herpes furfuraceus*, l'*herpes esthiomenos*, la *mélitagre* sous le nom d'*herpes miltaris*; les *varus*, auxquels il conserve ce nom, sont placés comme les *herpes*, dans la classe des *papules*, etc.

CLASSIFICATION.

Nous sommes enfin arrivés à une époque où les faits de la science, devenus trop nombreux, imposent à chaque auteur la nécessité d'une classification; déjà *Mercurialis* avait essayé quelques principes de coordination; nous venons de voir *Lorry*, mais surtout *Joseph Plenck*, établir des classes et de nombreuses divisions. Leurs principes cependant ne paraissent pas suffisamment arrêtés, car ils prennent pour base de leurs classifications tantôt les *rapports* et les *affinités* des maladies, tantôt leur produit morbide, tantôt enfin leurs formes particulières et anatomiques.

C'est cette dernière considération, qui prédomine dans l'ouvrage de *Plenck*, que nous voyons fécondée par *Willan* et servir de base à sa classification.

D'un autre côté, M. *Alibert*, depuis longues années médecin en chef de l'hôpital Saint-Louis, nourri de la lecture des anciens et ayant fait des *maladies de la peau* l'étude de toute sa vie, a pensé qu'une classification des maladies de la peau, pour être philosophique et durable, devait uniquement reposer sur la considération des rapports et des affinités présentés par ces nombreuses affections, et n'être enfin qu'une application fidèle des principes qui, depuis l'*immor-tel Jussieu*, dirigent nos modernes naturalistes.

CLASSIFICATION DE WILLAN.

Méthode artificielle.

Willan n'admet pour caractère de ses ordres que les lésions élémentaires proprement dites : il en trouve huit bien distinctes; savoir : 1° les *papules*; 2° les *squames*; 3° les *exanthêmes*; 4° les *bulles*; 5° les *vésicules*; 6° les *pustules*; 7° les *tubercules*; 8° les *macules*.

Il range

Parmi les papules :

1° Le trophulus; 2° le lichen; 3° le prurigo.

Parmi les squames :

1° La lèpre; 2° le psoriasis; 3° le pityriasis; 4° l'ich-thyose.

Parmi les exanthêmes :

1° La rougeole; 2° la scarlatine; 3° l'urticaire; 4° la roseole; 5° le purpura; 6° l'érythême.

Dans les bulles :

1° L'érysipèle; 2° le pemphix; 3° le pompholix.

Dans les pustules :

1° L'impetigo; 2° le porrigo; 3° l'ecthyma; 4° la variole; 5° la gale.

Dans les vésicules :

1° La varicelle ; 2° la vaccine ; 3° l'herpès ; 4° le rupia ; 5° la miliaire ; 6° l'eczéma ; 7° les aphthes.

Dans les tubercules :

1° Le phyma ; 2° la verrue ; 3° le molluscum ; la vitiligue ; 5° l'acné ; 6° le sycosis ; 7° le lupus ; 8° l'éléphantiasis ; 9° le frambœsia.

Enfin dans les macules :

1° Les éphélides ; 2° le nævus.

Cette classification de *Willan*, malgré son apparente précision anatomique, a soulevé une foule d'objections toutes plus ou moins spécieuses ; d'abord, on a reproché à son auteur de n'avoir pris pour base, à l'instar de *Linné* et de *Tournefort*, qu'un caractère unique, que son défaut de constance et son existence éphémère rendent trop souvent un sujet d'erreur pour le patricien.

On observe, en second lieu, que Willan a réuni dans ses cadres des maladies évidemment disparates, comme la *variole* avec la *gale*, etc., tandis qu'il a séparé des affections qui se tiennent par d'incontestables affinités, comme la *variole*, la *vaccine* et la *varicelle*, etc.

On lui fait encore d'autres reproches touchant le langage dermatalogique : ainsi le mot *herpes*, employé depuis les temps les plus reculés de la médecine grecque, pour désigner une maladie chronique, et se déplaçant (ritu bestiæ serpentis : *Gallien*), est donné par Willan à une dermatose aiguë et qui s'éteint là où elle s'était développée. Le mot *impetigo* a été transporté à la *mélitagre*, que l'on nommait, depuis Gallien, *herpes miliaris*.

Le mot *lepra*, qui avait constamment servi à caractériser une maladie redoutable et parfaitement connue des anciens, désigne dans *Willan* une variété de la *dartre* furfuracée arrondie de M. Alibert.

Malgré ces reproches, qui me paraissent fondés, la méthode de Willan n'en est pas moins l'œuvre d'un dermatologiste du plus grand mérite, et l'on peut même ajouter qu'elle partage aujourd'hui avec celle de M. Alibert les suffrages de l'opinion médicale.

La classification de M. Alibert se montre à nous comme une des plus philosophiques applications de la théorie des ressemblances : nous ne trouvons plus ici pour base, un caractère unique, souvent fugitif et éphémère, mais une foule de considérations de la plus haute importance ; on ne peut sans injustice et sans esprit de parti lui contester le titre de *méthode naturelle*, que son illustre auteur lui a donné. Tout nous prouve que ce n'est qu'après avoir vu et étudié sous toutes ses faces chaque maladie, et les avoir comparées entre elles pour en connaître les affinités ou les dissemblances que M. Alibert a établi ses groupes et ses autres divisions. Cette manière de procéder est non-seulement satisfaisante pour l'esprit, mais aussi d'une utilité précieuse pour la pratique : comment, en effet, ne pas admettre que les moyens de traitement diffèrent peu lorsqu'il s'agira de maladies d'une nature presque semblable ?

Une autre justice à rendre à M. Alibert, c'est qu'il a joint à sa méthode de classification une nomenclature tout-à-fait linnéenne; le nom peint souvent un des caractères les plus constants et les plus importants de la maladie qu'il désigne. Du resté, il n'a fait en cela qu'imiter les anciens, dont il a religieusement respecté les dénominations, à moins que l'observation ne lui fasse un devoir de les changer; mais il ne désigne jamais une maladie par un nom consacré pour une autre.

M. Alibert réunit, sous le nom de *Dermatoses* (de δερμα) toutes les maladies de la peau dans les douze groupes suivants :

1ᵉʳ Groupe. — *Dermatoés eczémateuses.*

Il renferme les affections véritablement inflammatoires du tissu *dermatique* : ici, rien de *spécifique* : le même genre de maladie peut attaquer plusieurs fois le même individu ; les symptômes se succèdent avec

b

rapidité ; ils ne sont autres que ceux d'une *irritation* plus ou moins vive.

Ce groupe renferme les genres : 1° Erythême ; 2° érysipèle ; 3° pemphix ; 4° zoster ; 5° phlysacia ; 6° cnidosis ; 7° épinyctide ; 8° olophlyctide ; 9° ophlyctide ; 10° pyrophlyctide ; 11° charbon ; 12° furoncle.

2ᵉ Groupe. — *Dermatoses exanthématcuses.*

Il renferme bien encore des maladies aiguës ; mais celles-ci ont une marche régulière , des *périodes marquées* ; elles ont, en outre, pour caractère distinctif le singulier privilége de ne se montrer en général qu'une seule fois dans le cours de la vie. Nous devons ajouter qu'ici l'éruption procure du soulagement, tandis que dans les eczèmes la souffrance est d'autant plus pénible que la maladie se caractérise davantage.

Ce groupe renferme les genres : 1° *Variole ;* 2° *vaccine ;* 3° *clavelée ;* 4° *varicelle ;* 5° *nirle ;* 6° *roseole ;* 7° *rougeole ;* 8° *scarlatine ;* 9° *miliaire.*

3ᵉ Groupe. — *Dermatoses teigneuses.*

Ici nous trouvons des maladies propres au jeune âge , à cette époque de la vie où les forces de la nature se dirigent vers la tête. Le cuir chevelu paraît dans ce cas l'*émonctoire* choisi pour débarrasser l'économie d'humeurs superflues ou nuisibles : c'est le plus souvent une véritable dépuration tout-à-fait compatible avec la santé.

Ce groupe renferme les genres *achore*, *porrigine*, *favus*, *trichoma*.

4ᵉ Groupe. — *Dermatoses dartreuses.*

Le groupe des dermatoses dartreuses est sans contredit un des plus naturels et des plus heureusement formés : la plus grande analogie réunit les genres qu'il renferme : développement lent et insidieux de la maladie ; même disposition à l'envahissement ; transmission héréditaire ; ténacité : du reste ne compromettant jamais la vie.

Ce groupe renferme les genres *herpès*, *varus*, *mélitagre*, *esthiomène*.

5ᵉ Groupe. — *Dermatoses cancéreuses.*

Ici se trouvent réunies ces redoutables affections qui paraissent porter leur principale influence sur le système nerveux, et par suite amènent la dégénération des tissus ; leurs principaux caractères communs sont : une *étiologie* obscure ; des douleurs lancinantes et caractéristiques ; une terminaison le plus souvent funeste.

Ce groupe renferme les genres *carcine* et *kéloide*.

6e Groupe. — *Dermatoses lépreuses.*

Ce groupe renferme des maladies exotiques, et dont fort heureusement le nombre diminue chaque jour, même dans les pays où elles sont pour ainsi dire *endémiques* : elles s'accompagnent des désordres les plus effrayants, résistent comme les précédentes aux médications les plus énergiques ; mais elles ne menacent pas aussi immédiatement l'existence.

Ce groupe renferme les genres *leuce*, *spiloplaxie*, *éléphantiasis*, *radesige*.

7e Groupe. — *Dermatoses véroleuses.*

Les dermatoses véroleuses se rapprochent de celles du genre précédent par leur *étiologie obscure*, leur transmission héréditaire, l'analogie de leurs productions morbides et l'étendue de leurs ravages ; elles sont dues à l'action d'un *virus* particulier, mais inconnu dans sa nature.

Ce groupe renferme les genres *syphilis*, *mycosis*.

8ᵉ Groupe. — *Dermatoses strumeuses.*

Affections le plus souvent dues à l'action du virus syphilitique, et portant sa principale influence sur le système lymphatique; aucune classe de la société n'en est exempte.

Ce groupe renferme les genres *Scrofule*, *farcin.*

9ᵉ Groupe. — *Dermatoses scabieuses.*

Affections prurigineuses et souvent dues à la présence sous l'épiderme d'animalcules parasites; le même traitement convient à ces différentes maladies. Leur étialogie serait-elle constamment identique? Cela est *possible*, mais non encore prouvé.

Ce groupe renferme les genres *gale*, *pruigo.*

10ᵉ Groupe. — *Dermatoses hémateuses.*

Affections vulgairement nommées *scorbutiques*, communes surtout dans les grandes villes, et signes le plus souvent manifestes d'un état de faiblesse et de détérioration de l'économie; elles se compliquent souvent d'hémorrhagies.

Ce groupe renferme les genres *péliose*, *pétéchie.*

b.

11ᵉ Groupe. — *Dermatoses dyschromateuses.*

Affections dues à l'altération de l'organe sécréteur dela matière colorante ; elles sont tantôt symptomatiques, tantôt idiopathiques ; elles paraissent avoir leur siége dans le corps papillaire.

Ce groupe referme les genres *panne, achrôme.*

12ᵉ Groupe — *Dermatoses hétéromorphes.*

Ce groupe réunit les maladies encore peu connues ou mal définies ; il vient, dans chaque classification, donner, pour ainsi dire, un démenti à la perfectibilité indéfinie des connaissances humaines.

Il renferme les genres *ichthyose, tylosis, verrue, onygos, dermatolysie, nævus.*

D'autres essais de classification ont été tentés par Joseph *Franck* et M. Samuel *Plumbe.* Le premier, voulant suivre les exemples de *Retz* et de *Derien,* a divisé les maladies de la peau en *aiguës* et *chroniques ;* cette distinction, qui nous semble tout-à-fait naturelle au premier abord, tombe devant un examen approfondi ; car si nous devons admettre avec *Franck* que quelques dermatoses se présentent à nous avec un caractère constant d'*acuité,* tandis que d'autres suivent toujours une marche *chronique,* nous sommes loin

de pouvoir en dire autant de toutes les *maladies cu-*
tanées. En effet, un grand nombre d'entre elles nous
offrent souvent et alternativement ces deux états
phlegmasiques. Nous devons donc regarder, avec
MM. *Schedel* et *Cazenave*, la classification de *Plenck*
comme tout-à-fait impraticable.

D'un autre côté, M. *Plumbe* prend pour bases de
sa classification les *causes apparentes* qui produisent
les *maladies* de la *peau*; mais elles sont souvent inconnues, et presque toujours d'une appréciation difficile : M. Plumbe doit avoir un chapitre des plus
étendus sur les *dermatoses hétéromorphes* ou *incertæ*
sedis.

Reste enfin une dernière méthode de *classification*
proposée tout récemment par M. *Baumès*, chirurgien
en chef de l'hospice de l'Antiquaille de Lyon.

M. Baumès, pensant que les *classifications cutanées,*
même celles le plus en vogue aujourd'hui, ne reposent que sur des caractères extérieurs n'ayant aucun
rapport ni avec la nature de la maladie, ni avec ses
causes et ses phénomènes les plus importants, ni avec
le traitement, propose de suppléer à des considérations
si nombreuses et si philosophiques par le système de
la *fluxion*, en donnant à ce mot une acception plus
étendue que celle qui lui a été attribuée jusqu'ici.

M. Baumès partage l'opinion des auteurs qui attribuent toutes les maladies à la *réaction vitale*, qu'il

place, lui, dans le système nerveux. Ce acte d'innervation, qu'il désigne par le mot de *fluxion*, produit des effets différents suivant le point où il s'opère. D'après M. Baumès, les *dartres* et leurs nombreux produits pathologiques ne seraient que le résultat de la *fluxion* opérée sur les nerfs qui président à la *circulation*, *aux sécrétions*, *à la nutrition*, etc.

Quant aux particularités des dartres ou des maladies qui les remplacent, elles dépendraient non d'une modification dans le phénomène élémentaire de la *fluxion*, mais des tissus où elle s'opère et des variétés d'âge, de sexe, etc.

M. Baumès distingue plusieurs espèces de fluxions : l'une *idiopathique*, qui ne se lie à aucune diathèse et s'applique aux dermatoses de cause externe, ou qui ne sont dues qu'à une disposition morbide du tissu cutané lui-même.

Une autre, dite *excentrique*, ou agissant du centre à la circonférence, est l'effet d'une cause qui a agi d'une manière fâcheuse et plus ou moins brusque sur le système nerveux.

Une troisième, dite *sympathique*, ne serait que l'ombre ou la réflexion d'une fluxion aiguë ou chronique d'un organe interne.

Enfin, une *fluxion* dite par *diathèse* comprendrait les maladies qui se lient à une disposition morbide de toute l'économie.

M. *Baumès* distingue quatre espèces de diathèses : une diathèse syphilitique; une diathèse scrofuleuse; une diathèse scorbutique; une diathèse cancéreuse.

Le mérite incontesté de l'auteur de ces différentes considérations nous faisait un devoir de ne pas les passer sous silence; mais comme nous ne voyons nullement la nécessité d'une nouvelle classification, et que selon nous la méthode de *Willan*, et surtout celle de M. *Alibert*, suffisent, de reste, aux besoins de la science, nous ne soumettrons pas les idées de M. Baumès à une analyse plus approfondie, et nous laissons l'avenir les apprécier à leur juste valeur.

Nous ne pouvons pas terminer ce chapitre sans dire un mot des modifications apportées à la classification de Willan :

1° Par Bateman. — Il se borne à retrancher de son cadre nosologique le genre *phyma*, qui comprend le *therminthus*, l'*epinyclis*, le *furoncle* et *le charbon*, sous prétexte qu'il est traité de ces différentes maladies dans les ouvrages chirurgicaux;

2° MM. Cazenave et Schedel. — Ces auteurs ont interverti l'ordre établi par *Willan* et *Bateman*, et décrit plusieurs maladies nouvelles. Voici celui qu'ils ont adopté : 1° les exanthêmes; 2° les vésicules; 3° les bulles; 4° les pustules; 5° les papules; 6° les squammes; 7° les tubercules; 8° les macules, comprenant, 1° les colorations, 2° les décolorations.

Ils ont établi une classe d'*insertæ sedis*, dans laquelle ils rangent : 1° le *lupus* (classe des tubercules, *Bateman*); 2° la *pellagre*; 3° les *syphilides*; 4° le *purpura* (classe des exanthêmes, *Bateman*); 5° l'*éléphantiasis des Arabes* (classe des tubercules, *Bateman*); 6° les maladies des follicules sébacés; 7° la kéloïde.

Leur cadre nosológique offre parmi les genres un grand nombre d'autres transpositions. Ainsi, ils rangent parmi les *exanthêmes*, l'*érysipèle*, que *Bateman* classe avec plus juste raison, selon nous, parmi les *bulles*; mais en revanche, ils retirent la *gale* de la classe des pustules pour la mettre dans celle des *vésicules*; ils rangent le rupia parmi les *bulles*; ils réunissent dans le seul genre *pemphigus*, le *pemphigus* et le *pompholix* de *Bateman*; ils classent la *vaccine* parmi les *pustules* ainsi que l'acné, mis par *Willan* et *Bateman* dans la classe des *tubercules*. La *mentagre* est également retirée de la classe des *tubercules* et mise dans celle des *pustules*. Enfin, ils ajoutent à la classe des macules, la *teinte bronzée*, l'*albinisme* et la *vitiligue*, cette dernière encore rangée, par *Bateman*, parmi les *tubercules*.

Loin de nous, sans contredit, la pensée de critiquer ces nombreux changements, qui tous, excepté un seul (l'érysipèle), nous paraissent d'une haute importance et commandés par une impérieuse nécessité; mais prouvent-ils que *Willan* et *Bateman*, en établissant leur classification, aient eu des idées bien arrêtées? Le lecteur ne le pensera sans doute pas.

Malgré le talent bien reconnu de MM. *Schedel* et *Cazenave* et les judicieux conseils de M. le docteur Biett, ils ne peuvent faire que ce qui est mauvais en soi devienne bon; mais on doit toujours leur savoir beaucoup de gré de leurs généreux efforts.

Il est une foule d'autres changements apportés par M. Biett dans le nombre et la distribution des espèces et des variétés; mais la nature de notre ouvrage nous oblige à les passer sous silence.

3° Par M. Gibert. Cet auteur conserve l'ordre adopté par MM. Casenave et Schedel; seulement, nous sommes étonné de lui voir retrancher de son cadre nosologique un certain nombre d'affections qui, commme l'*érysipèle*, la *variole*, la *varicelle*, la *vaccine*, etc., appartiennent exclusivement à la peau, et parcourent à sa surface leurs différentes périodes; il retranche également les dermatoses rares ou exotiques, comme le *frambœsia*, le *molluscum*, la *vitiligue*, etc.

M. Gibert n'établit pas, comme M. Casenave, de classes exceptionnelles; il range les *syphilides* dans les différents ordres et les classes suivant la nature de leurs lésions élémentaires. Dans son manuel, le *purpura* se trouve parmi les taches; le *lupus*, comme *Willan*, dans l'ordre des *tubercules*, ainsi que l'éléphantiasis; il décrit également la *kéloïde*, qu'il classe parmi les tubercules, etc., etc. Il se sert du mot *teignes* pour désigner les différentes espèces de *porrigo* de Willan, et fait, sous le nom de *couperose*, un genre particulier d'une variété de *l'acné* (*Willan*), *varus* (*Alibert*).

4° Par M. Rayer. Cet auteur, dans son dernier ouvrage sur les maladies cutanées, est loin d'abandonner la méthode de Willan; mais il ne s'en sert plus que pour l'établissement de ses divisions secondaires; nous croyons rendre service au lecteur en lui donnant une courte analyse de la classification de M. *Rayer*.

Elle nous offre quatre sections :

La première comprend les *maladies* de la peau proprement dites : elle est divisée en six chapitres, dans chacun desquels sont décrites successivement :

1° Les dermatoses à une ou à plusieurs formes élémentaires; 2° les sécrétions morbides; 3° les congestions et hémorrhagies cutanées et sous-cutanées; 4° l'anémie; 5° les névroses cutanées; 6° les vices de conformation congénitaux ou acquis. Dans la seconde section se trouvent décrites les altérations des dépendances de la peau, savoir : 1° l'altération des ongles et de la peau qui les fournit; 2° l'altération des poils et de leurs follicules. Dans la troisième section M. Rayer traite des corps étrangers animés ou inanimés qui s'observent à la surface de la peau ou dans son épaisseur, ou qui lui sont sous-jacents : enfin dans la quatrième et dernière section, se trouve l'éléphantiasis des Arabes, maladie primitivement étrangère à la peau, mais qui lui imprime parfois des altérations particulières.

On voit, par la simple indication de ces principales divisions, combien doit être prodigieux le nombre des maladies classées et décrites dans l'ouvrage de M. Rayer : nous sommes étonné qu'en y joignant, comme il l'a fait, une si grande quantité d'observations particulières, cet auteur ait pu se borner à trois volumes, et bien qu'à notre avis, cet ouvrage traite de beaucoup de maladies étrangères à la dermatologie proprement dite, il n'en est pas moins une mine féconde et inépuisable où chacun est sûr de trouver une foule de documents précieux, de descriptions exactes, et d'excellentes méthodes de traitement.

ANATOMIE ET PHYSIOLOGIE

DE LA PEAU.

Avant de commencer la description des dermatoses, nous croyons devoir rappeler les principaux traits de l'organisation cutanée, et entrer dans quelques considérations sur la nature et les produits de l'*inflammation dartreuse*.

La peau, à la fois organe du *tact* et du *toucher*, de *perspiration* et d'*inhalation*, se présente à nos yeux sous la forme d'une membrane *dense* et *serrée*, destinée, par son *épaisseur* et sa *résistance*, à nous garantir de l'action des agents extérieurs, tandis qu'elle nous met en rapport avec leurs qualités tactiles par la vive *sensibilité* dont elle est douée, par son *extensibilité* et son extrême *flexibilité*.

Elle présente dans sa conformation extérieure, 1° une *surface libre* et *superficielle*; 2° une *surface adhérente* ou *profonde*.

La *surface libre* nous offre à considérer, 1° des *plis* et des *sillons* dépendant, soit de l'action des muscles, comme au front et aux paupières, à la paume des mains, à la plante des pieds, etc., soit du développement du corps papillaire, comme au bout des doigts et des orteils, etc., soit de la présence d'une articulation, soit enfin d'une disposition particulière du tissu cellulaire ou d'un défaut d'élasticité cutanée, comme cela arrive souvent à la suite des longues maladies, des progrès de l'âge, des distensions trop fortes ou trop prolongées; 2° une coloration variable selon les races et les individus; 3° des productions cornées, comme les ongles et les poils; 4° enfin une multitude de pertuis ou pores, dont les uns sont les orifices excréteurs des follicules sébacés, d'autres des bouches exhalantes et absorbantes, d'autres enfin de simples passages pour les poils.

La *surface adhérente* ou *profonde* tient aux parties qu'elle recouvre par un tissu adipeux, dont la quantité et la disposition varient suivant les régions : la quantité du tissu adipeux sous-cutané, l'adhérence ou la mobilité de la peau sont, du reste, dans un rapport constant et nécessaire avec les fonctions départies à chaque région ; mais nous devons ajouter qu'entre la peau et les organes sous-jacents, on trouve à peine quelques vestiges du *pannicule charnu* qui double la majeure partie du tégument des *mammifères*.

C'est par sa face adhérente, et plus particulièrement par ses aréoles, que la peau reçoit ses vaisseaux et ses nerfs; aussi la voit-on tomber en gangrène ou perdre l'énergie vitale nécessaire à la cicatrisation, toutes les fois qu'elle se trouve décollée dans une certaine étendue. (*Cruveilhier.*)

Structure. Les parties qui entrent dans la composition de la peau sont : 1° le derme ou chorion; 2° les papilles lymphatiques ; 3° le pigmentum ; 4° le réseau lymphatique ; 5° l'épiderme ; et comme parties accessoires : 6° les follicules sébacés, les poils et les ongles, 7° les vaisseaux artériels, lymphatiques et veineux, les nerfs.

Derme ou *chorion*. Il forme la couche la plus profonde de la peau ; son épaisseur varie suivant les régions, et se trouve toujours en rapport avec la résistance qu'il doit opposer : elle varie également suivant les individus, le sexe et l'âge. M. Cruveilhier fait observer que chez le vieillard le derme participe à l'atrophie des autres tissus, qu'il devient souvent tellement mince, qu'il finit par acquérir une sorte de translucidité, et permet d'entrevoir, dans certaines régions, l'aspect nacré des tendons et la couleur rougeâtre des muscles.

Des deux faces du chorion, l'inférieure présente une foule d'*alvéoles* ou d'*espaces coniques*, dont la base répond à la couche adipeuse, et dont le sommet se dirige vers la surface libre, et se trouve percé d'ouvertures très-fines : ces alvéoles, plus développés à la plante des pieds et à la paume des mains que partout ailleurs, sont remplis par du tissu cellulaire qui s'enflamme dans le *furoncle*, et dont la gangrène constitue le *bourbillon caractéristique de cette dermatose*.

Le derme lui-même paraît formé par l'entrelacement de plusieurs faisceaux fibreux, d'autant plus denses et plus serrés, qu'on les examine plus près de sa face superficielle.

Papilles. On a donné ce nom à une multitude de petites éminences, tantôt linéairement disposées, comme à la paume des mains et à la plante des pieds, tantôt irrégulièrement disséminées à la surface du corps ; sous le rapport de *la structure,* elles se présentent comme un tissu spongieux, érectile, dans lequel se distribuent des filets nerveux, des ramuscules artériels et veineux : leur siége est à la surface libre du chorion, et elles sont recouvertes par l'épiderme dans les inégalités duquel elles s'enfoncent.

Réseau lymphatique de la peau. On donne ce nom à un lacis de vaisseaux plus superficiels que les vaisseaux sanguins, et communiquant seulement avec les vaisseaux et les ganglions lymphatiques sous-cutanés.

L'existence de ces vaisseaux, déjà reconnus et figurés par Mascagni, a, depuis, été mise dans tout son jour par les belles injections de Haase, de Lauth, de Panizza, et par les travaux tout récents de M. Fahman. M. Cruveilhier a parfaitement réussi à injecter les vaisseaux lymphatiques de tout le membre abdominal, en piquant la plante du pied d'un enfant nouveau-né.

Ces vaisseaux, sans ouverture à la surface de la peau, n'ont pas de valvules, présentent des dilatations ou ampoules dans le cours de leur trajet, et forment ordinairement deux couches bien distinctes, une superficielle ou sous-épidermique, l'autre sous-dermique ou profonde.

Pigmentum. On appelle ainsi la matière colorante de la peau ; plus abondante chez le nègre que chez le blanc, elle constitue une couche uniforme à la surface du derme (Bichat prétendait à tort qu'elle était contenue dans des vaisseaux particuliers) ; elle est formée de molécules noires, insolubles dans l'eau. Blumenbach regardait ces molécules comme un simple dépôt de carbone ; mais on pense généralement aujourd'hui qu'elles sont dues à la matière colorante du sang.

Le pigment cutané offre, dans sa coloration, diverses nuances qui vont du blanc au noir et au rouge de cuivre : il règne, du reste, encore beaucoup d'obscurité sur la source de cette singulière substance. M. Gauthier pense qu'elle est fournie par les bulbes des poils ; M. Breschet la regarde comme le résultat de la sécrétion d'un organe particulier qui aurait son siége à la face extérieure du derme ; M. Cruveilhier avance n'avoir jamais pu constater l'existence de cet organe et de ses tubes excréteurs. Ce célèbre anatomiste paraît disposé à partager l'opinion de ceux qui attribuent le pigment aux vaisseaux papillaires.

Épiderme. Membrane dense, demi-transparente,

imperméable, qui recouvre la surface externe de la peau, et fait, d'après Chaussier, l'office d'un vernis sec, qui empêche le contact immédiat des agents extérieurs sur les papilles cutanées, et amoindrit les sensations tactiles. Sa *surface interne* est creusée d'une multitude de fossettes, dans chacune desquelles est reçue une papille. Chez le nègre, ces petites anfractuosités sont principalement remplies par la matière colorante.

L'épiderme tient au chorion par une foule de filaments très-déliés, transparents et susceptibles de s'allonger de plusieurs lignes avant de se déchirer. Les anatomistes ne s'accordent pas sur la nature de ces filaments; Cruikshank les regarde comme de simples prolongements épidermiques, Béclard comme des espèces de *tractus* muqueux; Kaw, Boerhaave et G. Hunter les croyaient des vaisseaux exhalants; Chaussier et Bichat affirment qu'ils sont à la fois vaisseaux exhalants et absorbants; Bidloo les considère comme des *vaisseaux sudorifères*; Eichorn comme des vaisseaux *sudatoires*, auxquels il attribue à la fois les facultés exhalantes et absorbantes (1).

____

(1) Pour expliquer les phénomènes d'exhalation et d'absorption cutanée, *Sténon*, *Malpighi*, *etc.*, avaient admis des *glandes sudorifères* logées dans le tissu adipeux, et s'ouvrant à l'extérieur par un orifice muni d'une valvule. Cette

La surface externe de l'épiderme présente les rides, les plis, les petites éminences et les innombrables trous dont nous avons déjà parlé.

Malgré l'opinion de plusieurs anatomistes, l'épiderme paraît une membrane tout-à-fait inorganique et le simple produit d'une sécrétion. Cette manière de voir explique sa facile reproduction, et tendrait à prouver que les altérations épidermiques sont toujours dues à un état morbide de son organe sécréteur, quel qu'il soit.

M. Cruveilhier considère l'*épiderme* comme une réunion *de gaines accolées*, et non comme une membrane formée par l'imbrication d'une multitude de petites écailles. *M. Breschet* admet, pour la sécrétion de l'épiderme, *de petites glandes rougeâtres*, situées au centre *des petites vésicules adipeuses sous-cutanées*; *M. Creuveilhier* dit n'avoir jamais pu constater l'existence de ces glandes, non plus que les différentes couches de l'*épiderme* admises également par *M. Breschet.*

Corps muqueux ou *réticulaire de Malpighi*. On

opinion a été reproduite et légèrement modifiée par M. Breschet, qui admet des *glandes sudorifères* en forme de sacs, et situées dans l'épaisseur du *derme;* de ce sac part un canal spiroïde qui traverse le *derme* et l'*épiderme*, et vient l'ouvrir à l'extérieur de la peau, après avoir décrit plusieurs spires.

désigne ainsi, d'après Malpighi, une couche géla-tiniforme, que l'on considère comme une espèce de *mucus* concret, placé sous l'épiderme, et pénétré par les papilles, qui lui donnent l'aspect d'un réseau. M. Cruveilhier rejette, avec Chaussier, l'existence du corps muqueux, malgré l'assertion contraire d'un grand nombre d'anatomistes, et regarde les diverses couches admises par plusieurs d'entre eux, comme faites aux dépens des papilles et de l'épiderme.

PARTIES ACCESSOIRES DE LA PEAU.

Follicules sébacés. On appelle ainsi de petites utricules glanduleuses, logées dans l'épaisseur du *derme* et fournissant l'humeur grasse et onctueuse qui lubrifie la surface du corps : ces follicules, plus nombreux aux aînes, aux aisselles, aux organes de la génération, etc., que partout ailleurs, manquent absolument à la paume des mains et à la plante des pieds ; ils ont beaucoup d'analogie avec ceux des membranes muqueuses, et s'ouvrent à l'extérieur par un très-petit orifice visible à la loupe et quelquefois même à l'œil nu; ils reçoivent des vaisseaux sanguins, et, sous rapport de la structure, M. Cruveilhier les assimile au tissu granuleux ou glanduleux.

Ongles. Tout le monde connaît la forme, la position et les usages de ces organes ; mais il est quelques détails anatomiques qu'il est bon de rappeler. Voici, d'après M. Cruveilhier, la disposition du derme autour de l'ongle : « La peau, arrivée au niveau du bord parabolique, qui limite en arrière le corps de l'ongle, se réfléchit d'avant en arrière, en s'adossant à elle-même, jusqu'au niveau de son bord postérieur; là, elle se réfléchit de nouveau sur elle-même, d'arrière en avant, en passant derrière ce bord postérieur, entre la face inférieure de l'ongle et la face dorsale de la phalange : arrivée à l'extrémité antérieure de la phalange, elle se continue avec la peau de la pulpe des doigts.

Quant à l'épiderme, les anatomistes sont loin d'être d'accord sur sa disposition; les uns veulent qu'il accompagne constamment la peau dans le trajet que nous venons de décrire; d'autres, et avec eux M. Cruveilhier, pensent que l'épiderme se confond avec l'ongle, et que ces deux organes ont une nature identique.

L'ongle est le produit d'une sécrétion inorganique et fournie par les papilles qui l'environnent : il est constitué par une succession de lames imbriquées et emboîtées comme les cornes des animaux.

Cheveux et *poils*. Variables pour la couleur, le diamètre, le nombre et la direction, ces organes sont contenus, par leur extrémité adhérente, dans une espèce de *bulbe* ou *follicule* qui présente *extérieurement* une poche ou espèce de cul-de-sac simple, résultant, d'après M. Dutrochet, d'une dépression de la peau, et s'ouvrant, à l'extérieur, par un orifice étroit qui donne passage au poil sans y adhérer aucunement, et à l'*intérieur* de ce sac, une papille conique, à base adhérente, à sommet libre, qui arrive jusqu'à l'orifice du goulot et qui paraît le déborder dans le trichoma ou plique polonaise. C'est à cette papille que paraissent se distribuer les vaisseaux et les nerfs.

D'après *Heusinger*, le poil est formé par une succession de petits cônes imbriqués. Quelques anatomistes affirment que l'épiderme se continue avec le poil et forme sa membrane extérieure ; d'autres veulent qu'il l'abandonne à sa sortie du follicule ; enfin une troisième opinion, partagée par M. Cruveilhier, refuse à l'épiderme toute participation à la structure du poil ; ce professeur regarde les poils et les cheveux comme des cônes pleins, et affirme que leur matière colorante est aussi bien le produit du bulbe que leur cornet épidermique.

ANATOMIE PATHOLOGIQUE.

Malgré qu'il règne encore de l'obscurité sur la structure intime de quelques-unes des parties constituantes du derme et sur les fonctions assignées à chacune d'elles, il s'en faut de beaucoup cependant que leurs altérations aient été aussi bien étudiées, et que l'on puisse préciser, dans chaque dermatose, la nature, le siége et les produits de ces mêmes altérations.

Nous allons résumer le petit nombre de faits que la science possède à cet égard.

L'inflammation dartreuse ou herpétique, véritable irritation *spécifique*, se montre constamment sous un aspect *sui generis*, débute le plus ordinairement d'une manière lente et insidieuse, étend dans beaucoup de cas sa funeste influence à toute l'économie, et se transmet souvent à plusieurs générations successives : elle semble mettre d'autant plus de persistance et d'opiniâtreté qu'on la combat avec plus de violence, et elle jouit de la singulière propriété de se réveiller et de recommencer ses ravages alors qu'on la croit abattue et éteinte depuis plusieurs années.

Aucune partie du chorion ne peut se soustraire à son action : on la voit attaquer tour-à-tour les vaisseaux sanguins (ramuscules artériels et veineux); *ecxêmes* et *exanthêmes*, les nerfs cutanés (dermatoses *cancéreuses*), les follicules sébacés ou pilifères (dermatoses *varqueuses*, *trichoma*), le tissu adipeux du derme (*furoncle*), et la trame cutanée elle-même ; rarement bornée à un seul des éléments constitutifs du derme, elle les envahit quelquefois tous, soit successivement, soit simultanément, comme dans les teignes et quelques espèces de dartres.

Les produits de l'inflammation dartreuse s'offrent à nos regards avec des caractères constants et invariables : ce sont des efflorescences, des *papules*, des *vésicules*, des *pustules*, des *squammes*, des *furfures*, des *croûtes*, etc., etc.; plusieurs de ces produits morbides offrent certaines particularités anatomiques qu'il nous paraît important de noter.

Les *efflorescences cutanées* sont accompagnées d'un

état de turgescence manifeste du corps papillaire, avec ou sans gonflement du derme : cette injection papillaire peut être bornée ou étendue, pointillée et distincte, ou n'offrir qu'une teinte rosée uniforme.

Les *papules* sont le résultat d'un engorgement chronique de la peau, et paraissent plutôt dépendre d'une aberration de nutrition que d'un état véritablement phlegmasique ; les papules sont très-variables pour la forme et la disposition : lorsque leur développement est accompagné d'exfoliation épidermique, comme dans la *dartre squameuse lichénoïde*, l'épiderme se trouve ici détaché mécaniquement, et finit par céder aux efforts de la papule, qui tend à s'élever de plus en plus à la surface du derme (mécanisme fort bien observé et décrit par mon ancien collègue et ami, M. Dauvergne de Valensole).

Les vésicules, qui ont été si long-temps confondues chez les anciens avec les *pustules*, caractérisent le début de plusieurs dermatoses, mais elles sont loin d'être identiques dans chacune d'elles, et quelquefois même elles changent de caractère dans le cours d'une seule et même affection.

Ainsi, le soulèvement épidermique qui les constitue peut ne renfermer qu'une sérosité limpide ; plus tard, et sous l'influence d'une irritation plus vive, cette sérosité deviendra trouble ou lactescente ; quelquefois cette exhalation séreuse reposera sur une base légèrement enflammée et turgescente ; dans certains cas, le gonflement du derme formera un bourrelet circulaire à la base de la vésicule, et sa face interne se trouve tapissée d'une espèce de pseudo-membrane : cette dernière disposition existe souvent dans *la gale*, et explique pourquoi l'*acarus*, lors même qu'il se trouve dans l'intérieur de la vésicule, ne baigne jamais dans la sérosité. La *squammeuse humide* offre souvent aussi des exemples des dispositions précédentes.

Les *pustules* sont définies : de petites tumeurs circonscrites et caractérisées par la présence du pus dans leur intérieur ; mais on a pris pour du pus, des liquides qui n'ont avec lui d'autre analogie que la couleur : ainsi l'humeur de la *mélitagre* n'est pas du pus pas plusque celle contenue dans les vésiculo-pustules du *phlysacia*. L'état véritablement pustulaire ne se montre que dans quelques dermatoses, comme la *variole*, et surtout les *varus gutta-rosea* et *varus mentagra :* car dans la variole la disposition cellulaire de la pustule lui constitue un caractère distinctif ; mais dans ces trois affections, la forme *pustulaire* est toujours précédée d'une inflammation suffisante pour l'élaboration d'un véritable pus.

Dans ces cas, lorsque la pustule embrasse un follicule pilifère ou un cyste sébacé, l'existence du foyer purulent et l'inflammation nécessaire à sa formation, n'en sont pas moins évidentes, comme l'a également démontré M. Dauvergne.

Les squammes doivent moins être regardées comme des débris de l'épiderme que comme des portions épidermiques incomplètes et mal élaborées ; l'observation attentive de ce qui se passe dans la squammeuse humide en est une preuve convaincante : l'épiderme sain une fois détaché sous l'influence de l'irritation herpétique, la nature tend promptement à le remplacer ; mais son organe sécréteur enflammé n'élabore plus qu'un épiderme imparfait, peu solide, qui se rompt, se fendille, et constitue ainsi les écailles qui se résolvent sans cesse.

Quelquefois, à la sécrétion épidermique se joint alors une exsudation albumineuse plus ou moins abondante et diversement colorée, qui pénètre les écailles, les agglutine, mais ne change pas la nature de la maladie.

Les *furfures*, que l'on a à tort confondus avec les écailles, paraissent l'effet d'une irritation herpétique particulière : parfois ils se forment sans inflammation apparente ; dans d'autres cas , l'inflammation se montre comme résultat de leur développement, et les parties affectés ne sont rouges et évidemment injectées que plus ou moins long-temps après avoir été le siége d'une furfuration souvent très-abondante.

Les croûtes sont le résultat de la sécrétion d'une

d.

liquide morbide formé dans la substance même de la peau *herpétisée*. La chimie animale nous apprend fort peu de choses sur leur intime composition ; presque toutes se résolvent en *albumine* et en *gélatine* ; quant aux différences résultant de leur *forme*, de leur *couleur*, de leur *odeur*, de leur *densité*, tout cela s'évapore dans le creuset, et nous nous trouvons plus avancés en nous en tenant à la simple inspection.

DÉFINITIONS.

Vésicule (*vesicula*), petite élévation arrondie de l'épiderme qui est soulevé par une sérosité transparente; ex. : la gale.

Bulle, Phlyctène (*bulla, plyctæna*), soulevement épidermatique plus ou moins considérable et plus ou moins régulier, formé par l'accumulation sous l'épiderme d'un liquide séreux et transparent; ex. : le pemphix.

Pustule (*pustula*), soulèvement arrondi de l'épiderme formé par du pus; ex : la variole.

Willan et *Bateman* distinguent quatre variétés de pustules; ils assignent à chacune d'elles les caractères suivants :

La première (ou phlysacienne) est ordinairement large, élevée sur une base rude circulaire, d'un rouge très-vif et remplacée par une croûte épaisse, rude et d'une couleur foncée.

La seconde (ou psydracienne) est petite, souvent irrégulièrement circonscrite, produisant seulement une élévation légère de l'épiderme, et se terminant par une croûte lamelleuse. Plusieurs psydracia paraissent ordinairement ensemble, et deviennent confluents; et après la sortie du pus, ils versent au dehors une humeur terne et aqueuse qui forme souvent une incrustation irrégulière.

La troisième (achore) est petite, acuminée, renfermant une matière d'une couleur paille ; ayant l'apparence et presque la consistance du miel tamisé, et se terminant par une croûte mince, brune ou jaunâtre.

Enfin la quatrième (favus) est aplatie, plus large que la précédente, et contient une matière plus visqueuse ; sa base, qui est souvent irregulière, est légèrement enflammée ; des croûtes jaunes, demi-transparentes et quelquefois cellulaires, lui succèdent : c'est même de cette dernière disposition qu'est venu le nom de *favus*.

Vésiculo-pustule (*vesiculo-pustula*), vésicule dont le liquide séreux ne tarde pas à se troubler et à devenir semi-purulent ; ex. : le phlysacia.

Squamme (*squama*), large lamelle épidermique à moitié soulevée et se détachant facilement ; ex. : dartre squammeuse.

Furfures (*furfur*), petites parcelles épidermiques se détachant par un léger frottement sous forme d'une poussière analogue au son ou à la farine ; ex. : dartre furfuracée.

Croute (*crusta*), enduit particulier formé par la concrétion des fluides morbides qui s'écoulent de la peau ; ex. : la mélitagre.

Papule (*papula*), petite élévation de la peau ne contenant pas de liquide ; ex. : le prurigo.

Tubercule (*tuberculum*), petite tumeur de la peau, dure, arrondie, et ne contenant pas de liquide ; ex. : l'éléphantiasis.

Bouton. On désigne ainsi, le plus souvent, un tubercule à sommet pointu, comme dans quelques espèces de varus.

Tache (*macula*), décoloration ou coloration anormale d'une portion circonscrite de la peau ; ex. : l'achrôme, la panne, etc.

Willan désignait sous le nom d'*exanthèmes* les taches rouges de la peau disparaissant momentanément sous la pression du doigt. M. Alibert a ramené ce nom à sa véritable signification (éruption, floraison), en l'employant pour désigner les affections éruptives qui composent son second groupe.

Le mot *eczema*, employé par Willan pour désigner une maladie le plus souvent chronique de la peau (dartre squammeuse humide), a été également ramené à son acception primitive, et sert à caractériser le premier groupe des dermatoses.

Bateman définit encore le *stygmate* : une petite tache rouge dans le tissu de la peau, sans aucune élévation de l'épiderme.

NOUVEAU MANUEL

DES

DERMATOSES,

OU

MALADIES DE LA PEAU.

PREMIER GROUPE.

DERMATOSES ECZÉMATEUSES (Alibert).

Ce groupe renferme les affections véritablement inflammatoires du tissu dermatique. Rarement liées à un état morbide interne, ces dermatoses sont presque toujours dues à l'action des agents extérieurs, et peuvent, en conséquence, affecter plusieurs fois le même individu ; elles s'accompagnent le plus ordinairement d'une fièvre consécutive, à la suite de laquelle les humeurs ont une tendance des plus manifestes à se porter du centre à la circonférence. Ces maladies sont toutes locales, et la partie des téguments qui les a vues naître est aussi celle dans laquelle s'éteignent les derniers phénomènes pathologiques.

Les dermatoses eczémateuses nous offrent tous les degrés de l'inflammation, depuis la simple rougeur de l'érythème qui s'éloigne sous la pression du doigt, jusqu'à l'ustion profonde de l'anthrax.

Les caractères physiques de l'inflammation eczémateuse ont la plus grande analogie avec ceux que détermine l'accumulation du calorique.

La douleur qui accompagne ces affections présente constamment, dans chacune d'elles, un caractère particulier, et peut ainsi très-bien être prise comme ligne de démarcation.

Dans les eczèmes, l'inflammation fait des progrès d'autant plus rapides que la partie enflammée jouit d'une plus vive sensibilité, et possède davantage de vaisseaux capillaires. L'abondance des vaisseaux capillaires favorise également la tuméfaction des parties affectées. C'est à Plenck et à Lorry, mais surtout à Willan, que nous devons de bien connaître les phénomènes élémentaires de l'eczémation cutanée.

Ces phénomènes sont, dans l'ordre de leur importance :

1° La forme pustulaire, qui se développe dans le tissu même de la peau ;

2° La forme vésiculaire, tout-à-fait superficielle et véritable type de la phlegmasie cutanée;

3° La forme phlycténoïde. Nous devons ajouter, pour terminer le tableau analytique du groupe des dermatoses eczémateuses, que leur physionomie se trouve souvent modifiée par le siége qu'elles occupent; que leur marche est tantôt lente, tantôt aiguë; que parfois elles nous montrent l'inflammation étendue jusqu'aux prolongements celluleux du derme.

Ce groupe renferme douze genres, savoir : l'Érythème, l'Érysipèle, le Pemphix, le Zoster, le Phlyzacia, le Cnidosis, l'Épinyctide, l'Olophlyctide, l'Ophlyctide ou Glossophlyctide, la Pyrophlyctide, le Charbon, le Furoncle.

PREMIER GENRE.

ERYTHÈME. Ερυθημα (1).

Inflammation plus ou moins superficielle du tissu cutané, non contagieuse, se manifestant le plus ordinairement sans trouble appréciable de l'économie; principalement caractérisée par une rougeur circonscrite et d'une étendue variable; se terminant par délitescence ou résolution, et le plus ordinairement avec desquamation ou furfuration de l'épiderme; laissant quelquefois sur la peau des excoriations et même des ulcérations.

Causes. — On cite comme prédisposant à l'érythème : l'enfance, le sexe féminin, une constitution nerveuse ou lymphatico-sanguine, la finesse et la coloration habituelle de la peau, l'atonie de cet organe, une vie trop sédentaire, un excès d'embon-

---

(1) Erythème vient du grec ερυθημα, provenant du verbe ερυθαινω, je rougis. Tous les auteurs sont loin d'avoir attaché le même sens au mot érythème : dans Hippocrate, ερυθημα signifie seulement rougeur morbide ; Sauvages l'employait comme synonyme d'érysipèle idiopathique ; et Cullen s'en servait pour désigner une légère inflammation de la peau sans fièvre concomitante ou secondaire.

point, l'exercice de certaines professions, la saison du printemps, un état particulier de l'atmosphère.

Cet eczème peut être déterminé par tout ce qui porte sur la peau une irritation directe, comme : frictions avec des substances âcres ou trop stimulantes ; l'exposition à un vent violent, ou bien à un soleil trop chaud ; l'ingestion d'aliments âcres et irritants ; l'habitude chez le vieillard de tenir ses jambes trop près du feu ; l'usage des chaufferettes chez la femme ; la négligence des soins de propreté chez les enfants ; l'équitation ; toute espèce de frottement.

On doit même ajouter, pour certains cas d'érythème bien observés, les passions vives de l'âme.

Symptômes et marche de l'érythème. — Des taches d'un rouge plus ou moins foncé, d'une forme et d'une étendue variables, caractérisent surtout cette dermatose, le plus souvent bornée aux couches les plus superficielles du derme.

Les taches de l'érythème peuvent être uniques, et alors se fixer sur une petite surface du tissu tégumentaire, ou bien colorer tout-à-coup une étendue assez considérable.

Elles peuvent, dans d'autres cas, envahir successivement, ou en même temps, plusieurs parties du corps, laissant constamment entre elles des espaces nombreux où la peau est parfaitement saine.

Les formes de la teinte érythémateuse sont extrêmement variées ; ainsi, la peau peut n'offrir qu'une coloration uniforme et luisante (eryth. læve, **W.**), ou bien, les plaques de l'érythème seront tantôt arrondies avec des bords rudes, proéminents et papuleux (eryth. marginatum, **W.**), tantôt généralement rudes et papuleuses, avec une coloration rouge qui, bientôt, devient livide (eryth. papulatum, **W.**); tantôt, enfin, accompagnées de boursouflements de la peau, plus ou moins élevés et plus ou moins bien circonscrits (eryth. tuberculosum et nodosum, **W.**). Ces différentes colorations s'accompagnent de fourmillements, de picotements, de cuissons, de brûlures, quelquefois de douleurs lancinantes très-vives ; mais nous devons noter ici que l'acuité de la douleur est bien plus souvent en rapport avec la susceptibilité de l'individu qu'avec l'étendue et les progrès apparents de la maladie.

Quand l'érythème est entretenu par l'écoulement de matières âcres et irritantes, ou lorsqu'il a son siége dans les points où abondent les glandes sébacées et où s'exerce un frottement continuel, l'épiderme s'use et se détruit, et la surface dénudée laisse écouler une matière séro-purulente, d'une odeur de rance des plus désagréables.

L'érythème n'est presque jamais compliqué de symptômes généraux ; les phénomènes morbides indiqués par quelques pathologistes comme précurseurs ou concomitants de cette phlegmasie lui sont étrangers, et appartiennent aux lésions variées qui ont provoqué son développement.

L'érythème est idiopathique ou symptomatique ; sa marche est aiguë ou chronique.

L'érythème aigu ne dure que quelques jours, tandis que sous la forme chronique il peut se prolonger pendant plusieurs semaines, et même plusieurs mois ; alors les taches se renouvellent successivement dans différentes parties du corps, ou les mêmes taches pâlissent et se raniment alternativement.

Enfin, l'érythème peut se manifester d'une manière périodique.

Espèces et variétés. — M. le professeur Alibert admet sept espèces d'érythèmes : 1° l'érythème spontané ; 2° l'érythème épidémique ; 3° l'érythème endémique ou pélagre de Lombardie ; 4° l'érythème intertrigo (Sauvages); 5° l'érythème paratrime, qui offre deux variétés : le paratrime palmaire et le paratrime coccygien ; 6° l'érythème pernio (ou engelure); 7° l'érythème par adustion.

Les principales espèces établies par Willan sont au nombre de six, savoir : l'erythema fugax, l'eryth. læve, l'eryth. marginatum, l'eryth. papulatum, l'erythema tuberculosum, l'erythema nodosum (1).

Traitement. — Quand l'érythème est d'une étendue peu considérable, et dépendant d'une cause externe accidentelle, quelques jours suffisent ordinairement à sa guérison ; on voit bientôt, sous l'influence des moyens les plus simples, la coloration pâlir, disparaître, et faire place à une furfuration ou desquamation épidermatique plus ou moins prononcée ; on conseille alors les topiques mucilagineux, les bains d'amidon et de gélatine, les embrocations huileuses, les cataplasmes émollients, l'application de poudres absorbantes, l'eau froide, les préparations saturnines.

Si l'eczémation est aiguë et générale, on joindra aux topiques que nous venons d'indiquer, la saignée, un régime sévère, les boissons délayantes, des bains tièdes, quelques laxatifs.

Dans l'érythème chronique, surtout lorsqu'il est lié à une constitution détériorée, on conseille, à l'intérieur, l'usage prolongé des amers et des autres toniques, une nourriture succulente, les laxatifs.

A l'extérieur, les applications aromatiques, les préparations sulfureuses et alcalines.

_____

(1) Les espèces de Willan ne reposent évidemment que sur un simple accident de la maladie, tandis que celles de M. Alibert nous paraissent avoir pour base des considérations d'une plus haute importance.

Dans l'érythème symptomatique c'est contre la maladie qui a provoqué son développement que l'on doit d'abord diriger sa médication.

Dans l'érythème épidémique observé à Paris en 1828, les antiphlogistiques obtinrent peu de succès; dans beaucoup de cas, on leur substitua avec avantage les toniques et les stimulants.

Tout porte à croire que dans un érythème périodique les préparations de quinquina conserveraient leur constante efficacité.

DEUXIÈME GENRE.

ÉRYSIPÈLE. Ερυθρος (1).

Inflammation superficielle du derme, non contagieuse (2), souvent précédée et toujours accompa-

(1) D'après quelques auteurs, le mot érysipèle serait formé d'ερυω, j'attire, et de πελας, proche. Cette dermatose s'étendant facilement sur les parties environnantes, nous partageons plus volontiers l'avis de ceux qui la font dériver d'ερυθρος, rouge, expression qui peint un de ses principaux caractères.

(2) Plusieurs auteurs regardent l'érysipèle comme contagieux : telle est encore, maintenant, l'opinion de Weathered et du docteur Wels. Tout nous porte à croire que ces savants

gnée ou suivie d'un trouble plus ou moins prononcé
de l'économie; caractérisée par des taches irrégulières, d'un rouge flavescent, avec ou sans complication de phlyctènes; se terminant le plus ordinairement au bout de deux septenaires par délitescence ou
résolution suivie de furfuration, de desquamation,
ou de la chute des croûtes formées par l'humeur desséchée des phlyctènes; par suppuration; par gangrène, et quelquefois enfin par la mort.

Causes. — Les conditions favorables au développement de l'érysipèle sont l'âge adulte, le sexe
masculin, une constitution bilieuse ou sanguine, une
peau fine et impressionnable, la pléthore, le printemps, l'automne, etc.

Parmi les causes auxquelles on attribue le plus ordinairement cet eczème, nous citerons : 1° celles qui
ont sur la peau une action directe : la malpropreté,
des frictions rudes et réitérées, surtout avec des graisses
rances ou de vieux onguents, les chaleurs brûlantes
de l'été, un froid rigoureux et prolongé, le contact
des plantes vireuses et de certains insectes, les piqûres avec des instruments imprégnés de liquides en
putréfaction, une plaie contuse, une opération, l'inoculation d'un virus;

n'ont partagé une telle erreur que parce qu'ils auront vu l'é-
rysipèle attaquer successivement ou simultanément plusieurs
individus soumis aux mêmes influences.

2° Celles qui agissent sur la peau d'une manière indirecte ou sympathique ; une nourriture grossière ou malsaine ; mets trop succulents, assaisonnements de haut goût, boissons alcooliques, certains végétaux âcres et crus, tels que l'oignon et l'ail ; abus continuel des forces et de l'exercice ; affections vives de l'âme, comme la terreur, un chagrin profond, un violent accès de colère, etc.

Symptômes et marche de l'érysipèle. — Cette dermatose, presque toujours précédée des symptômes qui dénotent l'embarras gastrique, se manifeste par une rougeur flavescente, irrégulièrement circonscrite, avec gonflement plus ou moins considérable de la partie des téguments sur laquelle elle repose, s'éloignant momentanément sous la pression du doigt, et accompagnée de démangeaisons, d'un sentiment de chaleur âcre et brûlante, quelquefois d'élancements insupportables.

Bientôt un mouvement fébrile se joint à ces phénomènes, qui augmentent avec lui d'intensité pendant plusieurs jours, puis restent stationnaires, et enfin commencent à disparaître.

Après la période d'accroissement, on voit souvent se développer sur les surfaces enflammées un grand nombre de vésicules petites et remplies de sérosité (érysipèle miliaire des auteurs), ou de larges phlyctènes (érysipèle phlycténoïde, *id.*), qui se rompent ordinairement du cinquième au sixième jour, et dont le liquide séro-purulent forme des croûtes dures et flavescentes qui deviennent bientôt brunes et noirâtres.

Mais l'érysipèle est loin d'offrir toujours ce caractère de bénignité, et de suivre constamment une marche aussi régulière.

Il peut se terminer brusquement, et cette disparition subite est suivie ou de son apparition sur une autre région du corps (érysipèle ambulant, erratique), ou de l'inflammation d'un autre organe plus ou moins important (érysipèle métastatique).

Il peut se compliquer de l'inflammation du tissu cellulaire (érysipèle phlegmoneux); alors, la teinte luisante, rouge et animée du derme repose sur une tumeur dure, large et profonde; la peau, comprimée, reprend plus lentement son niveau et sa couleur morbide; il survient une fièvre d'autant plus forte que l'inflammation est plus vive et l'affection plus étendue; la maladie marche avec plus ou moins de rapidité : à la douleur qui lui est propre peuvent se joindre tous les accidents généraux des affections les plus graves, que viennent souvent encore compliquer les désordres locaux les plus alarmants; ainsi, de vastes foyers purulents, des clapiers entre les muscles et dans la gaîne des tendons, la gangrène du tissu cellulaire, celle de la peau.

L'érysipèle peut encore se compliquer de l'infiltra-

tion du tissu cellulaire (érysipèle œdémateux); dans
ce cas, la peau, lisse, rougeâtre et assez vivement
phlogosée, repose sur une tumeur qui s'est développée d'une manière lente et progressive, offrant tous les
caractères de l'œdème et de l'emphysème; elle se
couvre de vésicules ou de phlyctènes le plus ordinairement très-petites; ces soulèvements épidermatiques
se rompent, et sont remplacés par des croûtes minces
et foncées qui ressemblent à celles de la petite-vérole
confluente.

L'érysipèle peut recevoir du siége qu'il occupe des
modifications tellement importantes, que la plupart
des auteurs se sont empressés de les signaler : c'est
ainsi qu'ils ont décrit l'érysipèle de la face, du cuir
chevelu, des mamelles, de la région ombilicale, du
scrotum et des membres.

L'érysipèle est idiopathique ou symptomatique,
aigu ou chronique, fixe ou ambulant, enfin périodique.

L'érysipèle symptomatique dépend presque toujours d'une altération des voies digestives.

C'est surtout lorsqu'il est ambulant ou compliqué
d'œdème que sa marche devient chronique.

Le siége anatomique de l'inflammation érysipélateuse est le plus ordinairement la couche superficielle
du derme; quelquefois, cependant, elle occupe toute
son épaisseur : suivant M. Ribes, elle affecte surtout
les ramuscules veineux.

L'érysipèle se distingue de l'érythème par la présence des vésicules et des phlyctènes, et par les accidents généraux concomitants.

Le pronostic de l'érysipèle est subordonné à son siége, à son état de simplicité ou de complication, au nombre et à la violence des sympathies qu'il a développées.

Espèces. — La plupart des auteurs admettent trois espèces d'érysipèle : 1° l'érysipèle simple, 2° l'érysipèle phlegmoneux, 3° l'érysipèle œdémateux.

Traitement. — Contre l'érysipèle aigu et idiopathique, l'on conseille les lotions mucilagineuses, les applications émollientes, les boissons acidules et rafraîchissantes, les sangsues à peu de distance du point enflammé ou sur l'inflammation elle-même (1), la saignée.

L'émétique, donné à dose convenable, réussit généralement très-bien au début des érysipèles compliqués d'un état saburral des voies digestives.

L'on a souvent recours aux vésicatoires, soit comme révulsifs, soit pour fixer la dermatose.

(1) Nous avons souvent vu, dans les hôpitaux, l'application de nombreuses sangsues sur la partie enflammée faire disparaître, comme par enchantement, des érysipèles de la face qui menaçaient d'atteindre le cuir chevelu, et qu'accompagnaient les symptômes les plus alarmants.

Quand l'érysipèle se montre périodique, l'on emploie avec succès le sulfate de quinine, les cordiaux et les toniques.

La compression (1) est souvent un moyen héroïque, surtout dans les cas où l'eczémation cutanée est compliquée de l'inflammation (érysipèle phlegmoneux) ou de l'infiltration (érysipèle œdémateux) du tissu cellulaire sous-jacent.

Quelquefois, enfin, on est forcé de recourir à des moyens chirurgicaux.

(1) C'est surtout à M. le professeur Velpeau que nous devons de bien connaître les heureux effets que l'on peut obtenir d'une compression méthodique dans le traitement de l'érysipèle.

TROISIÈME GENRE.

PEMPHIX (Alibert) ; *Pompholix* (Willan). Πεμφις (1).

Inflammation superficielle du derme, non contagieuse (2), principalement caractérisée par l'éruption de bulles plus ou moins nombreuses, marginées ou non marginées, d'un volume variable, jaunâtres et transparentes ; se terminant le plus ordinairement par l'effusion du liquide qu'elles contiennent, et la formation d'une croûte plus ou moins épaisse, ou par une ulcération superficielle.

Causes. — L'enfance, la vieillesse, l'âge critique chez les femmes, les climats froids et les fortes chaleurs, prédisposent au pemphix.

On attribue cette dermatose à une nourriture mal-

(1) Πεμφις ou πεμφιξ, mots grecs qui signifient bulle, et que Sauvages emploie pour qualifier la maladie qui nous occupe. Willan et Bateman préfèrent le mot Pompholix, qui a, du reste, la même signification.

M. le professeur Alibert emploie le mot Pompholix pour désigner ces cas particuliers que présentent surtout les nouveaunés, et où l'on n'observe qu'une bulle unique non marginée.

(2) L'inutilité d'un grand nombre d'expériences ayant pour but l'inoculation du pemphix, ne permet plus de croire au caractère contagieux de cette dermatose.

saine ou insuffisante, aux excès de table, aux écarts de régime, à la suppression d'une évacuation habituelle, aux affections morales tristes, aux chagrins profonds, et par-dessus tout à un état particulier et inconnu de l'économie.

Symptômes et marche. — Le pemphix, ordinairement dépourvu de symptômes précurseurs, s'annonce par le développement de taches érythémateuses, sur lesquelles se forment souvent en quelques heures des bulles plus ou moins nombreuses, et dont le volume varie depuis celui d'un pois jusqu'à celui d'un œuf de pigeon, et quelquefois même devient plus considérable.

Ces taches, constamment le siége d'un sentiment de chaleur, de cuisson ou de brûlure, peuvent être uniques ou multiples, et avoir depuis quelques lignes seulement jusqu'à plusieurs pouces de diamètre : elles sont rondes ou ovales et légèrement proéminentes.

Quand il n'existe qu'une seule bulle (pompholix solitarius de Bateman), elle a ordinairement beaucoup d'étendue, ainsi que la tache qui la précède, et peut contenir jusqu'à une once de sérosité.

Les bulles sont en général d'autant plus petites qu'elles sont plus multipliées ; du reste, leur disposition n'a rien de constant ; elles peuvent être disséminées sur la surface du corps, comme réunies dans une région cutanée, ou agglomérées sur une seule plaque érythémateuse.

Dans le premier et le second cas, la peau qui les sépare est parfaitement saine.

Les bulles du pemphix ressemblent aux soulèvements épidermatiques produits par l'application de l'eau bouillante, ou d'une poudre vésicante ; leur base n'offre pas toujours l'auréole signalée par les auteurs : ce phénomène me paraît dépendre de ce que l'épiderme se trouve quelquefois soulevé par la sérosité jusqu'aux dernières limites de la plaque érythémateuse.

Le pemphix offre dans son développement deux modifications bien importantes à signaler : quelquefois un grand nombre de bulles paraissent simultanément ou à de très-courts intervalles sur le cou, le visage, les membres inférieurs ou supérieurs, la région pectorale ou l'abdomen (pemphix aigu des auteurs). Cette invasion subite est alors presque toujours annoncée par un malaise général, les prodrômes des affections graves, et surtout un mouvement fébrile très-prononcé ; dans ce cas, les malades accusent un sentiment d'ardeur universel ; tout repos est impossible, et la muqueuse gastro-intestinale peut devenir le siége d'une phlegmasie sympathique.

Lorsque les bulles du pemphix sont peu nombreuses et l'inflammation cutanée moins vive, la dermatose parcourt ses différentes périodes dans le lieu même où elle s'est développée ; les bulles s'ouvrent spontanément, et une partie de la sérosité qu'elles laissent écouler forme, avec les débris de la cuticule, des croûtes que le contact de l'air atmosphérique noircit bientôt, et qui se détachent ordinairement vers le troisième septenaire, ne laissant après elles qu'une simple croûte que le temps fait disparaître ; ou bien la bulle se déchire, et ses lambeaux, en se détachant, donnent lieu à des excoriations superficielles très-douloureuses.

Mais les bulles du pemphix se développent le plus ordinairement d'une manière lente et successive (pemphix chronique des auteurs) ; cette forme est, sans contredit, la plus redoutable, et attaque principalement les individus d'une constitution cachectique ou détériorée. J'ai vu, à l'hôpital Saint-Louis, une jeune fille de dix-huit ans, non encore réglée et d'un développement physique incomplet, qui depuis l'âge de cinq ans était affectée du pemphix chronique. Chez elle, l'éruption était quelquefois précédée d'un état de langueur et de lassitude, de nausées, de douleurs à la tête et dans les membres ; l'éruption se renouvelait à des époques irrégulières et sans que l'on pût attribuer son retour à une cause satisfaisante.

Le pemphix est aigu ou chronique, partiel ou général, idiopathique ou symptomatique, simple ou compliqué.

La complication la plus ordinaire du pemphix est l'altération du système muqueux.

Le siége anatomique de l'inflammation pemphigoïde est la couche superficielle du derme : dans cette affection, la lésion de la peau est celle de la brûlure au second degré, ou de l'application des emplâtres vésicants.

Les bulles du pemphix empêcheront toujours de le confondre avec l'érythème ; ces bulles se distinguent des phlyctènes de l'érysipèle, par l'auréole qui les accompagne souvent, par les portions de peau parfaitement saines qui les séparent, et surtout par l'absence d'une surface uniformément rouge, sur laquelle se développent les premières. Enfin, la bulle du pemphix peut être simulée par l'application d'une poudre vésicante, au point que la connaissance de la cause peut seule les différencier (1).

Le pronostic du pemphix varie suivant qu'il est aigu ou chronique, symptomatique ou idiopathique, simple ou compliqué, suivant l'âge ou la constitution du sujet.

(1) Pendant mon externat à l'hôpital Saint-Antoine, j'ai vu une jeune femme simuler, avec de la poudre de cantharides, les bulles du pemphix, au point de mettre pendant plus d'un mois en défaut le diagnostic de l'interne, et du médecin, qui est un de nos dermatologistes les plus distingués.

Espèces et variétés. — M. le professeur Alibert n'admet, avec les auteurs les plus estimés, que deux espèces de pemphix : 1° le pemphix aigu ; 2° le pemphix chronique, et signale, sous le nom de pompholine, une variété assez commune chez les nouveau-nés, et à laquelle correspond le pompholix solitarius de Bateman (1).

Traitement. — Suivant que le pemphix est aigu ou chronique, on conseille les applications émollientes, les bains tièdes, les boissons rafraîchissantes, les évacuations sanguines, un régime sévère ; ou bien les toniques et les dépuratifs, les purgatifs, les acides minéraux, les bains sulfureux et alcalins, une bonne alimentation, l'air de la campagne.

Dans l'un et l'autre cas, on est souvent forcé de recourir aux narcotiques. Aëtius voulait qu'on piquât les bulles pour donner issue à la sérosité, et qu'ensuite on appliquât des farines absorbantes.

On doit s'attacher à remplir les indications générales, comme rétablir les évacuations, etc.

Chaque complication demande à être combattue par des moyens appropriés.

(1) Willan, outre le pompholix solitarius, déjà indiqué plus haut, admet encore deux autres espèces, savoir : le pompholix benignus et le pompholix diutinus.

QUATRIÈME GENRE.

ZOSTER (Alibert) ; *Herpes zoster (zona)* (Willan). Ζωςηρ (1).

Inflammation superficielle du derme, non contagieuse, et principalement caractérisée par le développement de plusieurs groupes de vésicules, le plus ornairement disposées sur le tronc, en forme de ceinture demi-circulaire ; ces vésicules sont souvent accompagnées d'une sensation brûlante et prurigineuse, et se terminent au bout de deux ou trois septenaires, par la chute de croûtes brunes ou jaunâtres qui conservent la disposition des vésicules qu'elles remplacent.

Causes. — L'on cite l'âge adulte, la suppression brusque de la transpiration, les émotions vives, les fortes chaleurs, et l'élévation accidentelle de la température ; mais il faut avouer que la cause du zona reste le plus souvent inconnue.

(1) Zoster ou zona viennent des mots grecs ζωςηρ et ζωνη, qui signifient écharpe, ceinture ; ou du verbe ζωννυω, ceindre.

Bien que Pline ait aussi appelé zona la dermatose qui nous occupe, il faut cependant avouer qu'elle paraît avoir été peu connue des anciens, et que c'est seulement dans le siècle dernier que ses vrais caractères ont été fixés.

Symptômes et marche. — Le zona ou zoster, souvent précédé, comme l'érysipèle, des symptômes de l'embarras gastrique, auquel se joint un mouvement fébrile plus ou moins prononcé, s'annonce le plus ordinairement par des picotements, de la tension, une chaleur brûlante, et quelquefois des douleurs très-aiguës dans la partie qui va devenir le siége de l'éruption.

Bientôt on voit se dessiner des plaques érythémateuses d'une étendue variable, réunies ou séparées par des intervalles où la peau est parfaitement saine, et sur lesquelles on ne tarde pas à apercevoir plusieurs groupes circulaires ou ovales de vésicules argentées, grises ou jaunâtres, globuleuses, entourées d'une auréole rouge plus ou moins vive, et remplies d'une sérosité transparente.

Ces groupes de vésicules, ainsi que les taches érythémateuses qui les ont précédés, sont constamment disposés en forme de bande demi-circulaire d'une largeur variable.

C'est au tronc que l'éruption se montre le plus souvent, et presque toujours du côté droit, à la partie inférieure du thorax, ou supérieure de l'abdomen ; la bande éruptive s'étend de la région spinale au point antérieur correspondant ; aucune observation authentique ne prouve que jamais le zona ait formé un cercle complet.

Le zona peut aussi se développer sur d'autres parties du corps; on l'a observé au cou, à la face, au cuir chevelu, sur les membres; lorsque cette dermatose occupe les membres, elle affecte souvent, dans une partie de son étendue, une direction perpendiculaire.

Les vésicules du zona, très-petites au moment de leur formation, peuvent acquérir au bout de quelques jours le volume d'une lentille ou d'un gros pois; elles sont éparses et peu nombreuses, ou tellement confluentes et rapprochées, que plusieurs, en se confondant, peuvent donner lieu à des phlyctènes d'un volume parfois considérable.

Cinq ou six jours après le développement des vésicules, la sérosité qu'elles renferment prend une teinte opaline, devient séro-purulente, et quelquefois même se convertit en véritable pus.

L'éruption est de courte durée quand les vésicules se succèdent rapidement (zoster aigu des auteurs), et aussi lorsqu'elles sont discrètes et peu nombreuses : elles se prolongent davantage dans les conditions opposées.

Le zona se termine : 1° par la rupture de ses vésicules et l'écoulement de la sérosité; alors la partie de la peau dénudée s'enflamme, suppure, et se couvre bientôt d'une croûte brune ou jaunâtre, lamelleuse et légèrement proéminente; 2° par l'affaissement des vésicules, qui forment également, avec la sérosité desséchée, des croûtes semblables aux précédentes; 5° par la formation d'escharres ou de plaques gangréneuses.

Le zona est aigu ou chronique, simple et idiopathique, ou compliqué de pustules de mauvais caractère, d'engorgement des glandes lymphatiques, de névralgies quelquefois très-douloureuses et d'une ténacité désespérante.

M. Alibert place le siége anatomique du zona dans le corps papillaire de la peau.

La forme seule du zona suffit pour le distinguer du pemphix; ce caractère et la présence d'auréoles qui se développent en même temps que les vésicules, empêcheront de le confondre avec l'érysipèle, qui, du reste, n'a de commun avec le zona que le trouble fonctionnel des organes digestifs.

Le zona n'est jamais une affection dangereuse; mais il offre une grande tendance à se renouveler. Les accidents graves signalés par quelques auteurs étaient toujours dus à des lésions concomitantes.

Espèces. — M. le professeur Alibert ne signale que deux espèces : 1° le zoster aigu; 2° le zoster chronique.

Traitement. —L'on conseille le repos, un régime plus ou moins sévère, les boissons délayantes, les légers laxatifs, les topiques opiacés, la saignée et surtout les

sangsues ; il paraît qu'on a retiré de précieux avanta-
ges des cautérisations avec le nitrate d'argent (méthode
ectrotique de M. Serres).

On oppose aux douleurs névralgiques qui restent
si souvent après la disparition complète du zona, les
opiacés, les bains oléagineux, souvent ceux aromatiques ou de vapeur, et surtout l'application de vésicatoires volants.

CINQUIÈME GENRE.

PHLYSACIA (Alibert) ; *Ecthyma* (1) (Willan). Φλυζακιον (2).

Inflammation superficielle du tissu cutané, non
contagieuse, se manifestant ordinairement sans trouble

(1) Ecthyma, en grec εκθυμα, signifie simplement éruption,
et vient d'εκθυω, sortir avec impétuosité, et non d'εκθυμιαω,
comme je le vois imprimé dans un Traité des Dermatoses.

(2) Le mot φλυζακιον signifie littéralement pustules se développant à l'instar de bulles remplies d'air ou d'eau ; l'expression de *phlysacia*, qui en dérive, convient donc parfaitement
pour caractériser la dermatose qui nous occupe, surtout si l'on
se rappelle que les anciens confondaient la plupart du temps,
sous le nom de *bulle*, tous les soulèvements épidermatiques,
déterminés ou non par l'accumulation de la sérosité.

appréciable de l'économie, principalement caractérisée par le développement de pustules psydraciées
plus ou moins volumineuses, entourées d'une auréole
inflammatoire, renfermant un liquide le plus souvent
séro-purulent, et que remplacent, au bout d'un ou
deux septenaires, des croûtes brunes ou noirâtres, qui
laissent après elles des taches, tantôt blanchâtres,
tantôt pourprées, et quelquefois de légères cicatrices.

Causes. — L'on cite comme prédisposant au phlysacia, l'âge adulte, un tempérament sanguin, la grossesse, la saison du printemps, l'existence antérieure
de la variole, de la rougeole et de la scarlatine, l'exercice de certaines professions.

L'on attribue généralement cette dermatose à une
mauvaise alimentation, à l'action du froid et de l'humidité, à l'abus des boissons alcooliques, aux écarts
de régime, à la malpropreté, à des affections morales
tristes, à des veilles prolongées, au cont act habituel
de substances dures et pulvérulentes.

Symptômes et marche. — Le phlysacia s'annonce
par la formation de vésiculo-pustules généralement assez volumineuses, qui s'élèvent d'une base dure, circonscrite, et offrant une teinte inflammatoire quelquefois d'un rouge vif, plus souvent violacée ou tout-
à-fait livide. Ces soulèvements épidermatiques, qui,
au bout de trois ou quatre jours, ont acquis leur entier développement, se montrent surtout aux extré-

mités des membres, sur le cou, sur les épaules; on peut n'en observer qu'un petit nombre, qui sont alors éloignés les uns des autres; parfois aussi l'éruption est véritablement confluente.

Les pustules phlysaciées montrent à leur sommet, presque dès leur apparition, un point blanchâtre qui n'est jamais, comme semble l'annoncer un auteur moderne, l'indice de la présence d'un pus louable, mais bien d'une sérosité trouble ou d'un liquide purulent mal élaboré; souvent même, à mesure que l'inflammation fait des progrès et que l'éruption se développe, ce liquide devient sanieux et sanguinolent.

Lorsque les pustules sont peu nombreuses et se succèdent à de courts intervalles, l'éruption parcourt ordinairement ses périodes en une quinzaine de jours (phlysacia aigu); ses pustules s'ouvrent promptement, et la partie du derme mise à nu se recouvre bientôt d'une croûte brune ou moins épaisse qui, à sa chute, ne laisse aucune trace de la dermatose.

Mais lorsque le phlysacia attaque des individus affaiblis par l'âge, ou usés par les excès ou les privations, l'éruption peut se prolonger pendant plusieurs mois (phlysacia chronique), *ecthyma luridum* et *cachecticum* de Bateman; alors les pustules sont plus nombreuses et plus larges; elles contiennent le plus souvent une sérosité sanguinolente; le déchirement de la cuticule et l'écoulement du liquide montrent le derme plus ou moins profondément excorié ; les points dénudés se recouvrent de croûtes noires qui peuvent se renouveler plusieurs fois , et restent toujours, après la guérison, le siége de macules diversement colorées et quelquefois de cicatrices ineffaçables.

Le phlysacia se développe souvent dans le cours d'autres affections cutanées aiguës et chroniques. Il n'est accompagné d'un mouvement fébrile que dans les cas où l'éruption est tout-à-fait confluente, et lorsque les vésiculo-pustules ont pris un développement considérable. Une de ses complications les plus fréquentes est l'altération du système muqueux.

Le phlysacia ne peut jamais être confondu avec aucune des affections cutanées qui précèdent.

Son pronostic varie suivant le nombre et les dimensions des vésiculo-pustules, leur éruption simultanée ou successive, leur marche plus ou moins rapide, leur durée, et surtout d'après la nature et la gravité des liaisons concomitantes.

Espèces. — M. le professeur Alibert n'admet que deux espèces : 1° le phlysacia aigu; 2° le phlysacia chronique.

Willan , outre les formes aiguë et chronique, accidentelle et constitutionnelle, idiopathique et symptomatique, admet les quatre variétés suivantes : 1° l'ecthyma vulgare ; 2° l'ecthyma infantile ; 3° l'ecthyma luridum ; 4° l'ecthyma cachecticum.

3.

Traitement. — Suivant que le phlysacia est aigu ou chronique, l'on conseille les applications émollientes, les topiques anodins, les bains tièdes plus ou moins répétés, les boissons rafraîchissantes ;

Ou bien les lotions vineuses, de quinquina, d'eau de saturne ou de Barèges ; les onctions avec le cérat térébenthiné ;

A l'intérieur, les toniques, les sudorifiques, les laxatifs, une bonne alimentation.

Dans l'emploi de ces différents moyens, on aura égard à l'état des voies digestives, si souvent compromis ; du reste, on devra opposer à chaque affection concomitante les remèdes consacrés par l'expérience.

SIXIÈME GENRE.

CNIDOSIS (Alibert) ; *Urticaire, fièvre urtiée des auteurs.* Κνιδωσις (1).

Inflammation superficielle du derme, non contagieuse, principalement caractérisée par des élevures plus

---

(1) Les Grecs désignent par le mot κνιδωσις, dérivé de κνιδη, ortie, la sensation produite par la piqûre de l'urtica dioïca, et qui constitue un des principaux caractères de la dermatose qui nous occupe.

ou moins saillantes, presque toujours de courte durée, d'une teinte tantôt plus animée, tantôt plus pâle que la peau qui les environne, généralement entourées d'une auréole inflammatoire, constamment accompagnées d'une chaleur brûlante à laquelle se joint une vive démangeaison, pouvant alternativement disparaître et se reproduire d'une manière brusque, le plus souvent sans desquamation ni furfuration épidermatique.

Causes. — L'enfance, l'âge adulte, le sexe féminin, un tempérament nerveux ou sanguin, les chaleurs de l'été, paraissent favoriser le développement du cnidosis.

Il peut être produit par l'application des feuilles de l'urtica dioïca, ou de l'urtica urens, par le contact des poils de plusieurs espèces de chenilles. On attribue encore cet eczème aux excès de table, à l'ingestion fréquente ou immodérée de certains coquillages, des huîtres, des crabes, des écrevisses ; aux œufs de certains poissons, aux fraises, à l'usage intempestif de médicaments irritants : aux affections vives de l'âme, aux chagrins domestiques, à la dentition ; quelquefois le cnidosis naît sous l'influence d'une fièvre d'accès ; souvent aussi il apparaît sans cause appréciable.

Symptômes et marche. — Le cnidosis accidentel et de cause externe se développe sans aucun trouble de l'économie dans les seuls points où l'agent extérieur a exercé son action : les élevures épidermatiques qui surviennent présentent ordinairement à leur sommet le poil qui a produit la piqûre : cette éruption, accompagnée d'une chaleur brûlante et d'une démangeaison souvent insupportable, disparaît toujours au bout de quelques heures, sans laisser aucune trace de son existence.

Mais le cnidosis qui survient sous l'influence d'une vive excitation du système nerveux, ou d'une altération des organes digestifs, est souvent précédé d'un malaise général, d'un mouvement fébrile plus ou moins prononcé, et des symptômes de l'embarras gastrique.

L'invasion de la dermatose s'annonce par un prurit universel : bientôt les taches proéminentes qui la caractérisent se montrent sur les extrémités, et de là s'étendent aux autres régions du corps.

Ces taches peuvent se fixer sur une partie, ou couvrir toute la surface des téguments ; elles sont blanches, ou d'un rouge pâle, et blanchâtres à leur sommet ; entourées d'une auréole plus ou moins vive ; le plus souvent arrondies, mais quelquefois allongées ; leur nombre est extrêmement variable ; elles peuvent être plus ou moins saillantes, petites ou d'un volume considérable ; parfois, enfin, elles offrent de véritables nodosités d'une teinte variable et qu'accompagne le gonflement du tissu cellulaire.

Les taches eczémateuses du cnidosis sont constamment le siége d'un sentiment de cuisson, de fourmillement, et d'une violente démangeaison.

Le cnidosis symptomatique disparaît ordinairement avec l'affection qui a donné lieu à son développement.

Quand il est spontané, sa durée se prolonge davantage, et sa marche est alors rémittente ; les plaques eczémateuses, apparentes surtout la nuit, s'effacent ou diminuent sensiblement pendant le jour. Enfin, cet eczème peut affecter une marche tout-à-fait périodique.

Des dermatoses qui précèdent, l'érythème est la seule que l'on pourrait confondre avec certains cas de cnidosis; mais celle-ci s'en distinguera toujours par la sensation particulière qui l'accompagne.

Le cnidosis n'offre jamais par lui-même aucun danger; mais il peut compliquer des affections plus ou moins graves.

Espèces. — M. le professeur Alibert admet seulement deux espèces : 1° le cnidosis aigu, 2° le cnidosis chronique.

Willan, sous le nom d'Urticaire, qui a, du reste, la même signification que le mot cnidosis, admet (inutilement selon nous) un plus grand nombre d'espèces, dont la plupart ne rappellent qu'un simple accident dans la forme et la grandeur des taches du cnidosis. Ces espèces sont au nombre de six, savoir : l'urticaria febrilis, l'urticaria evanida, l'urticaria perstans, l'urticaria conferta, l'urticaria sub-cutanea, l'urticaria tuberosa.

Traitement. — Suivant que le cnidosis est aigu ou chronique, spontané et idiopathique, ou symptomatique, continu ou périodique, l'on conseille la diète, les boissons acidules, la saignée, quelques bains tièdes; à l'extérieur, les lotions vinaigrées ou alcoolisées;

Ou bien, les toniques, les émétiques, les laxatifs répétés; à l'extérieur, les lotions savonneuses ou alcalines.

Enfin, dans le cnidosis intermittent, on a recours au remède par excellence, au sulfate de quinine.

SEPTIÈME GENRE.

ÉPINYCTIDE (Lorry, Alibert) . Επινυκτις (1).

Inflammation superficielle du derme, non contagieuse, principalement caractérisée par le développement rapide et nocturne d'un plus ou moins grand nombre de papules et de pustules que le jour fait constamment disparaître ou rend presque insensibles, qu'on observe le plus ordinairement sur les parties habituellement couvertes, et qu'accompagne une démangeaison souvent insupportable.

Causes. — Une constitution sanguine, une peau irritable, les passions vives de l'âme, les chagrins profonds, paraissent disposer à l'épinyctide.

L'on attribue surtout cet eczème à la malpropreté, au défaut de linge blanc, à l'habitude de porter sur la peau des vêtements de laine ou de crin, à la né-

(1) Επινυκτις, dérivé de επι, pendant; et νυξ, nuit, désignait, chez les Grecs et les Latins, une maladie de peau principalement caractérisée par le développement rapide de papules et de pustules, mais dont jusqu'ici aucun auteur ne nous avait laissé une description satisfaisante. Ce n'est qu'à M. le professeur Alibert que nous devons de voir fixés, d'une manière irrévocable, les vrais caractères de cette dermatose, dont l'existence vient d'être tout récemment contestée.

cessité de coucher souvent tout habillé, à la piqûre de certains insectes, à un état saburral des premières voies ; ou bien, encore, aux obstacles mécaniques de la circulation tégumentaire, comme des liens trop serrés, des vêtements trop étroits.

Symptômes et marche. — C'est constamment la nuit que l'épinyctide se déclare, lorsque le corps commence à être échauffé par le séjour au lit ; en même temps qu'une vive démangeaison se fait sentir, on voit s'élever, le plus souvent sur les jambes et les bras, et parfois aussi sur d'autres parties du corps, un plus ou moins grand nombre de papules d'une teinte variable, ou de pustules blanchâtres à leur sommet et entourées d'une auréole inflammatoire.

Lorsque ces élevures épidermatiques sont très-nombreuses et tout-à-fait agglomérées, elles s'accompagnent d'une injection érythémateuse de la peau.

La démangeaison qu'éprouvent les malades est tellement vive, qu'ils ne peuvent s'empêcher de se gratter fortement et de déchirer avec leurs ongles les papules et les pustules, qui alors laissent écouler une matière blanchâtre, poisseuse et collant aux doigts.

L'épinyctide peut avoir une marche aiguë, ne se montrer qu'une fois, ou reparaître seulement pendant quelques nuits, se bornant aux symptômes que nous venons d'indiquer.

Cet eczème peut aussi persister pendant plusieurs

mois, s'étendre à toute la surface des téguments, s'accompagner de démangeaisons insupportables, condamner les malades à une insomnie des plus pénibles, et les exposer ainsi à des accidents plus ou moins graves.

Ce n'est que dans ces cas, heureusement exceptionnels, et où l'épinyctide tient le plus souvent à une altération des voies digestives, que le pronostic de cette dermatose présente une véritable gravité.

L'on ne pourrait confondre l'épinyctide qu'avec certains cas de cnidosis ; mais l'invasion nocturne de l'épinyctide et sa première apparition sur des parties habituellement couvertes, établissent avec ses élevures fugaces et renaissantes, une ligne de démarcation bien tranchée entre ces deux dermatoses.

Espèces. — M. le professeur Alibert n'admet que deux espèces : 1° l'épinyctide aiguë ; 2° l'épinyctide chronique.

Traitement. — Suivant que l'épinyctide est aiguë ou chronique, symptomatique ou idiopathique, l'on conseille les boissons délayantes et acidulées, un régime plus ou moins sévère, les évacuations sanguines, les émétiques, les minoratifs, les bains tièdes et oléagineux. On éloignera avec soin tout ce qui aura pu donner lieu à son développement.

4

HUITIÈME GENRE.

OLOPHLYCTIDE (Alibert); *Herpes.* (Willan). Ολοφλυκτις (1).

Inflammation aiguë et superficielle du derme, non contagieuse, principalement caractérisée par des groupes, diversement configurés, de vésicules peu volumineuses, à bases enflammées et auxquelles se joint toujours un gonflement plus ou moins marqué des parties sur lesquelles elles reposent. Ces vésicules, dont le développement est quelquefois précédé de symptômes généraux, sont constamment accompagnées d'un sentiment de chaleur brûlante, parcourent leurs différentes périodes dans l'espace d'un ou deux septenaires, et sont remplacées par des croûtes grises, verdâtres ou jaunâtres, qui laissent à leur chute une injection plus ou moins prononcée que le temps fait complétement disparaître.

Causes. — L'on cite : l'action directe des corps irritants, les écoulements acrimonieux, la dentition, l'excitation habituelle de certains organes, les excès

(1) Ολοφλυκτις, dérivé de ολος et φλυκτις, signifie littéralement toute vésicule, et, mieux, groupe de vésicules. C'est cette affection légère, et généralement de courte durée, que Willan, et après lui d'autres auteurs, qualifient si improprement du nom d'*herpes.*

de table et surtout l'abus des alcooliques, un exercice immodéré, l'existence antérieure de la syphilis, l'abus ou l'usage intempestif des mercuriaux, des affections morales vives, les variations atmosphériques, un froid piquant ou des chaleurs excessives.

L'olophlyctide se montre le plus souvent vers le déclin des affections du système muqueux; elle peut être symptomatique d'une altération des voies digestives; souvent aussi on ne peut attribuer son développement qu'à un état particulier et tout-à-fait inconnu de l'économie.

Symptômes et marche. — L'olophlyctide, commune aux deux sexes et que l'on observe le plus souvent dans l'enfance et l'âge adulte, s'annonce constamment par un sentiment de tension, de chaleur, de cuisson, et quelquefois même de douleur lancinante assez vive dans la partie qui va devenir le siége de l'éruption; bientôt à ces phénomènes que peut compliquer un mouvement fébrile en général peu prononcé, vient se joindre le développement de vésicules supportées par une base plus ou moins enflammée, et variables pour le nombre, le volume et la disposition.

L'olophlyctide peut se montrer sur toutes les parties du corps; mais son siége le plus ordinaire est le cou, le visage, les membres, les extrémités, et surtout le contour des lèvres et les organes de la génération.

Les vésicules de l'olophlyctide sont éparses et disséminées, ou confluentes et réunies en groupes ; dans le premier cas, chaque vésicule a sa base enflammée particulière ; dans le second, chaque groupe repose sur une plaque érythémateuse, unique et plus ou moins turgescente ; mais, quelle que soit leur disposition, il est rare qu'elles occupent une grande surface des téguments.

Le volume des vésicules de l'olophlyctide varie depuis celui d'un grain de millet, dont elles ont parfois tout-à-fait l'apparence, jusqu'à celui d'un gros pois ; un développement plus considérable est le plus souvent accidentel, et tient à la fusion de deux ou plusieurs vésicules.

Les vésicules de l'olophlyctide sont généralement arrondies, elles peuvent encore être acúminées ou légèrement aplaties ; elles sont toujours transparentes dans les premiers temps de leur formation.

Leur disposition offre parfois une symétrie tout-à-fait remarquable ; ainsi, elles peuvent occuper seulement les limites d'une plaque érythémateuse arrondie (*herpes circinatus*, Bateman) ; ou se fixer au centre de taches disposées en forme d'anneaux concentriques et diversement nuancés (*herpes Iris*, Bateman).

L'olophlyctide suit le plus souvent une marche aiguë : quelquefois, au bout de vingt-quatre heures seulement, la sérosité limpide et transparente de ses vésicules s'épaissit, devient opaque, et quelques jours suffisent pour leur transformation en croûtes grises , jaunâtres ou verdâtres , qui se détachent du premier au second septenaire. Les vésicules peuvent aussi se dessécher et tomber sans donner lieu à la formation de croûtes.

La marche de l'olophlyctide n'est pas toujours aussi rapide; mais alors la longue durée de l'éruption dépend presque toujours du développement successif des vésicules, et non de la lenteur avec laquelle elles parcourent leurs différentes périodes. Cette observation s'applique surtout à l'olophlyctide des parties génitales.

L'olophlyctide est le plus souvent aiguë , quelquefois chronique, idiopathique ou symptomatique; dans beaucoup de cas elle se montre comme une éruption critique.

L'olophlyctide idiopathique n'est presque jamais accompagnée de symptômes généraux; dans les autres cas, aux phénomènes propres à cette dermatose peuvent se joindre les symptômes des affections qu'elle complique , ou à la terminaison desquelles elle semble concourir.

Des dermatoses dont nous nous sommes occupé , l'érysipèle et le pemphix ont seuls quelque ressemblance avec l'olophlyctide; mais cet eczème diffère de l'érysipèle, qui ne revêt qu'accidentellement la forme bulleuse, par le mode de développement, le volume, la figure et la marche régulière de ses vésicules.

On ne peut également la confondre avec le pemphix, dont les bulles, disséminées sur la surface des téguments, acquièrent souvent un volume considérable, s'affaissent et se dessèchent quelquefois en un ou deux jours, et ne sont le plus ordinairement remplacées que par de simples lamelles noirâtres.

Le pronostic de l'olophiyctide est presque toujours favorable : une affection concomitante pourrait seule lui imprimer un caractère de gravité.

Espèces. — M. le professeur Alibert admet cinq espèces d'olophlyctides : 1° l'olophlyctide miliaire ; 2° l'olophlyctide volatile; 3° l'olophlyctide prolabiale ; 4° l'olophlyctide progéniale ; 5° l'olophlyctide hydroïque ou sudamina des auteurs (1).

Traitement. — La médecine expectante est la meilleure dans les cas les plus simples, et l'on se borne alors à des soins de propreté; mais on est souvent forcé de recourir aux bains émollients généraux ou locaux, aux lotions mucilagineuses ou saturnines, aux liniments opiacés, à l'application des sangsues.

______

(1) Bateman compose son genre herpes, qui répond au genre olophlyctis de M. Alibert, des six variétés suivantes : 1° l'herpes labialis; 2° l'herpes zoster (dont M. Alibert a cru devoir faire un genre à part); 3° l'herpes phlyctenoides ; 4° l'herpes preputialis; 5° l'herpes circinatus; 6° l'herpes iris.

L'on conseille encore les vomitifs et les purgatifs
légers ; on doit éviter avec soin le froid et l'humidité ;
on observera un régime doux, et dans certains cas
une continence sévère.

Du reste, chaque affection concomitante demande
à être combattue par les moyens appropriés.

NEUVIÈME GENRE.

OPHLYCTIDE (Alibert); *Aphthes des auteurs. Ophlyctis* (1).

Eczème superficiel, non contagieux, se développant sur la membrane muqueuse de la cavité buccale, pouvant quelquefois s'étendre profondément dans
les voies digestives et aériennes ; n'étant pas toujours
accompagné de symptômes généraux, et principale-

(1) Ophlyctis vient du grec φλυκτις et du latin *os*, et signifie
littéralement vésicule de la bouche. Ce mot *hybride* ne pour-
rait-il pas être remplacé par celui de glosso-phlyctide, du grec
γλωσσα, langue, et φλυκτις, vésicule? Du reste, il est employé
ici pour désigner une affection connue sous le nom d'aphthes,
et qui sert de transition entre les dermatoses proprement dites
et les diverses éruptions du système muqueux ; mais son analogie beaucoup plus grande avec les premières la fixe à la
place que M. Alibert lui a marquée dans son cadre dermatologique.

ment caractérisé par l'éruption généralement rapide de vésicules grises ou blanchâtres, discrètes ou confluentes, auxquelles se joint un sentiment d'ardeur plus ou moins pénible, et que remplacent bientôt de petits ulcères arrondis et environnés d'un cercle inflammatoire.

Causes. — L'on cite comme prédisposant à l'ophlyctide : l'enfance et l'âge adulte, une constitution molle et lymphatique, une longue convalescence, l'habitation d'un pays froid et marécageux.

On attribue cet eczème à la malpropreté, à l'usage de mauvais aliments, au défaut d'allaitement chez les enfants, à l'impression du froid et de l'humidité; mais le plus souvent à une altération des voies digestives.

Symptômes et marche. — Tous les auteurs ont signalé les modifications importantes que l'ophlyctide présente dans sa marche et ses symptômes, aux deux époques de la vie, l'enfance et l'âge adulte, où on l'observe le plus ordinairement. Chez l'adulte, l'ophlyctide est presque toujours bornée aux phénomènes de l'éruption : elle se développe sans mouvement fébrile précurseur, et sa présence provoque rarement du trouble dans les autres fonctions; les élevures superficielles et arrondies qui la caractérisent acquièrent promptement la grosseur d'un grain de millet, et sont disséminées sur la muqueuse buccale, ou réunies de manière à former une croûte dense et luisante. Leur couleur varie beaucoup : le plus souvent cendrées ou blanchâtres, elles peuvent être transparentes ou opaques, jaunâtres, livides ou noires.

Cette éruption, constamment accompagnée d'un sentiment de chaleur ardente, gêne plus ou moins la mastication et la déglutition, active la sécrétion des glandes de la bouche, et détermine quelquefois un écoulement abondant de liquide salivaire; au bout de quelques jours, chaque pustule isolée ou les croûtes formées par leur réunion se détachent et sont remplacées par des ulcérations arrondies, superficielles et entourées d'un cercle rouge et légèrement proéminent.

Mais chez les enfants l'ophlyctide est presque toujours précédée d'un mouvement fébrile plus ou moins prononcé, auquel se joignent les symptômes de l'embarras gastrique, l'anxiété précordiale, la somnolence, l'agitation convulsive des muscles de la face et, dans les cas les plus graves, la gêne de la déglutition et de la respiration, la raucité de la voix, la sécheresse de la bouche et l'insomnie.

A ces phénomènes, dont la durée varie, succède l'apparition sur la muqueuse buccale de boutons tantôt blancs, peu nombreux, discrets et séparés par des intervalles de membrane muqueuse nullement enflammée (aphthes bénins des auteurs); tantôt en nombre considérable, très-rapprochés et presque contigus (aphthes malins ou confluents). Dans le premier cas, l'éruption s'observe principalement à la partie antérieure de la cavité buccale, tandis que dans le second elle est surtout prononcée au fond de la bouche, vers l'isthme du gosier.

Les phénomènes généraux varient suivant que l'éruption est discrète ou confluente, bornée à la cavité buccale ou qu'elle pénètre jusque dans les voies digestives et aériennes : ainsi on pourra n'observer qu'un peu de dévoiement et un sentiment d'ardeur plus ou moins prononcé dans les parties affectées ; comme à l'éruption pourront se joindre une chaleur brûlante, une douleur vive et parfois intolérable, une telle raideur des parois de la cavité buccale, que les malades ne peuvent garder dans la bouche les liquides qu'on y verse ; enfin la gêne et souvent même l'impossibilité de la déglutition.

L'ophlyctide parcourt le plus ordinairement ses différentes périodes avec rapidité, et, dans la plupart des cas, c'est aux accidents qui suivent l'éruption que l'on doit attribuer la prolongation de la maladie. Quelquefois, cependant, l'ophlyctide se développe d'une manière lente et successive (ophlyctide chronique) ; on l'a vue, sous cette forme, se prolonger pendant des mois et même des années. Cette affection est aussi très-sujette à récidive, ce qu'on a toujours lieu de redouter lorsqu'après la chute des pustules ou des croûtes, la membrane muqueuse sous-jacente offre une couleur blanchâtre.

L'ophlyctide se termine : 1° par la chute des pustules ou des croûtes jaunies et desséchées, que remplacent des ulcérations superficielles ; 2° par la formation d'escharres gangréneuses auxquelles succèdent des ulcères d'où découle une sanie fétide ; 3° par la mort, qui peut être promptement la suite de la gangrène, ou n'arriver que lentement après que le malade est épuisé par une suppuration longue et abondante.

Le siége propre à l'ophlyctide empêchera toujours de confondre cette eczème avec aucun de ceux qui précèdent.

Le pronostic de l'ophlyctide varie suivant l'âge et la constitution du sujet, la forme et l'étendue de l'éruption, l'état de sécheresse ou d'humidité de la membrane muqueuse sous-jacente.

Espèces et variétés. — M. le professeur Alibert n'admet que deux espèces : 1° l'ophlyctide aiguë ; 2° l'ophlyctide chronique.

Traitement. — On conseille, dans les cas les plus simples, les boissons délayantes, les gargarismes adoucissants, les applications chaudes autour du cou, les lavements laxatifs ou amylacés, selon qu'il y a constipation ou dévoiement ; les bains généraux, l'éloignement de toutes les causes auxquelles on peut attribuer l'éruption ou qui seraient capables de l'entretenir; un régime plus ou moins sévère.

L'on doit rarement recourir aux émissions sanguines, aux vomitifs et aux purgatifs, prescrits par beaucoup d'auteurs.

Dans les cas graves, le traitement local est très-important: on conseille les gargarismes excitants, ceux de borate de soude ou d'eau de chaux; l'application de pinceaux aiguisés par les acides acétique, sulfurique ou hydrochlorique très-affaiblis; les boissons aromatiques, les décoctions de quinquina.

Enfin, l'on doit combattre chaque affection concomitante par les moyens appropriés.

DIXIÈME GENRE.

PYROPHLYCTIDE (Alibert); *Pustule maligne.* Πυροφλυκτίς (1).

Eczème réputé contagieux, de nature essentiellement gangréneuse, presque toujours déterminé par

---

(1) Πυροφλυκτίς signifie littéralement vésicule de feu, et peint, d'une manière aussi vraie qu'énergique, le sentiment douloureux qu'éprouve constamment le malade affecté de la dermatose qui nous occupe.

l'application extérieure du virus charbonneux (1), et principalement caractérisé par le développement d'une vésicule unique sur les parties du corps habituellement découvertes, ou accidentellement exposées au contact de l'air.

Cette vésicule est le plus souvent suivie des accidents généraux les plus graves ; elle est accompagnée d'une chaleur vive, ou même d'une cuisson douloureuse, et se trouve bientôt remplacée par une croûte d'épaisseur variable, ou une ulcération plus ou moins étendue.

Causes. — La pyrophlyctide étant le plus souvent produite par le charbon des animaux, nous devons citer, d'abord, les conditions qui favorisent les épizooties charbonneuses, comme : 1° les hivers pluvieux, surtout s'ils sont suivis de longues chaleurs humides, et les pâturages altérés ; 2° les professions qui obligent non-seulement à panser et à soigner les animaux affectés de charbon, mais encore à toucher leurs dépouilles, comme les chamoiseurs, les mégissiers, les matelassiers, les criniers ; enfin, l'influence

(1) Des faits nombreux rapportés par Énaux et Chaussier, et recueillis avec tout le soin et la fidélité désirables, ont mis dans tout son jour l'étiologie de la pyrophlyctide sporadique. La cause de cette redoutable affection trouve encore un surcroît d'évidence dans les expériences de M. Leuret sur le sang des animaux atteints de charbon.

inconnue dans sa nature, mais incontestable, de certains climats.

Symptômes et marche. — La pyrophlyctide, vulgairement désignée sous le nom de pustule maligne, s'annonce ordinairement par un sentiment de démangeaison et de chaleur plus ou moins vive, et quelquefois par une cuisson douloureuse, à l'endroit où le virus charbonneux a été déposé; bientôt on aperçoit, sur la peau, un point d'un rouge obscur, presque imperceptible, légèrement proéminent, et entouré d'une auréole violacée, au centre de laquelle ne tarde pas à se développer une petite vésicule qui se rompt promptement, soit d'elle-même, soit qu'elle ait été déchirée par le malade, et laisse écouler une sérosité roussâtre ou sanguinolente ; en même temps, la douleur et la cuisson augmentent d'intensité.

Alors, seulement, on aperçoit que la vésicule reposait sur un petit tubercule livide, du volume d'une lentille, dur, rénitant, et comprenant presque toute l'épaisseur de la peau.

Quelques jours suffisent pour que la pyrophlyctide atteigne ce que les auteurs appellent sa troisième période; le tubercule central devient grisâtre ou noirâtre, et le siége d'une altération évidemment gangréneuse; l'auréole prend du développement, devient turgescente, et l'entoure d'un bourrelet œdémateux plus ou moins saillant, et qui le fait paraître comme déprimé ; la douleur locale est des plus vives, et à ces accidents se joint un malaise général, des nausées, et une grande tendance à l'assoupissement.

Quand la pyrophlyctide n'est pas de nature à borner ses ravages, le gonflement des parties affectées devient considérable, la gangrène s'étend en surface et en profondeur, attaque les organes sous-jacents, et peut atteindre jusqu'aux os ; alors se développent les symptômes généraux les plus alarmants, comme : sécheresse et aridité de la langue, délire continu, pouls petit et misérable, anxiété des plus grandes, respiration entrecoupée, syncopes et défaillances ; enfin, le malade meurt en répandant autour de lui une odeur des plus fétides. La mort peut, dans certains cas, arriver en vingt-quatre ou trente-six heures ; alors la pyrophlyctide parcourt ses différentes périodes avec une effrayante rapidité.

Il est impossible de méconnaître la pyrophlyctide dans le tableau que M. Schrand a donné de la maladie connue sous le nom de croûte gangréneuse de Hongrie (*Monographie des Dermatoses*, Alibert). Même mode de développement, mêmes altérations pathologiques, mêmes terminaisons ; seulement ici la dermatose marche avec encore plus de rapidité, et ses différents phénomènes se manifestent, pour ainsi dire, sur une plus large échelle.

La pyrophlyctide peut, dans certains cas, suivre une autre marche, et se présenter avec des symptômes différents de ceux que nous venons d'exposer. C'est ce qui a lieu pour cette dermâtose, nommée aussi bouton d'Alep ou de Bagdad, pustule de Bassora, qui met souvent plus d'une année à parcourir ses différentes périodes, et, semblable à la lèpre, paraît plutôt s'attaquer aux formes qu'à la vie même des individus.

Comme nous n'avons jamais été à même d'observer cette singulière affection, presque inconnue à nos climats et sur laquelle, du reste, aucun traitement ne paraît avoir d'influence, nous ne pouvons que renvoyer à la description qu'en donne M. le professeur Alibert dans sa *Monographie des Dermatoses*.

Bien que, le plus souvent, la nature ne paraisse faire aucun effort pour arrêter les ravages de la pyrophlyctide, il lui arrive cependant quelquefois de triompher seule de cette redoutable maladie.

La guérison spontanée peut avoir lieu peu de temps après la formation de la vésicule, et s'annonce, alors, soit par l'affaissement du soulèvement épidermatique et l'absorption du liquide qu'il contenait, soit par le déchirement de la vésicule et sa transformation en ulcère chronique.

Dans quelques cas, la guérison peut ne survenir qu'après le développement de la gangrène; alors, les

parties mortifiées, cernées par une inflammation éliminatoire, se détachent peu à peu, laissant après elles
de vastes dénudations; et les malades assez heureux
pour résister à l'épuisement d'une suppuration des plus
abondantes, ne guérissent qu'avec des cicatrices plus
ou moins difformes et gênant constamment l'action
des muscles qui les environnent.

Il est impossible de confondre la pyrophlyctide
avec aucune des dermatoses qui précèdent.

La gravité de son pronostic varie suivant qu'elle
est purement locale, ou qu'elle se complique de symptômes généraux.

Espèces. — M. le professeur Alibert n'admet que
deux espèces de pyrophlyctide : 1° la pyrophlyctide
sporadique; 2° la pyrophlyctide endémique.

Traitement. — Suivant que la pyrophlyctide est
bornée à la peau, et que rien n'annonce encore l'absorption du virus, ou bien qu'aux accidents locaux
se sont joints déjà les symptômes qui dénotent une infection générale, l'on se bornera, comme les anciens,
à la cautérisation complète et méthodique de toutes
les parties qui ont reçu l'impression du virus contagieux; ou bien, l'on ajoutera au traitement local, et
d'après l'état des malades, l'emploi des émétiques,
des laxatifs, des évacuations sanguines; l'usage intérieur du camphre, des acides minéraux et surtout du
quinquina.

5.

ONZIÈME GENRE.

CHARBON. Ανθραξ (1).

Eczème aigu, contagieux, le plus souvent sporadique, principalement caractérisé par une tumeur circonscrite, peu saillante, très-dure, fort douloureuse, et surmontée de plusieurs pustules ou vésicules livides qui se déchirent promptement et laissent écouler une sérosité roussâtre très-corrosive ; cette tumeur, dont la base est toujours et essentiellement entourée d'une auréole inflammatoire, offre aussi constamment à son centre un point gangréneux, livide ou noir, et dans le reste de son étendue une injection d'un rouge vif et éclatant.

Causes. — Les chaleurs brûlantes de l'été, un travail forcé sous l'influence directe d'un soleil ardent, une mauvaise nourriture, l'usage habituel d'eaux

(1) Les anciens ne nous ont laissé sur le charbon que des travaux inexacts et incomplets. Plusieurs d'entre eux paraissent même l'avoir confondu avec d'autres affections, comme la pustule maligne, l'anthrax benin, certaines croûtes gangréneuses. C'est surtout aux recherches de Bayle, d'Énaux et du professeur Chaussier, que nous devons de voir fixés les vrais caractères de cette redoutable affection.

malsaines, paraissent favoriser le développement du charbon.

Cet eczème attaque souvent les individus qui habitent le voisinage d'eaux croupissantes , le bord d'étangs nouvellement ou incomplétement desséchés, et surtout ceux que leurs professions exposent à recevoir l'influence directe du virus charbonneux : comme les vétérinaires, les bouchers, les pâtres, les écarrisseurs , les tanneurs, les cardeurs de matelas.

Symptômes et marche. — Le charbon, surtout lorsqu'il a pour cause la respiration d'un air contagieux ou l'usage d'aliments septiques, est presque toujours précédé d'un malaise général, principalement caractérisé par de l'abattement et un sentiment de prostration universelle ; parfois c'est un état de frayeur et de saisissement impossible à maîtriser, bien qu'on ne puisse en assigner la cause. Bientôt une douleur vive et une chaleur brûlante se font sentir dans le point qui va devenir le siége de la tumeur charbonneuse ; celle-ci s'élève sous la forme d'un noyau peu profond, peu saillant, le plus ordinairement arrondi, quelquefois, cependant, sensiblement acuminé, d'une dureté remarquable, et d'une excessive sensibilité. Elle est surmontée de petites pustules, ou vésicules livides, et renfermant une sérosité âcre et contagieuse qu'elles laissent promptement écouler ; à son centre existe, dès les premiers temps de sa formation, un point gangréné, et souvent tout-à-fait noir; sa base offre constamment une auréole inflammatoire, parfois d'une étendue considérable; elle est plus ou moins colorée dans le reste de sa périphérie.

Non-seulement la partie colorée de la tumeur et son auréole inflammatoire, mais encore les parties environnantes sont, chez tous les malades, le siége d'un sentiment de constriction très-pénible.

Ces phénomènes locaux sont promptement compliqués de symptômes généraux toujours très-graves; une fièvre violente s'allume, et alors le pouls peut être petit, fréquent et concentré, ou bien fréquent, mais assez développé (différences des plus importantes à noter pour le traitement); la peau est sèche et aride; les yeux sont fixes; le regard annonce l'anxiété; l'altération est généralement très-vive, mais quelquefois aussi à peine sensible. Quelques malades sont pris de sueurs abondantes et irrégulières; tous se plaignent d'angoisses, de tiraillements douloureux dans la région du cœur, parfois de violentes palpitations.

A ces symptômes peuvent aussi s'en joindre d'autres, dépendant du siége de la tumeur charbonneuse; ainsi, quand elle existe à la partie supérieure de la poitrine, au cou, à la face, il peut survenir une injection et un gonflement extraordinaire du visage, de la suffocation, du hoquet, du délire, des convulsions, du coma.

A mesure que la gangrène fait des progrès, les parties qui entouraient la tumeur charbonneuse se ramollissent, deviennent livides et noires. On voit se développer de nouvelles pustules remplies d'une sanie fétide et contagieuse; l'état général est de plus en plus alarmant; les traits du malade s'altèrent et deviennent méconnaissables; ses forces s'épuisent; son corps exhale une odeur gangréneuse insupportable, et la mort vient promptement terminer ce tableau véritablement effrayant.

Le charbon suit toujours une marche aiguë, et parcourt quelquefois ses périodes avec une extrême rapidité.

La nature, abandonnée à elle-même, est le plus souvent impuissante pour arrêter les progrès de cette redoutable affection; ce n'est qu'en secondant ses efforts par un traitement prompt et énergique qu'on peut espérer d'en triompher.

Quand le charbon doit se terminer d'une manière favorable, il survient un amendement subit et prononcé dans les symptômes les plus alarmants; la gangrène cesse de faire des progrès; les parties mortifiées se dessèchent et se convertissent en croûtes; une ligne de démarcation s'établit entre elles et les tissus vivants; une inflammation éliminatoire détermine peu à peu la chute des escharres; mais alors il reste encore une plaie d'une étendue le plus souvent considérable, pouvant fournir pendant long-temps une abondante suppuration, et qu'il n'est presque jamais possible de cicatriser régulièrement.

Le charbon peut se développer sur toutes les parties du corps; mais il se montre surtout dans les régions abondamment pourvues de tissu cellulaire et où existe une plus vive sensibilité.

Cet eczème ne paraît ordinairement que comme une affection sporadique; il peut cependant se manifester d'une manière épidémique : c'est même sous cette dernière forme qu'on l'observe le plus ordinairement chez les animaux qui sont susceptibles d'en être attaqués. Le charbon des animaux a la plus grande analogie avec celui de l'homme.

Le charbon peut encore se montrer comme l'un des symptômes les plus graves d'une affection pestilentielle; dans ce cas, les phénomènes qui lui sont propres peuvent être plus ou moins confondus avec ceux de la maladie générale.

De toutes les dermatoses qui précèdent, la pustule maligne est la seule avec laquelle on pourrait confondre celle qui nous occupe; mais le charbon en diffère : 1° en ce qu'il est presque toujours précédé de symptômes généraux, tandis que dans le principe la pustule maligne est une affection purement locale;

2° par le cercle inflammatoire et luisant qui l'accompagne constamment, et dont l'autre eczème est dépourvu.

Le charbon est toujours une affection très-grave ; mais son pronostic est encore plus alarmant si la tumeur occupe une région favorable à la rapidité de sa marche et à l'étendue de ses ravages.

Espèces et variétés. — M. le professeur Alibert admet trois espèces : 1° le charbon sporadique ; 2° le charbon épidémique ; 3° le charbon pestilentiel.

Traitement. — Moyens généraux : suivant que le charbon s'accompagne d'un état d'exaltation ou d'affaiblissement du système circulatoire, l'on conseille : les évacuations sanguines, les boissons rafraîchissantes, les limonades anti-septiques, les lavements émollients, une diète sévère, les vomitifs et les purgatifs alternativement, et plus ou moins répétés;

Ou bien : les cordiaux, les toniques, et par-dessus tout le quinquina.

Moyens locaux : rarement les topiques émollients, ou simplement maturatifs ; tous les efforts doivent tendre à séparer la tumeur charbonneuse des parties saines ; pour cela, on a recours à l'emploi méthodique des caustiques ; à l'ablation de la tumeur avec le bistouri, soit en totalité, soit partiellement, pour favoriser l'effet des cautérisations ; tous les pansements doivent être faits avec des pommades digestives.

DOUZIÈME GENRE.

FURONCLE. *Furunculus* (1).

Eczème plus ou moins superficiel, non contagieux, principalement caractérisé par une tumeur circonscrite et pyramidale, d'un volume variable, très-dure et très-douloureuse ; constamment le siége d'une chaleur plus ou moins brûlante ; tantôt bornée au tissu cellulaire du derme, tantôt s'étendant jusqu'aux couches adipeuses sous-jacentes ; se terminant toujours par suppuration, et le plus ordinairement avec mortification du tissu cellulaire enflammé, à laquelle se joint aussi quelquefois la gangrène d'une portion des téguments qui la recouvrent.

Causes. — Le furoncle se montre surtout au printemps et à l'automne, dans l'âge adulte, chez ceux qui ont eu des érysipèles, la rougeole ou la variole.

Les causes les plus ordinaires de cet eczème sont :

(1) Nous réunissons dans cet article tous les phénomènes appartenant au furoncle et à l'anthrax bénin, ces deux affections n'étant évidemment que des degrés différents, ou, si l'on veut, de simples variétés d'un même mode d'inflammations. Le volume est, en effet, le seul caractère qui les sépare ; du reste, mêmes causes, même siége, mêmes symptômes, même marche, mêmes terminaisons, même traitement.

l'application sur la peau de substances âcres et irritantes, un état habituel de malpropreté, des piqûres, l'emploi de répercussifs énergiques dans le traitement de la galle et des dartres, une nourriture malsaine, l'impression répétée d'un froid humide, des variations brusques et fréquentes de l'atmosphère. Le furoncle peut aussi se développer sans cause connue, et se montrer parfois comme une éruption critique.

Symptômes et marche. — Le furoncle, auquel on donne vulgairement le nom de clou, survient ordinairement sans être annoncé par des symptômes précurseurs ; mais lorsqu'il doit prendre un développement considérable ou se montrer en même temps sur un grand nombre de points, il peut être précédé d'un malaise général, de frissons vagues, de lassitudes spontanées, et surtout des phénomènes qui dénotent l'embarras gastrique.

Bientôt on voit se développer sur une ou plusieurs parties des téguments une tumeur conoïde, plus ou moins profondément enchâssée dans les auréoles du derme, et n'ayant le plus souvent à son début que quelques lignes de diamètre, la peau qui la recouvre, blanchâtre ou violacée à son sommet, est, dans le reste de son étendue, d'un rouge plus ou moins foncé, et ne disparaissant pas sous la pression du doigt. Les parties environnantes offrent une teinte érysipélateuse.

Cette tumeur, qui ne fait éprouver d'abord qu'un sentiment de simple démangeaison, devient promptement le siége d'une chaleur plus ou moins ardente, et d'une vive douleur, tantôt gravative, tantôt lancinante, tantôt véritablement térébrante.

Le furoncle suit le plus souvent une marche progressive; son sommet dépasse de plus en plus le niveau des téguments; sa base s'élargit, et avec elle la teinte érysipélateuse des parties voisines; sa forme devient pyramidale. Borné dans les cas les plus simples au tissu inter-aréolaire du derme, il s'étend quelquefois jusqu'aux couches adipeuses sous-jacentes; il est très-dur et d'une excessive sensibilité; l'inflammation n'est pas toujours bornée aux parties qui constituent la tumeur furonculeuse : elle peut aussi envahir le tissu cellulaire qui l'environne.

Si les furoncles sont peu nombreux ou d'un petit volume, ces phénomènes pathologiques se bornent à ceux que nous avons énumérés; mais il n'en est plus ainsi quand l'éruption est multiple, ou lorsque cet eczème occupe une large surface et prend un accroissement considérable. A la chaleur et à la douleur locale se joint souvent alors de la fièvre, de l'insomnie, de la constipation, de la céphalalgie; la sécheresse de la peau, une teinte plus ou moins foncée des urines, et une diminution notable dans la sécrétion de ce liquide.

On peut encore observer d'autres symptômes dépendant du siége et du volume de la tumeur furonculeuse : ainsi, quand elle existe au cou ou à la poitrine, le malade peut éprouver de la gêne dans la respiration et la déglutition, de la chaleur dans le larynx et la trachée-artère, une toux plus ou moins violente, l'inflammation consécutive des plèvres, divers accidents suite de la compression des veines jugulaires ; souvent aussi cet eczème détermine l'engorgement des ganglions lymphatiques qui se trouvent dans son voisinage.

Le furoncle peut se développer sur toutes les parties du corps ; mais son siége le plus ordinaire est la nuque, le dos, les parois du thorax et de l'abdomen, les épaules, les fesses et-les cuisses. Cet eczème varie beaucoup pour le nombre, le volume et la disposition.

Le furoncle parcourt généralement ses différentes périodes en deux septenaires ; quelquefois cependant (comme le furoncle panulé ou phygethlon, Alibert), cette dermatose peut se prolonger pendant plusieurs mois.

Bien que la suppuration soit la terminaison la plus ordinaire du furoncle, on l'a vu, dans certains cas, disparaître sous l'influence d'une véritable résolution.

La suppuration s'annonce constamment par le ramollissement du sommet de la tumeur furonculeuse : l'ardeur brûlante dont elle était le siége se change en une chaleur halitueuse, et la douleur devient pulsative; la peau s'amincit et se perce bientôt pour livrer passage à un pus, tantôt liquide et sanguinolent, tantôt très-épais et comme infiltré dans les interstices du derme. L'ouverture des téguments peut être unique ou multiple.

Au fond de l'ulcération on aperçoit, dans la plupart des cas, des portions de tissu cellulaire frappées de mortification (bourbillon des auteurs); bientôt une suppuration louable et abondante s'établit autour d'elles et finit par les éliminer. La plaie, une fois débarrassée de toutes les parties désorganisées, se couvre de bourgeons charnus et ne tarde pas à se cicatriser.

La peau qui recouvre le furoncle est quelquefois elle-même frappée de mortifications dans une étendue plus ou moins considérable.

Le furoncle ne peut être confondu avec aucune des affections qui précèdent.

Cette dermatose, qui se présente le plus ordinairement avec un caractère de bénignité, peut cependant avoir des suites funestes, soit à cause de son siége, soit par son grand développement.

Espèces et variétés. — M. le professeur Alibert admet quatre espèces de furoncle : 1° le furoncle vulgaire, ou clou ; 2° le furoncle guépier; 3° le furoncle panulé ou phygethlon ; 4° le furoncle atonique.

Traitement. — Suivant le nombre et le volume des

furoncles, leur siége et l'inflammation plus ou moins vive qui les accompagne, leur état de simplicité ou de complication, l'on aura recours aux topiques émollients, opiacés ou résolutifs ; aux applications de sangsues, aux incisions circulaires ou en croix, aux bains tièdes, aux lavements émollients ; aux boissons adoucissantes émulsionnées, nitrées ; ou bien aux tisanes diaphorétiques, à une diète plus ou moins sévère ; on se trouvera souvent très-bien de recourir aux émétiques et aux laxatifs, soit dès le début de la maladie, soit à sa terminaison.

SECOND GROUPE.

DERMATOSES EXANTHÉMATEUSES (1).

Le groupe des dermatoses exanthémateuses ne se compose pas, comme le précédent, d'affections purement inflammatoires, toutes locales et dues à l'action des agents extérieurs.

Au caractère d'eczémation que nous présente chacune d'elles, se joint une marche périodique dont la régularité n'est jamais pervertie qu'au détriment du malade.

L'exanthème, souvent précédé d'un trouble plus ou moins marqué de toute l'économie, est presque toujours accompagné d'un mouvement fébrile dont la présence paraît nécessaire à la confection du produit pathologique, et qui même persiste dans beaucoup de cas, bien que la dermatose *ait régulièrement* parcouru ses différentes périodes.

L'exanthème, véritable tribut imposé à l'homme et à certaines espèces d'animaux domestiques, paraît

(1) M. Alibert est le premier qui ait établi une juste ligne de démarcation entre les eczèmes et les exanthèmes.

constamment dû à l'action sur nos organes d'un principe délétère inconnu dans sa nature, mais dont l'existence n'en est pas moins incontestable.

Les affections exanthémateuses, très-communes dans l'enfance, attaquent moins souvent les adultes et s'observent rarement chez les vieillards ; elles ont, en général, une marche d'autant plus régulière et une terminaison plus favorable, que le sujet qui en est atteint se trouve d'un âge moins avancé.

Tous les exanthèmes se transmettent plus ou moins facilement par voie de contagion : celle-ci peut être accidentelle , ou artificielle et volontaire (inoculation).

Les dermatoses exanthémateuses ne se manifestent le plus ordinairement qu'une seule fois dans le cours de la vie, sans que l'on puisse expliquer ce singulier phénomène, non plus que cet état particulier de l'économie chez certains individus qui ne les contractent jamais et s'exposent impunément à leur influence contagieuse.

Les exanthèmes se distinguent par les caractères tranchés de leurs différentes productions pathologiques ; leur marche est généralement rapide et peut presque toujours se diviser en périodes ou stades plus ou moins régulières, et désignées par les noms d'incubation, d'invasion, d'apparition, de maturation et de dessiccation.

Les exanthèmes jouissent d'une extrême mobilité, et se terminent souvent par délitescence, accident toujours grave, puisqu'il est le plus ordinairement suivi de l'inflammation métastatique de l'un des principaux organes de l'économie.

Les différents produits pathologiques de l'inflammation exanthémateuse sont, dans l'ordre de leur importance : les pustules, les vésicules, les papules, les injections capillaires.

L'on ne connaît pas encore d'une manière précise le siége anatomique de chaque exanthème : l'on sait seulement que quelques-uns résident dans les capillaires cutanés, d'autres dans le corps muqueux de Malpighi ; d'autres, enfin, dans la toile cellulaire.

Nous ajouterons, pour compléter ce tableau analytique du groupe des dermatoses exanthémateuses, que chacune d'elles se termine, tantôt par furfuration ou desquamation, tantôt par la chute de croûtes généralement minces et diversement colorées, tantôt par la formation de cicatrices plus ou moins déprimées et souvent indélébiles.

Ce groupe renferme les genres : 1° variole ; 2° vaccine ; 3° varicelle ; 4° nirle ; 5° roseole ; 6° rougeole ; 7° scarlatine ; 8° miliaire.

PREMIER GENRE.

VARIOLE. *Variola* (1).

Exanthème aigu, éminemment contagieux, se montrant souvent d'une manière épidémique, n'attaquant le plus ordinairement qu'une seule fois le même individu, et principalement caractérisé par le développement, en général périodique, de pustules déprimées à leur centre, remplies d'un liquide d'abord transparent, puis trouble et tout-à-fait purulent; ces pustules, qu'entoure une auréole inflammatoire, se dessèchent et tombent dans l'espace de deux à trois septenaires, laissant à la place qu'elles occupaient, tantôt une simple coloration ou une lé-

(1) Les auteurs ne sont pas plus d'accord sur le sens étymologique du mot variole, que sur l'origine de la dermatose elle-même : quelques-uns le font venir de *varius*, varié, bigarré ; et d'autres, selon nous, avec beaucoup plus de raison, de *varus*, qui signifie bouton, bourgeon.

Quant à la variole, qu'elle vienne de l'Égypte ou qu'elle se soit montrée pour la première fois en Arabie du temps de Mahomet, ce qui paraît incontestable, c'est que nous en devons la première description à Rhazès, écrivain du neuvième siècle.

gère dépression temporaire, tantôt une cicatrice plus ou moins profonde et indélébile.

Causes. — La variole, toujours due à l'action médiate ou immédiate d'un virus inconnu dans sa nature, mais dont les effets n'en sont pas moins évidents, se montre surtout dans l'enfance, souvent aussi dans la jeunesse et l'âge adulte; le printemps et l'automne, les fortes chaleurs de l'été, certaines dispositions atmosphériques, paraissent favoriser son développement.

Symptômes et marche. — L'éruption variolique est presque toujours précédée d'un trouble plus ou moins prononcé de l'économie : ses prodrômes les plus ordinaires sont : une lassitude générale, des douleurs dans les membres, à l'épigastre, dans le dos, aux lombes; l'accélération du pouls, des frissons vagues suivis de chaleur, avec une peau halitueuse ou aride; la céphalalgie, les nausées, des vomissements, l'insomnie ou un assoupissement plus ou moins prononcé avec réveil en sursaut.

On observe encore dans certains cas une face vultueuse et animée, du coryza, du larmoiement, de l'agitation, des mouvements convulsifs, locaux ou généraux; des bâillements, de la dyspnée, et parfois une anxiété des plus pénibles.

Ces différents phénomènes pathologiques, ordinairement peu prononcés dans les premiers temps de

leur apparition (période d'incubation des auteurs),
acquièrent dans les jours suivants un caractère de gravité presque toujours en rapport avec le nombre et
la disposition future des pustules varioliques (période
d'invasion); c'est ainsi qu'une éruption peu nombreuse et discrète peut n'avoir que des prodrômes à
peine sensibles, tandis qu'une variole confluente est
souvent précédée des symptômes les plus alarmants.

L'éruption variolique s'annonce ordinairement du
deuxième au quatrième jour par de petits points rouges arrondis, d'une certaine dureté au toucher,
d'abord apparents sur le menton, autour des lèvres,
au front, aux joues, puis au cou, au tronc, enfin
aux extrémités; quelquefois on commence à les observer aux parties génitales, aux fesses, aux seins,
au pourtour d'un vésicatoire ou de toute autre ulcération cutanée antérieure. L'éruption est en général
complète en 48 heures. Ces points rouges s'élèvent
peu à peu, et offrent bientôt à leur sommet une petite
vésicule aplatie, plus ou moins sensiblement déprimée à son centre, et contenant une sérosité d'abord
limpide et transparente, puis trouble et d'un blanc
jaunâtre.

Les jours suivants, les boutons se développent et
apparaissent sous la forme de véritables pustules
jaunes, arrondies, entourées d'une auréole inflammatoire, et offrant à leur centre une véritable dé-

pression ombilicale ; le derme qui les supporte est plus ou moins turgescent (période de suppuration). C'est vers le huitième jour que l'éruption a ordinairement atteint son summum d'intensité; alors un gonflement plus ou moins marqué se manifeste au visage, et quelques jours plus tard aux mains et aux organes de la génération (période de maturation).

Du huitième au dixième jour, on voit généralement reparaître ou redoubler le mouvement fébrile qui avait précédé l'éruption, et que le développement des pustules varioliques fait ordinairement cesser ou diminuer toujours d'une manière notable.

Quelques jours suffisent pour éteindre cette réaction du système circulatoire à laquelle se joint parfois du délire, des vomissements, de la diarrhée, de la toux, une salivation plus ou moins abondante.

Enfin du dixième ou douzième jour commence la période de dessiccation : la tuméfaction diminue; un point noirâtre remplace la dépression centrale ; quelques pustules laissent écouler en partie la matière qu'elles contiennent, et donnent lieu à la formation de croûtes jaunes et rugueuses qui brunissent et finissent par se détacher ; d'autres pustules parcourent leurs périodes sans se rompre, se dessèchent, et forment une sorte de durillon qui offre successivement les mêmes variétés dans sa couleur; ces différentes croûtes tombent ordinairement vers le vingtième jour, laissant après elles, tantôt une simple coloration ou une légère dépression, tantôt une cicatrice plus ou moins profonde et indélébile.

L'exanthème varioleux peut offrir dans son éruption et dans les autres phénomènes qui l'accompagnent certaines modifications qu'il importe de signaler : ainsi, les pustules sont tantôt peu nombreuses, discrètes et bornées à l'enveloppe tégumentaire (variole discrète) ; tantôt en nombre considérable, confluentes et développées jusque sur les membranes muqueuses de la bouche, du pharynx, des paupières, de l'œil, du prépuce et de la vulve (variole confluente) ; dans quelques cas particuliers, l'éruption paraît même s'étendre beaucoup plus profondément.

Parfois leurs caractères physiques s'écartent de ceux que nous leur avons assignés : ainsi elles peuvent ne contenir qu'un liquide demi-opaque ou presque transparent (variole cristalline) ; ou bien elles se durcissent et se dessèchent sans se rompre (variole verruqueuse ou cornée) ; ou elles ressemblent par leur développement aux bulles du pemphix (variole pemphygoïde) ; enfin, elles peuvent encore ne renfermer que du sang ou un liquide sanguinolent (variole sanguine).

La variole est dite régulière quand elle parcourt sans interruption ces différentes périodes ; irrégulière

quand sa marche est pervertie ou plus ou moins brusquement interrompue.

La variole peut être simple ou compliquée avec la
rougeole, la scarlatine, l'érysipèle où d'autres dermatoses.

A ses phénomènes particuliers peuvent encore se
joindre les symptômes qui dénotent l'inflammation
concomitante d'organes internes plus ou moins importants.

Les pustules varioliques sont multiloculaires et plus
ou moins profondément enchâssées dans l'épaisseur
du derme (Gendrin).

La variole règne le plus ordinairement d'une manière épidémique.

Le simple exposé des caractères propres à l'exanthème varioleux suffit pour établir entre lui et les
dermatoses du groupe précédent une ligne de démarcation des plus tranchées.

Le pronostic de la variole varie suivant qu'elle est
discrète ou confluente, simple ou compliquée, sporadique ou épidémique (1).

Espèces et variétés. — M. le professeur Alibert

(1) M. Alibert a rapproché de la variole la clavelée des mou-
tons, qui offre avec elle des rapports nombreux, et que nous

admet trois espèces : 1° la variole discrète ; 2° la variole confluente ; 3° la variole mitigée ou varioloïde.

On a beaucoup parlé de la varioloïde, et quelques auteurs ont été jusqu'à vouloir en faire une affection distincte de la variole : opinion que nous ne saurions partager.

Cette dermatose ne se distingue en effet de la variole que par l'irrégularité de sa marche et par des phénomènes morbides moins prononcés.

Traitement. — Suivant que la variole est discrète ou confluente, simple ou compliquée, l'on conseille le repos, la diète, le séjour au lit, les boissons tièdes, le plus souvent délayantes et quelquefois aromatiques ; les lavements émollients, les lotions adoucissantes, les bains, les révulsifs cutanés, parfois les opiacés ou les toniques. L'on se trouve souvent très-bien de l'emploi d'un émétique au début de la maladie, et des purgatifs doux lorsqu'elle est sur son déclin ; l'on peut être forcé de recourir à la saignée, aux sangsues, etc.

sommes d'autant moins disposé à contester que nous les avons nous-même vérifiés l'année dernière sur un grand nombre de ces animaux.

Nous nous abstenons toutefois d'en donner ici la description, pensant qu'elle doit trouver sa place dans un traité de médecine vétérinaire.

La méthode ectrotique de M. Bretonneau, modifiée par M. Serres, compte encore d'assez nombreux partisans.

Enfin, chaque complication devra être combattue par les moyens appropriés.

L'inoculation de la vaccine est aujourd'hui le seul moyen préservatif auquel on ait recours.

DEUXIÈME GENRE.

VACCINE. *Vaccina* (1).

Exanthème contagieux, le plus souvent artificiel, ne pouvant affecter qu'une seule fois le même individu, et principalement caractérisé par le développement périodique de pustules larges, de couleur argentée, renfermant un liquide visqueux et transpa-

(1) *Vaccina*, dérivé de *vacca*, désigne une maladie propre à la vache, et qui, transmise à l'homme par le moyen de l'inoculation, le préserve de la contagion de la variole.

Le virus-vaccin fut découvert en Europe en 1775, par Jenner, médecin anglais. Si l'on a pu disputer à cet homme immortel la gloire de cette découverte, personne du moins ne lui conteste le mérite, plus grand peut-être, d'avoir démontré la constante efficacité du virus-vaccin.

rent. Ces pustules, déprimées à leur centre comme celles de la variole, sont entourées d'une auréole inflammatoire généralement étendue et souvent accompagnée de gonflement du tissu cellulaire sous-jacent ; bientôt le liquide qu'elles contiennent s'épaissit ; leur couleur brillante est remplacée par une teinte de plus en plus brune ; enfin, elles se dessèchent et tombent du troisième au quatrième septénaire, laissant après elles une cicatrice large, foncée et indélébile.

Causes. — La vaccine reconnaît constamment pour cause l'inoculation accidentelle ou volontaire du virus-vaccin, pris sur l'homme ou sur les boutons de la vache (cow-pox des Anglais).

Symptômes et marche. — A l'instant même où la piqûre vient d'être faite, l'on observe presque constamment un cercle rose, superficiel, du diamètre de six à douze lignes, qui s'efface en quelques minutes et laisse une tuméfaction légère qui disparaît un peu moins promptement : tels sont les seuls phénomènes que l'on puisse noter jusqu'au troisième ou quatrième jour (période d'inertie ou mieux d'incubation).

Le troisième et quelquefois seulement le quatrième jour de la vaccination, l'on distingue, à l'endroit où les piqûres ont été faites, une induration circonscrite qui ne tarde pas à être surmontée d'une petite élevure d'un rouge clair ; dès le lendemain, cette élevure se déprime à son centre, et devient le siège d'une légère démangeaison ; les jours suivants, l'induration s'entoure d'une auréole inflammatoire, d'abord pâle et de peu d'étendue, mais qui, jusqu'au dixième jour, prend une teinte de plus en plus vive et foncée, et finit par occuper un cercle de neuf à dix lignes de rayon ; en même temps, le centre de la pustule vaccinale paraît plus déprimé ; elle-même augmente de volume ; son bourrelet circulaire s'élargit, perd de sa proéminence et prend un aspect argenté. La matière limpide et visqueuse qu'elle renferme devient plus abondante et soulève ses bords ; la teinte de la dépression centrale devient ordinairement plus foncée. Enfin, cette tumeur perlée, d'un diamètre de deux à cinq lignes, est dure au toucher et paraît étroitement unie à la peau.

C'est presque toujours du neuvième au onzième jour que les caractères de la vaccine sont les plus nombreux et les mieux dessinés ; c'est également à cette époque que le virus vaccinal paraît jouir au plus haut degré de la propriété contagieuse.

Alors, aux phénomènes propres à l'éruption se joint souvent un trouble général de l'économie, caractérisé par une fièvre plus ou moins forte, un sentiment de lassitude, des bâillements, des pandiculations, la pâleur et la rougeur alternative de la face, quelquefois l'engorgement des ganglions voisins.

Vers le douzième jour commence la période de

dessiccation ; en même temps qu'on voit l'économie reprendre son calme habituel, d'importantes modifications s'opèrent dans le bouton vaccinal : la dépression centrale est remplacée par une croûte légère ; l'humeur du bourrelet circulaire se trouble et devient opaline ; l'auréole pâlit, la tumeur s'affaisse, et l'épiderme s'exfolie.

Les jours suivants, la dessiccation fait des progrès : le bourrelet circulaire se rétrécit ; la matière qu'il renferme devient jaune et puriforme ; il est environné d'un cercle légèrement pourpré ; bientôt la croûte solide, d'un jaune foncé, polie et dure au toucher, acquiert une couleur rouge ; elle conserve toujours la forme ombiliquée, est d'autant plus proéminente que la tumeur s'affaisse davantage, et se détache vers le vingt-cinquième jour, laissant le plus ordinairement, à la place qu'elle occupait une cicatrice large, profonde, réticulée et indélébile (1).

L'éruption vaccinale est loin de parcourir constamment ses différentes périodes avec la régularité que nous venons d'exposer. Les anomalies qu'elle présente peuvent avoir rapport à la lenteur ou à la rapidité de sa marche, au développement de la tumeur, qui peut manquer d'un ou de plusieurs des caractères

____

(1) D'après le docteur Sacco, le contact de l'air est nécessaire à la formation des croûtes vaccinales.

que nous lui avons assignés ; à l'existence concomitante de pustules secondaires, soit autour de l'éruption provoquée, soit dans d'autres points sur lesquels le virus n'a pas été déposé ; à l'absence de la cicatrice caractéristique d'une bonne vaccination. Quelques-unes de ces conditions constituent la vaccine anormale ou fausse des auteurs.

Comme dans la variole, les pustules de la vaccine sont multiloculaires. Les complications les plus ordinaires de la vaccine sont : la transformation du bouton vaccinal en ulcération douloureuse et difficile à guérir ; le développement simultané d'un érysipèle, de la rougeole, de la scarlatine, de la roséole, de la varicelle et même de la variole.

La vaccine diffère de la variole, seule dermatose avec laquelle il soit possible de la confondre, par l'état d'isolement complet de son éruption, par la disposition tout-à-fait symétrique et régulière de sa pustule, par la présence du liquide préservateur dans des bords élevés en bourrelet et de couleur argentée, par sa dépression centrale au lieu du véritable ombilic que présentent les boutons varioleux ; enfin, par son aspect grisâtre, poli, lisse et luisant.

La vaccine est presque toujours un exanthème purement local, et dont l'éruption ne se lie à aucun trouble de l'économie.

Espèces et variétés. — Les auteurs n'admettent

que deux espèces de vaccine : 1° la vaccine normale ; 2° la vaccine anormale.

Traitement. — La vaccine ne réclame en général aucun traitement ni même de régime. Une inflammation vive du bras pourrait quelquefois cependant nécessiter la diminution des aliments et l'usage des boissons rafraîchissantes ; du reste, chaque complication sera combattue par les moyens appropriés.

TROISIÈME GENRE.

VARICELLE. *Varicella* (1).

Exanthème aigu, contagieux, superficiel, principalement caractérisé par le développement de vésicules généralement discrètes, globuleuses, transparentes, et entourées d'une auréole inflammatoire ou

(1) L'origine de la varicelle n'est pas mieux connue que celle de la variole : quelques auteurs veulent qu'elle ait paru en Europe dès le sixième siècle ; d'autres affirment qu'on ne la trouve désignée d'une manière précise que dans les œuvres d'Ingrassias et de Vidus Vidius, écrites en 1553 et 1596. Rivière paraît être le premier médecin français qui en ait fait mention.

La varicelle a été tantôt confondue avec la variole, tantôt

de pustules varioliformes, mais toujours uniloculaires. Ces vésicules et ces pustules parcourent rapidement leurs périodes, et du quatrième au sixième jour sont remplacées par de petites croûtes brunes ou jaunâtres, ne laissant à leur chute qu'une simple coloration, sans dépression sensible à la peau.

Causes. — La varicelle paraît se développer sous les mêmes influences que la variole; son étiologie est du reste fort obscure; quoi qu'il en soit, cet exanthème est évidemment dû à l'influence d'un miasme contagieux.

Symptômes et marche. — La varicelle, quelquefois précédée d'un léger mouvement fébrile, se développe le plus souvent sans aucun prodrôme, sous la forme de taches rouges peu étendues, au centre desquelles se forment rapidement de petites vésicules remplies d'une sérosité, tantôt limpide et transparente, tantôt de couleur légèrement citrine : ces vésicules, souvent peu nombreuses et presque toujours discrètes, se manifestent successivement à la poitrine, au dos, à la face, et se portent enfin sur les membres; elles n'affectent jamais une disposition régulière; quel-

regardée comme une simple variété de cette affection, tantôt enfin décrite comme une maladie tout-à-fait distincte.

De nos jours, plusieurs médecins distingués, et entre autres le docteur Thomson, reviennent à l'opinion de ceux qui ne voient dans la varicelle qu'une variole modifiée.

ques jours suffisent à leur complet développement. Elles sont généralement entourées d'une auréole inflammatoire, peuvent avoir d'une ligne à deux lignes de diamètre, sont tantôt tout-à-fait globuleuses, tantôt un peu acuminées, tantôt, enfin, légèrement déprimées à leur centre. Le liquide qu'elles renferment se trouble dès le troisième jour de l'éruption et prend une teinte jaunâtre, mais ne se convertit presque jamais en véritable pus.

Les vésicules de la varicelle, dont le développement est rarement lié à un mouvement fébrile intense ou à un trouble prononcé de l'économie, sont ordinairement le siége d'une démangeaison assez vive, ou d'une cuisson désagréable qui excite à se gratter : aussi se trouvent-elles souvent déchirées, surtout chez les enfants, dès les premiers instants de leur apparition.

Du cinquième au sixième jour, les boutons varicelleux sont remplacés par des croûtes minces, d'abord brunes, puis jaunâtres, qui se dessèchent promptement et tombent du neuvième au dixième jour, ne laissant après elles qu'une injection cutanée légère et de courte durée.

La varicelle, que l'on voit quelquefois régner d'une manière épidémique, peut être simple ou se compliquer d'une ou plusieurs autres dermatoses ; souvent aussi son développement coïncide avec l'existence d'une affection gastro-intestinale plus ou moins grave.

La varicelle se distingue de la variole, seule dermatose avec laquelle il soit possible de la confondre, par la rapidité de sa marche, par ses vésicules uniloculaires et leur position toute superficielle ; par l'absence de cicatrices à la peau après la chute de ses croûtes, et enfin par l'impossibilité de la transmettre par inoculation.

La varicelle est le plus souvent une maladie légère et sans aucun danger.

Espèces et variétés. — M. le professeur Alibert n'admet que deux espèces de varicelle : 1° la varicelle vésiculeuse ; 2° la varicelle pustuleuse (1).

Traitement. — Le traitement de la varicelle, lorsqu'elle n'est compliquée d'aucune autre affection, consiste dans le repos, la diète et l'usage d'une boisson délayante.

(1) Sous les noms de chicken-pox et de swin-pox, les auteurs anglais admettent deux variétés de varicelle, à chacune desquelles ils assignent les caractères distinctifs suivants :

Pour la première : vésicules petites, peu élevées, contenant un fluide limpide et incolore.

Pour la seconde : vésicules larges, globuleuses, molles et renflées à leur partie moyenne ; elles contiennent un fluide qui, d'abord transparent, ne tarde pas à se troubler et à prendre une teinte laiteuse.

Il est facile de voir combien ces espèces se rapprochent de celles de M. Alibert.

QUATRIÈME GENRE.

NIRLE (Alibert). *Nirlus* (1).

Exanthème superficiel, toujours précédé d'un mouvement fébrile plus ou moins prononcé, et principalement caractérisé par le développement de papules d'un rouge foncé, discrètes, proéminentes, et disparaissant en vingt-quatre heures, par résorption ou desquamation.

Causes. — Le nirle se montre le plus ordinairement au printemps et à l'automne; on l'observe surtout chez les enfants. Tout porte à croire qu'il est dû à l'influence du même principe contagieux que les exanthèmes qui précèdent.

Symptômes et marche. — Le nirle, après quelques jours d'un mouvement fébrile plus ou moins prononcé, et auquel se joignent, tantôt de la gastralgie et de la pesanteur de tête, tantôt du larmoiement et du coryza, se manifeste par le développement de papules nombreuses et circonscrites, d'un rouge couleur de foie, et du volume d'une lentille.

(1) Cet exanthème, dont M. William Batt a fixé les vrais caractères génériques, a été aussi étudié et décrit par messieurs Scassi, Gibelli, Marchelli, Ferrari et Corona.

8

Ces papules se montrent d'abord sur le visage, et de là peuvent se répandre sur toute la surface des téguments ; elles ne parviennent jamais à suppuration, ne durent guère que vingt-quatre heures, et disparaissent, soit par résorption, soit par une légère desquamation, ne laissant aucune trace de leur existence.

Le nirle peut exister seul ou se montrer sur le déclin d'une rougeole ou d'une variole : dans le premier cas il est rarement accompagné d'un trouble prononcé de l'économie ; dans le second, aux phénomènes de son éruption peuvent se joindre quelques-uns des symptômes de l'affection qu'elle complique.

Le nirle a souvent été confondu avec la rougeole, que l'on désignait alors sous le nom de rougeole boutonneuse ; mais c'est une erreur qu'il n'est plus permis de commettre aujourd'hui.

L'exanthème nirleux est toujours sans danger pour celui qui en est atteint.

Espèces et variétés. — M. le professeur Alibert, qui le premier a établi le diagnostic de cette affection en France, admet deux espèces de nirle : 1° le nirle idiopathique ; 2° le nirle symptomatique.

Traitement. — Le nirle ne réclame le plus souvent aucun traitement : un léger vomitif au début, le repos, la diète et l'usage d'une boisson délayante, suffisent ordinairement pour remplir toutes les indications.

CINQUIÈME GENRE.

ROSÉOLE. *Roseola* (1).

Exanthème aigu, quelquefois précédé d'un léger mouvement fébrile, et principalement caractérisé par des taches roses, non proéminentes, de forme et d'étendue variables; ces taches ont généralement une courte durée, peuvent se montrer comme épiphénomènes d'une autre affection, et se terminent toujours par résolution avec ou sans desquamation.

Causes. — L'enfance, et surtout l'époque de la dentition, le sexe féminin, une peau fine et délicate, le printemps et l'automne, les fortes chaleurs de l'été, des variations fréquentes de l'atmosphère, paraissent favoriser le développement de la roséole.

Cet exanthème est le plus souvent déterminé par une alimentation échauffante, l'usage des médicaments irritants et surtout des purgatifs résineux; des affections morales vives; la suppression d'évacuations habituelles.

La roséole est souvent symptomatique d'une affec-

(1) La roséole est un exanthème de fort peu d'importance sous le rapport pratique; mais comme on l'a souvent confondue avec la rougeole et la scarlatine, sa description aura toujours l'avantage de préserver d'une pareille erreur.

tion des voies digestives; elle se montre parfois comme efflorescence critique.

Symptômes et marche. — La roséole, quelquefois précédée d'un léger mouvement fébrile, mais aussi souvent sans être annoncée par aucun symptôme précurseur, se développe sous la forme de taches d'abord petites, d'un rose foncé plus ou moins vif, généralement peu nombreuses, et laissant entre elles des intervalles où la peau est tout-à-fait saine ; ces taches, le plus souvent irrégulières, superficielles et non proéminentes, se montrent d'abord à la face, au cou, et de là s'étendent aux autres parties du corps.

Les taches de la roséole se montrent parfois sous la forme d'anneaux rosés, dont les aires centrales conservent la couleur des téguments.

Ces taches s'étendent généralement avec rapidité et sont presque toujours accompagnées d'un sentiment de prurit et de fourmillement plus ou moins prononcé.

Quelques jours suffisent ordinairement pour les voir pâlir et disparaître; cependant elles affectent parfois une marche chronique ; mais alors elles s'effacent et reviennent alternativement.

La roséole peut aussi se terminer par délitescence.

De toutes les dermatoses qui précèdent, l'érythème est la seule qui offre quelque analogie avec celle qui nous occupe ; mais on distinguera toujours l'érythème de la roséole, par ses taches plus étendues et généra-lement moins nombreuses, par leur coloration plus foncée et plus durable , par sa marche moins rapide et son siége moins superficiel.

La roséole idiopathique est toujours un exanthème éphémère et de peu d'importance. La gravité que présente parfois la roséole symptomatique tient beaucoup moins à la dermatose elle-même qu'à l'affection concomitante, dont elle n'est souvent qu'un épiphénomène.

Espèces et variétés. — M. le professeur Alibert admet deux espèces de roséole : 1° la roséole idiopathique ; 2° la roséole symptomatique (1).

Traitement. — Suivant que la roséole est idiopathique ou symptomatique, l'on conseille le repos, la diète, les boissons délayantes, quelques bains, un ou deux laxatifs, ou bien les acides minéraux, les bains

(1) Willan, et d'après lui Bateman, admettent sept variétés de roséole, qu'ils nomment : roseola infantilis, roseola æstiva, roseola autumnalis, roseola annulata, roseola variolosa, roseola vaccina, roseola miliaris ;

Selon que la dermatose se montre dans l'enfance, pendant l'été ou l'automne ; selon qu'elle coïncide avec la variole ou la vaccine ; selon sa forme particulière ou sa complication avec une éruption miliaire.

Le lecteur jugera si ces nombreuses espèces reposent toutes sur des bases suffisamment justifiées.

8.

alcalins. Dans la roséole symptomatique l'on s'attachera surtout à l'affection dont elle peut n'être qu'un simple épiphénomène.

SIXIÈME GENRE.

ROUGEOLE. *Rubeola* (1).

Exanthème aigu et contagieux, n'attaquant le plus ordinairement qu'une seule fois le même individu, et principalement caractérisé par de petites taches rouges, légèrement proéminentes, inégalement disséminées sur toute la surface des téguments, d'abord arrondies et distinctes, puis confluentes, et déchiquetées sur les bords; cet exanthème, presque toujours compliqué d'une affection catarrhale de la muqueuse naso-pulmonaire, paraît souvent d'une manière épidémique, et se termine par une desquamation furfuracée.

(1) La rougeole, ainsi appelée à cause de la couleur rouge que présente le corps des individus qui en sont atteints, est encore désignée par le mot *morbilli*, diminutif du mot italien *morbo*, qui signifie peste, sans doute à cause des dangers qui l'accompagnent souvent; du reste, son origine est fort peu connue. On assure que les premières descriptions de cette dermatose viennent des médecins arabes.

Causes. — La rougeole s'observe beaucoup plus fréquemment chez les enfants que chez les adultes ; cet exanthème paraît propre à tous les climats et peut se développer dans toutes les saisons ; c'est cependant au printemps et à l'automne qu'il règne surtout d'une manière épidémique : il est constamment dû à l'influence directe d'un miasme contagieux.

Symptômes et marche. — Les symptômes avant-coureurs les plus ordinaires de la rougeole sont, d'abord, un malaise général, des frissons vagues alternant avec des bouffées de chaleur, un mouvement fébrile plus ou moins prononcé, de la tristesse, de la soif, de l'anorexie ; bientôt survient aussi du larmoiement avec éclat et rougeur des yeux, la tuméfaction des paupières, du chatouillement dans le nez, avec éternuement et écoulement par les narines d'un liquide clair et plein d'âcreté ; on observe quelquefois l'épistaxis, une toux sèche avec un son particulier, la céphalalgie, l'angine, la constipation ou le dévoiement ; enfin, dans certains cas, le délire, l'assoupissement, les convulsions.

Ces divers phénomènes augmentent d'intensité avec ou sans exacerbation nocturne, jusqu'au moment où l'éruption paraît ; celle-ci se montre ordinairement du troisième au sixième jour, sous la forme de petites taches rouges semblables à des piqûres de puce, d'abord arrondies et distinctes, puis bientôt réunies en plaques légèrement proéminentes, irrégulières et comme découpées sur leurs bords. Ces plaques, dont quelques-unes se trouvent disposées en forme de croissant, se montrent d'abord à la face, et de là s'étendent au cou, à la poitrine, à l'abdomen, aux extrémités.

L'éruption atteint généralement en quarante-huit heures son plus haut degré d'intensité ; alors les malades se plaignent d'une démangeaison plus ou moins pénible ; la surface du corps est d'un rouge inégal, et l'injection éruptive se montre aussi quelquefois au pharynx et sur le voile du palais.

Au bout de trois ou quatre jours de durée, les plaques de la rougeole pâlissent, et en même temps l'on voit diminuer et s'éteindre graduellement l'agitation du système circulatoire et l'irritation des membranes muqueuses des yeux, des fosses nasales et quelquefois même des voies respiratoires et digestives, qui précèdent et accompagnent leur développement.

Souvent aussi, lorsque la fièvre s'apaise, il s'établit un peu de diarrhée, ou il reste une toux sèche et plus ou moins incommode.

Bientôt l'épiderme se détache en petites lamelles furfuracées ; cette desquamation, dont la durée varie de quinze à vingt jours, peut être manifeste sur tous les points où ont existé les plaques de la rougeole, ou bornée à une ou plusieurs surfaces de peu d'étendue.

La rougeole est loin de suivre constamment la marche régulière que nous venons d'exposer; les irrégularités que cet exanthème présente si souvent ont rapport ou à ses prodrômes ou à son éruption, ou à sa terminaison, et dépendent, soit de la constitution du sujet qui en est atteint, soit des maladies qui précèdent, suivent ou accompagnent l'éruption.

La rougeole peut être simple ou se compliquer de l'inflammation, soit du système muqueux ou séreux, soit d'un organe parenchymateux plus ou moins important.

Le développement de la rougeole peut coïncider avec celui d'une autre dermatose; et alors, ou elles parcourent simultanément leurs différentes périodes, ou l'une des deux interrompt sa marche pour ne la reprendre qu'après que l'autre est arrivée à sa terminaison.

Des faits bien observés porteraient à croire que la' rougeole peut exister sans déceler sa présence par l'éruption qui lui est propre.

La rougeole est quelquefois sporadique; mais elle règne plus souvent d'une manière épidémique.

La terminaison de la rougeole non compliquée est généralement heureuse; mais divers accidents peuvent quelquefois prolonger beaucoup la convalescence.

Si l'on ne considérait que l'aspect de l'éruption, il serait possible de confondre la rougeole avec plusieurs des dermatoses qui précèdent; mais, en rapprochant toutes les circonstances de son histoire, on reconnaît facilement que leur marche, leur durée, leur invasion, les en distinguent complétement.

Le pronostic de la rougeole varie suivant son état de simplicité, ou le nombre et la gravité de ses complications.

Espèces et variétés. — M. le professeur Alibert admet deux espèces de rougeole : 1° la rougeole normale; 2° la rougeole anormale.

Traitement. — Suivant que la rougeole est simple, avec surexcitation du système circulatoire ou prostration générale, l'on conseille le repos, le séjour au lit, la diète, les boissons douces, sucrées et mucilagineuses, les évacuations sanguines, les bains tièdes, ou bien les toniques et les révulsifs externes; les vomi-purgatifs peuvent être quelquefois indiqués. La toux, la dyspnée, le dévoiement, peuvent réclamer l'emploi de moyens particuliers ; du reste, l'on combattra chaque complication par les moyens appropriés.

Le traitement prophylactique consiste dans l'isolement des malades.

SEPTIÈME GENRE.

SCARLATINE. *Scarlatina* (1).

Exanthème aigu et contagieux, n'attaquant le plus ordinairement qu'une seule fois le même individu, et principalement caractérisé par le développement de plaques d'un rouge pointillé, légèrement proéminentes, d'abord petites et isolées, puis bientôt réunies, de manière à donner aux téguments une couleur rouge uniforme, qui disparaît momentanément sous la pression du doigt; ces taches, qu'accompagne presque toujours une irritation plus ou moins vive de la muqueuse pharyngienne, sont le siége d'une chaleur brûlante ou d'un prurit incommode, et disparaissent au bout de quelques jours par furfuration ou desquamation épidermatique.

(1) Cette dermatose, dont l'origine est fort peu connue, doit, comme la rougeole, avec laquelle on l'a souvent confondue, son nom à la teinte particulière que présente la peau des individus qui en sont atteints.

Les anciens ne nous en ont laissé que des descriptions inexactes ou incomplètes ; c'est surtout aux travaux des modernes que nous devons de voir fixés d'une manière irrévocable les vrais caractères de cet exanthème.

Causes. — L'enfance et l'âge adulte, le sexe féminin, des étés chauds et humides, l'automne, le
voisinage d'égouts, de marais, d'eaux basses et
stagnantes, une mauvaise alimentation, paraissent favoriser le développement de la scarlatine.

Cet exanthème est dû, comme le précédent, à l'influence directe d'un virus contagieux.

Symptômes et marche. — Les symptômes précurseurs de la scarlatine sont le plus ordinairement : un
sentiment de lassitude générale, l'abattement, l'altération des traits, des frissons vagues, le dégoût, les
vomissements, la céphalalgie, l'assoupissement, une
fièvre plus ou moins forte, et quelquefois des mouvements convulsifs.

Le mal de gorge, seul symptôme vraiment caractéristique, peut exister dès le premier jour ou ne
se montrer qu'avec l'éruption ; celle-ci paraît du
deuxième au quatrième jour, sous la forme de plaques
d'un rouge pointillé, d'une étendue variable, géné-
lement petites et distinctes à leur origine, mais dont
les progrès sont tellement rapides qu'elles ne tardent
pas à se réunir, et colorent ainsi toute la peau d'une
teinte uniforme d'un rouge framboisé, et que la pression du doigt fait momentanément disparaître.

Ces taches commencent le plus souvent par se
montrer à la face, au cou, et de là se répandent sur
le reste du corps ; quelquefois, cependant, c'est au

tronc ou sur les extrémités qu'on observe leur première apparition.

Elles sont accompagnées d'une ardeur plus ou moins vive, d'un prurit incommode, et d'une tuméfaction plus prononcée au visage et sur les extrémités que partout ailleurs.

En même temps que l'éruption s'étend et se prononce davantage, l'angine pharyngée concomitante augmente elle-même rapidement d'intensité : à l'injection scarlatineuse offerte par les amygdales et le voile du palais, se joint une déglutition difficile et douloureuse, une voix nasonnée, un besoin continuel de cracher et un écoulement abondant de mucosités salivaires.

A ces accidents locaux peuvent encore se joindre des accidents généraux plus ou moins graves, comme une soif ardente, des vomissements opiniâtres, le dévoiement, la gêne de la respiration, la toux gutturale, une chaleur universelle, un redoublement de fièvre, des hémorrhagies nasales, le délire.

C'est ordinairement du troisième au quatrième jour que l'éruption se montre dans son plus haut degré d'intensité : elle paraît surtout prononcée aux plis des articulations, à la partie supérieure et interne des cuisses, aux aisselles, aux plis des bras.

Mais, du quatrième au septième jour, et quelquefois un peu plus tard, la coloration des téguments

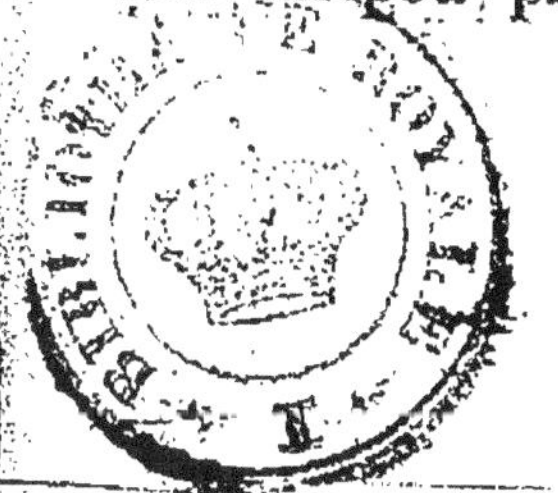

s'éteint graduellement, et l'on voit en même temps diminuer la tuméfaction des diverses parties.

Avec ces phénomènes coïncident le plus souvent la chute du mouvement fébrile, le calme de l'ardeur brûlante dont se plaignent la plupart des malades, et une amélioration notable dans tous les autres symptômes; bientôt il ne reste plus que la desquamation, phénomène plus ou moins sensible et dont la durée est extrêmement variable.

La terminaison de la scarlatine est souvent signalée par des sueurs abondantes, des hémorrhagies nasales, des évacuations alvines, des urines sédimenteuses; mais ces phénomènes critiques sont loin d'être constants.

L'anasarque est, sans contredit, l'accident consécutif le plus fréquent de la scarlatine.

Cette dermatose ne se montre pas toujours avec la marche régulière que nous venons d'exposer; les anomalies qu'elle présente peuvent avoir rapport à son éruption, à sa marche, à ses complications.

La scarlatine peut être simple, ou compliquée, soit d'angines de mauvais caractère, soit de l'inflammation d'organes plus ou moins importants.

La scarlatine peut-elle, comme l'exanthème précédent, exister sans éruption à la peau? Quelques auteurs, s'appuyant sur des faits qu'ils assurent bien observés, répondent à cette question par l'affirmative.

La scarlatine règne souvent d'une manière épidé-mique. Lorsqu'elle n'est pas compliquée d'affections graves, sa terminaison est le plus ordinairement heu-reuse ; plusieurs auteurs ont essayé, avec des succès divers, de communiquer la scarlatine au moyen de l'inoculation.

La scarlatine ne peut être confondue qu'avec la rougeole ; et, bien qu'une telle erreur ne puisse jamais avoir d'inconvénient grave, nous devons ajouter qu'on l'évitera toujours avec la plus légère attention.

Le pronostic de la scarlatine varie d'après son état de simplicité, le nombre et la nature de ses compli-cations.

Espèces et variétés. — M. le professeur Alibert admet deux espèces de scarlatine : 1° la scarlatine normale ; 2° la scarlatine anormale (1).

Traitement. — Suivant que la scarlatine existe avec surexcitation du système circulatoire ou pros-tration des forces, l'on conseille le séjour au lit, la diète, les boissons délayantes, les gargarismes muci-lagineux, quelquefois les bains et les évacuations

____

(1) Willan admet trois variétés, qu'il nomme : scarlatina simplex, scarlatina anginosa, scarlatina maligna ; mais com-ment ne pas reconnaître que toutes ces variétés ne sont évi-demment que des degrés différents de l'éruption qui nous occupe ?

sanguines , les vomitifs, les laxatifs, les révulsifs cutanés ;

Ou bien, les boissons aromatiques et vineuses, les gargarismes acidulés, les vésicatoires.

On évitera avec soin que les enfants n'avalent la sanie qui découle de l'arrière-bouche et des fosses nasales.

On cherchera à prévenir l'anasarque en entretenant autour des malades une chaleur douce et constante.

On devra favoriser toutes les évacuations critiques, et, du reste, opposer à chaque complication les moyens appropriés.

HUITIÈME GENRE.

MILIAIRE. *Miliaria* (1).

Exanthème aigu et rapide, réputé contagieux, pouvant affecter plusieurs fois le même individu, princi-

(1) Cet exanthème, sur lequel on a beaucoup écrit, est ainsi nommé à cause de la ressemblance de son éruption avec les grains de millet ; mais l'observation attentive d'un petit nombre de faits suffira pour prouver que les boutons de la dermatose qui nous occupe sont loin d'offrir toujours l'analogie qu'on leur assigne trop généralement.

palement caractérisé par le développement de petites taches rouges, le plus souvent très-nombreuses et toujours discrètes, au centre desquelles s'élève bientôt une vésicule tantôt transparente, tantôt blanchâtre ou purulente, et de la grosseur d'un grain de millet. Ces vésicules, toujours accompagnées d'une démangeaison plus ou moins vive et parfois de sueurs abondantes, sont remplacées, au bout de quelques jours par des pellicules sèches ou de petites croûtes formant sur la peau de légères aspérités.

Causes. — On cite comme prédisposant à la miliaire, l'accouchement, des sueurs abondantes et provoquées, un climat froid et humide, le voisinage d'eaux marécageuses, une nourriture malsaine.

Cet exanthème est dû le plus souvent à l'irritation directe de la peau par des frictions rudes ou avec des matières âcres, par l'usage des vêtements de laine, par la mauvaise habitude de coucher sur la plume; l'abus du café et des infusions théiformes peut aussi le déterminer. On assure qu'il est encore dû à l'influence directe d'un miasme contagieux.

Symptômes et marche. — La miliaire, qui se développe le plus ordinairement sans symptômes avant-coureurs, peut cependant être précédée d'un mouvement fébrile plus ou moins prononcé, de céphalalgie, de somnolence, d'anxiété, de défaillances, d'insomnie, de sueurs plus ou moins abondantes. Outre ces phènomènes dont la durée varie, les malades éprouvent souvent, au moment où l'éruption va paraître, une démangeaison plus ou moins vive, des fourmillements et des picotements à la peau.

Enfin, l'exanthème se montre sous la forme de petites taches rouges, dont le nombre et la disposition n'ont rien de constant, que l'on observe d'abord au cou, sur le devant de la poitrine, à l'abdomen, à la partie interne des bras et des cuisses, et quelquefois jusque sur les avant-bras, les jambes, les mains et les pieds; bientôt au centre de ces taches se développent de petites vésicules hémisphériques, contenant tantôt une sérosité limpide et transparente qui laisse apercevoir la couleur rouge du corps muqueux sous-jacent (miliaire rouge des auteurs), tantôt un liquide blanchâtre ou purulent qui rend la vésicule très-apparente (miliaire blanche ou opaque des auteurs). Quelquefois les élevures de la miliaire ressemblent parfaitement à des gouttelettes de liquide qu'on aurait déposées sur les téguments (sudamina des auteurs).

Cette éruption, dont le développement coïncide presque toujours avec la disparition plus ou moins complète des divers symptômes qui ont pu la précéder, est souvent accompagnée de vives démangeaisons et de sueurs aigres plus ou moins abondantes.

La durée de l'éruption miliaire est très-variable;

elle peut disparaître au bout de quelques heures et ne se prolonge pas ordinairement au-delà de cinq ou six jours.

Les vésicules de la miliaire se déchirent par le frottement le plus léger, et souvent, dès les premiers instants de leur formation, le liquide de celles qui restent intactes s'épaissit et se concrète; et, dans tous. les cas, ces vésicules laissent après elles des pellicules sèches ou de petites croûtes qui forment sur la peau de légères aspérités.

L'éruption miliaire, le plus souvent bornée à la peau, peut, d'après quelques auteurs, s'étendre dans certains cas dans la trachée-artère, l'œsophage et l'estomac.

La miliaire ne suit pas toujours la marche régulière que nous venons d'exposer; les anomalies qu'elle présente peuvent avoir rapport à son éruption ou aux phénomènes qui l'accompagnent.

Cet exanthème, généralement de courte durée, peut affecter une marche chronique, soit par le développement successif de ses vésicules, soit par ses retours fréquents et irréguliers; sa marche peut encore être périodique.

La miliaire est idiopathique ou symptomatique ; le plus ordinairement affection simplement sporadique, elle peut cependant régner d'une manière épidémique.

Elle se montre dans certains cas comme une éruption critique.

La miliaire complique souvent la variole, la rougeole et la scarlatine, sans paraître exercer la moindre influence sur la marche de ces divers exanthèmes.

Plusieurs pathologistes contestent à la miliaire son caractère contagieux.

La miliaire ne peut être confondue avec aucune des dermatoses qui précèdent.

Son pronostic varie suivant qu'elle est aiguë ou chronique, simple ou compliquée.

Espèces et variétés. — M. le professeur Alibert admet deux espèces de miliaire : 1° la miliaire normale; 2° la miliaire anormale.

Traitement. — La miliaire idiopathique et non compliquée réclame l'emploi des moyens les plus simples, comme la diète, le repos, les boissons délayantes, et même alors la médecine expectante est souvent la meilleure. Dans la miliaire chronique, l'on recourra souvent avec avantage aux toniques et aux sudorifiques, si toutefois l'on tient compte de l'état général de la constitution. La miliaire périodique devra être combattue par le sulfate de quinine.

L'on conseillera l'emploi de tous les excitants externes lorsqu'il s'agira de prévenir les rétrocessions si souvent funestes de cet exanthème. La miliaire symptomatique mérite rarement l'attention du praticien.

TROISIÈME GROUPE.

DERMATOSES TEIGNEUSES.

Les affections qui constituent le groupe des dermatoses teigneuses offrent pour principaux caractères :
1° d'appartenir à l'enfance et à la première jeunesse ;
2° de se montrer dans la plupart des cas comme des maladies véritablement dépuratoires, ou comme les *effets critiques* des efforts salutaires de la nature.

Les teignes, malgré ces points d'analogie avec les dermatoses du groupe précédent, s'en distinguent cependant par la constance du siége de leur développement, par leur longue durée, par la résistance qu'elles opposent si souvent aux différents moyens thérapeutiques.

Les teignes, presque toujours observées à la face et au cuir chevelu, tourmentent pendant plusieurs mois et quelquefois même pendant plusieurs années les sujets qui en sont atteints.

Un des caractères les plus remarquables de ces affections souvent si opiniâtres, est de disparaître ordinairement par les seuls efforts de la nature à l'époque de la puberté.

Les dermatoses teigneuses présentent en outre un certain nombre de caractères communs qui justifient leur rapprochement : ainsi, chacune d'elles est accompagnée d'une inflammation plus ou moins vive des parties qu'elles occupent ; la douleur qu'elles font éprouver au malade ne diffère généralement que par son degré d'intensité. Les produits morbides de ces différentes affections exhalent tous une odeur plus ou moins forte et désagréable ; enfin, toutes les teignes portent le trouble dans les mêmes fonctions cutanées : la sécrétion.

Leurs produits morbides sont le plus ordinairement des croûtes plus ou moins épaisses, diversement colorées, de forme et d'étendue variables, toujours dues à l'excrétion abondante ou de fluides visqueux dans la composition chimique desquels prédomine tantôt l'albumine, tantôt la gélatine, ou bien encore d'humeurs sébaciformes.

Bien que l'observation nous porte à regarder les teignes comme liées dans la plupart des cas à un état tout particulier de l'économie, nous devons noter cependant que leur apparition et leur développement, loin d'être accompagnés de symptômes généraux plus ou moins graves, sont, au contraire, le plus souvent suivis d'un sentiment de bien-être et de l'exercice facile et régulier des plus importantes fonctions.

L'on ne connaît pas encore d'une manière positive le siége anatomique de chaque dermatose teigneuse : l'on sait cependant qu'elles occupent tantôt le corps muqueux, tantôt le système capillaire, tantôt les bulles pilifères, tantôt les follicules sébacés.

Enfin, les maladies qui constituent le groupe des dermatoses teigneuses méritent encore toute l'attention du médecin par la longueur et la difficulté de leur traitement, par le dégoût et l'aversion qu'inspirent si généralement ceux qui en sont affectés, par la nécessité de s'opposer aux ravages profonds et étendus que causent si souvent ces redoutables affections, quand on les abandonne à elles-mêmes.

Ce groupe renferme les genres : 1° Achore ; 2° Porrigine ; 3° Favus ; 4° Trichoma.

PREMIER GENRE.

ACHORE (Alibert) ; *Pithyriasis capitis*, *Porrigo Larvalis* (Willan). Αχωρ (1).

Affection non contagieuse et principalement caractérisée par le développement de pustules petites et blanchâtres, dont le nombre et la disposition sont extrêmement variables ; ayant le plus souvent leur siége à la face et au cuir chevelu, et fournissant abondamment une humeur visqueuse, qui forme, en se desséchant, des croûtes minces, lamelleuses, cendrées, jaunes ou brunâtres.

Causes. — L'achore se montre principalement dans les premiers temps de la vie, à l'époque de la première

______

(1) Αχωρ, ulcère de la tête, qui flue par les pores de la peau. Le mot *achores* a été consacré depuis Hippocrate jusqu'à nous pour désigner une dermatose dont le cuir chevelu et la face sont le siége le plus ordinaire.

Mais il règne dans les anciens une grande obscurité sur l'espèce de dermatose qu'ils ont voulu désigner sous ce nom. C'est M. le professeur Alibert qui, par ses belles recherches sur les teignes, a de nos jours parfaitement éclairci ce point de dermatologie, et réservé le mot *achores* pour les affections réunies sous le genre qui nous occupe.

et de la seconde dentition, chez les enfants doués d'une constitution molle et lymphatique, ou pourvus de trop d'embonpoint; le printemps, l'automne, les hivers froids et humides, paraissent favoriser son développement.

L'on attribue généralement cette dermatose à une nourriture malsaine ou trop abondante, à l'abus des sucreries, aux mauvaises qualités du lait de la nourrice, à la malpropreté, au défaut d'air et d'exercice, quelquefois, enfin, à une disposition héréditaire.

Symptômes et marche. — L'achore survient le plus ordinairement sans aucun prodrôme, sous la forme de petites pustules blanches ou jaunâtres, dépassant à peine le niveau des téguments, disposées en groupes irréguliers, et répandues sur le front, les joues, les tempes et le cuir chevelu. La peau qui les supporte ne tarde pas à offrir une teinte érythémateuse plus ou moins prononcée. Ces pustules, constamment accompagnées d'une très-vive démangeaison, se rompent au bout de quelques jours, soit d'elles-mêmes, soit qu'elles se trouvent déchirées par les ongles du malade, et laissent écouler, avec plus ou moins d'abondance, un liquide visqueux, blanc ou jaunâtre, qui forme bientôt, en se concrétant, des croûtes jaunes ou verdâtres, généralement minces et molles à la pression.

L'éruption est tantôt bornée à la face ou au cuir chevelu, tantôt envahit à la fois l'une et l'autre de ces régions ; tantôt, enfin, se propage jusqu'aux oreilles, à la nuque, aux épaules, sur le tronc.

L'inflammation achoreuse, abandonnée à elle-même, continue de se manifester par le développement de nouvelles pustules, qui se rompent à leur tour et laissent épancher, comme les premières, le fluide visqueux qu'elles renferment. La concrétion de cette humeur donne lieu à la formation de nouvelles croûtes, lesquelles peuvent se multiplier au point d'envelopper, pour ainsi dire, la face sous une espèce de masque (Porrigo larvalis de Willan), ou de cacher tout le cuir chevelu sous une calotte épaisse, molle et jaunâtre.

Sous ces croûtes s'amasse une nouvelle quantité de liquide, d'où résulte une distension douloureuse qui augmente jusqu'à ce qu'une issue lui ait été donnée. Dans l'intervalle des croûtes, la peau peut offrir, suivant que l'éruption s'observe à la face ou au cuir chevelu, tantôt des gerçures, des excoriations ou des ulcérations ; tantôt des bosselures, des inégalités, de petits abcès. Les cheveux sont ordinairement collés en masse ou par couches.

A la chute naturelle ou provoquée des croûtes de l'achore, la peau qu'elles laissent à découvert devient souvent le siége d'une exsudation albumineuse plus ou moins abondante et exhalant l'odeur du lait aigri.

L'inflammation qui accompagne constamment cette dermatose peut atteindre les couches profondes du derme, s'étendre jusqu'aux bulbes des cheveux et provoquer leur chute ; mais dans ce cas. l'alopécie est toujours partielle.

L'achore abandonné à lui-même affecte le plus souvent une marche chronique ; mais sa longue durée tient beaucoup moins à la persistance de ses divers produits morbides qu'à leurs chutes et à leurs reproductions successives.

Aux phénomènes propres à l'éruption peuvent encore se joindre des douleurs nocturnes, des abcès, l'engorgement des glandes lymphatiques voisines, le gonflement de l'oreille externe et des paupières, la diminution de l'embonpoint et des forces, la suspension de l'accroissement.

L'achore n'existe pas toujours avec les caractères tranchés que nous venons d'exposer : cette dermatose est quelquefois seulement caractérisée par de petites écailles irrégulières, généralement imbriquées, humides et acculées les unes aux autres (croûtes de lait des auteurs) ; ces écailles tombent et se reproduisent avec la plus grande facilité ; la peau qui les supporte exhale également une humeur visqueuse ayant l'odeur du lait aigri.

La terminaison de l'achore s'annonce par une exhalation cutanée moins abondante, par la formation d'un épiderme mince et érythémateux à la place des croûtes caractéristiques de l'éruption : ce nouvel épiderme devient bientôt le siége d'une desquamation furfuracée.

L'achore peut être suivi d'une alopécie plus ou moins étendue, mais, du reste, ne laisse jamais après lui de cicatrices sensibles.

L'achore ne peut être confondu avec aucune des affections qui précèdent.

Son pronostic offre généralement peu de gravité : on peut même, dans certains cas où cette affection coïncide avec une diminution de quelque inflammation intérieure, regarder son développement comme un phénomène plus ou moins favorable.

Espèces. — M. le professeur Alibert admet deux espèces d'achore : 1° l'achore muqueux ; 2° l'achore lactumineux (1).

Traitement. — Suivant que l'achore s'accompagne d'excès d'irritation ou d'atonie, l'on conseillera les boissons rafraîchissantes, les sangsues, les appli-

____

(1) Le genre Achore de M. Alibert paraît composé de deux espèces de maladies cutanées que l'on retrouve chez les auteurs anglais dans deux ordres différents, savoir : le porrigo larvalis, que M. Gibert regarde comme une variété de l'impetigo (ordre des pustules) ; et le pityriasis capitis (ordre des squammes).

cations émollientes, huileuses, narcotiques, les bains et les ablutions tièdes et mucilagineuses;

Ou bien la décoction des plantes amères, l'application de feuilles de poirée ou de laitue, les lotions sulfureuses, les émétiques par doses fractionnées, les laxatifs, les exutoires. On entretiendra la plus grande propreté; on évitera avec soin les répercussifs, et l'on opposera à chaque complication les moyens appropriés.

DEUXIÈME GENRE.

PORRIGINE (Alibert); *Porrigo* (1). *Porrigo* (Willan).

Dermatose non contagieuse, propre à l'enfance et à l'âge adulte, ayant exclusivement son siége au cuir chevelu, et caractérisée, tantôt par une simple desquamation ou furfuration épidermatique, tantôt par la présence de croûtes de forme et de grandeur variables : ces croûtes paraissent constamment dues à la concrétion d'une humeur visqueuse et odorante que fournissent de petites pustules blanches ou jaunâtres qui les ont précédées.

(1) Porrigo, « crasse, ordure qui tombe de la tête »; le nom de *Porrigo* est donné par les anciens à une affection du cuir chevelu caractérisée par une desquamation furfuracée plus ou moins abondante, et que les Grecs paraissent avoir désignée sous le nom de πιτυριασις.

10.

Causes. — La porrigine se montre généralement comme un acte critique de l'organisme, comme un phénomène de dépuration : cette affection est souvent liée à une diathèse scrofuleuse ou lymphatique.

On l'attribue le plus ordinairement à la respiration habituelle d'un air insalubre, à la misère, à la malpropreté, à l'usage d'aliments grossiers et indigestes.

Symptômes et marche. — La porrigine, quelquefois précédée des symptômes de l'eczémation, est le plus ordinairement simplement annoncée par une démangeaison plus ou moins vive dans la partie qui va devenir le siége de l'éruption.

A ces premiers phénomènes se joint, au bout de quelques jours, une légère desquamation de l'épiderme, avec suintement d'une matière ichoreuse qui, en se desséchant, forme des écailles adhérentes, blanches ou roussâtres, généralement imbriquées et réunies autour de la racine des cheveux ; tantôt ces produits morbides se détachent assez promptement sous forme de poussière farineuse ; tantôt on les voit persister plus ou moins long-temps, tenir les cheveux agglutinés, et former sur la tête un couvercle qui se laisse facilement déprimer (porrigine furfuracée).

Dans d'autres cas, l'exsudation visqueuse du cuir chevelu fournit par sa concrétion des écailles très-minces, de couleur argentine et nacrée ; ces écailles entourent les cheveux, les suivent dans tout leur

trajet, et, par leur aspect soyeux et chatoyant, ressemblent beaucoup à l'amiante (porrigine amyantacée); les cheveux ne sont plus alors cachés sous une
calotte unique, mais disposés par paquets distincts et
cylindriques : ce qui donne à la tête des malades un
aspect tout particulier.

L'humeur visqueuse de la porrigine peut encore
être fournie par de petites pustules jaunâtres, irrégulièrement disséminées sur les parties postérieures
et supérieures de la tête, et peu profondément enchâssées dans l'épaisseur du derme. Les croûtes auxquelles
sa dessiccation donne lieu sont alors petites, brunes
ou grises, et ressemblent à des fragments de mortier
ou de plâtre tombés des murs et salis par la poussière
et l'humidité : elles sont dures et exhalent, comme les
précédentes, mais d'une manière beaucoup plus prononcée, une odeur nauséabonde et que l'on a comparée
à celle du beurre rance.

Enfin, la porrigine se montre dans quelques cas
particuliers avec des caractères remarquables qu'il
importe de signaler : bornée à une étendue peu considérable du cuir chevelu, elle affecte une forme tout-
à-fait circulaire ; la partie malade, d'abord plus ou
moins enflammée, devient le siége d'une exsudation
peu abondante à laquelle succède bientôt la furfuration de l'épiderme : la peau devient alors d'une sécheresse extrême, prend une teinte légèrement vio-

lacée, et se couvre d'un grand nombre d'aspérités plus sensibles au toucher qu'à la vue ; les cheveux se cassent à une ou deux lignes au-dessus de l'épiderme, et laissent constamment, par leur chute, une calvitie partielle et circulaire (porrigo decalvans, Willan).

L'éruption porrigineuse peut n'occuper qu'une partie du cuir chevelu, ou envahir toute son étendue ; les phénomènes locaux qui l'accompagnent sont : une démangeaison presque toujours très-vive, et une inflammation tantôt superficielle, tantôt pénétrant jusqu'aux couches profondes du derme.

Outre les produits morbides que nous avons indiqués, la peau peut offrir des gerçures et des ulcérations de forme et d'étendue variables.

La porrigine peut être simple ou se compliquer d'un mouvement fébrile plus ou moins prononcé, de l'engorgement des ganglions lymphatiques voisins, d'une affection thoracique ou abdominale : une grande quantité de pous peuvent aussi se joindre aux croûtes de la porrigine et augmenter la démangeaison déjà si pénible.

La durée de la porrigine est extrêmement variable ; cette dermatose peut disparaître au bout de quelques mois, comme aussi se prolonger pendant plusieurs années.

Lorsque cette affection est pour se terminer, les croûtes tombent et ne se renouvellent plus ; l'on voit également cesser l'exsudation du cuir chevelu ou la reproduction des pustules ; l'épiderme reprend ses caractères normaux ; mais il reste parfois, surtout après une porrigine de longue durée, une alopécie plus ou moins étendue.

Ce genre se distingue du précédent par des pustules en général plus volumineuses, par des exhalations albumineuses toujours moins abondantes, par la sécheresse et la configuration différente de ses croûtes.

La longue durée de la porrigine et sa ténacité en font une affection grave et qui réclame les soins les plus assidus.

Espèces. — M. le professeur Alibert admet quatre espèces de porrigine : 1° la porrigine furfuracée ; 2° la porrigine amyantacée ; 3° la porrigine granulée ; 4° la porrigine tonsurante (1).

Traitement. — Suivant que la porrigine est avec ou sans inflammation, simple ou compliquée, l'on a recours aux topiques émollients, huileux ou mucila-

(1) Willan admet six espèces de porrigo, savoir : le porrigo larvalis, le porrigo furfurans, le porrigo lupinosa, le porrigo scutulata, le porrigo decalvans et le porrigo favosa.

On voit que les espèces qui constituent le genre Porrigo des auteurs anglais sont loin de répondre à celles admises par l'illustre dermatologiste français. La première, le porrigo larvalis, figure dans les achores ; les troisième et quatrième constituent le genre suivant, etc.

gineux, aux boissons délayantes ou légèrement sudorifiques; ou bien aux amers, aux antiscorbutiques,
aux préparations sulfureuses, antimoniales, mercurielles, aux carbonates de potasse ou de soude, aux
laxatifs doux, aux exutoires. L'on recommandera un
régime plus ou moins sévère, une extrême propreté
et l'observation scrupuleuse de toutes les lois de
l'hygiène. Nous devons à MM. Mahon de ne plus
employer le moyen barbare, quoique souvent efficace,
de la calotte; du reste, on opposera à chaque complication les moyens appropriés.

TROISIÈME GENRE.

FAVUS. *Favus* (1).

Affection chronique, ayant le plus ordinairement
son siége au cuir chevelu, mais pouvant se manifester
sur d'autres parties du corps, et principalement caractérisée par le développement d'incrustations petites, jaunâtres, arrondies, très-adhérentes et déprimées en godet; ces incrustations sont en nombre

(1) Le nom de Favus, sous lequel on désigne la dermatose
qui nous occupe, lui a été donné à cause de l'analogie qui
existe entre la forme de son produit morbide et celle des alvéoles où les abeilles déposent leur miel : le mot Favus répond au Κηριον des Grecs.

variable, discrètes ou confluentes, et l'affection qu'elles caractérisent est constamment suivie de désordres locaux plus ou moins graves.

Causes. — Le favus, plus commun dans la jeunesse et l'âge adulte que dans les premiers temps de la vie, s'observe quelquefois même chez les vieillards.

L'on attribue généralement cette redoutable affection à toutes les causes capables d'altérer les fonctions cutanées : comme l'habitation d'un pays malsain et marécageux, le séjour habituel dans des lieux encombrés et ne renfermant qu'un air méphytique, une mauvaise alimentation, toutes les privations de la misère, une grande malpropreté, enfin, une disposition héréditaire.

Symptômes et marche. — Le favus se manifeste le plus souvent sans aucun symptôme précurseur, par le développement successif de petites incrustations jaunâtres dépassant à peine le niveau des téguments, et offrant généralement à leur centre une dépression en godet : ces incrustations font des progrès plus ou moins rapides et peuvent acquérir un diamètre de cinq ou six lignes ; bien que le cuir chevelu soit leur siége le plus ordinaire, on peut cependant les observer sur les tempes, le front, les sourcils, et, plus rarement, sur les épaules, le dos, les coudes et les avantbras ; elles peuvent être peu nombreuses et discrètes, ou en nombre considérable et plus ou moins confluentes : cette disposition est même la plus commune; elles forment alors, par leur réunion, de larges incrustations, et quelquefois une vaste calotte croûteuse qui couvre toute la tête, et par ses nombreuses alvéoles ressemble, jusqu'à un certain point, à l'intérieur d'une ruche à miel.

Les incrustations du favus n'affectent pas toujours la disposition que nous venons d'exposer : elles forment dans certains cas des anneaux plus ou moins réguliers dont le diamètre peut acquérir d'un pouce à un pouce et demi, et dont le centre est ordinairement traversé par un poil ; du reste, ces anneaux sont en nombre variable, peuvent se montrer isolés, se toucher par leurs bords, et parfois se confondre au point de ne plus former que des plaques croûteuses dans lesquelles il est souvent difficile de reconnaître la disposition annulaire.

Les anneaux du favus, ou les groupes irréguliers qui résultent de leur entrelacement, présentent rarement la dépression en godet que nous avons déjà signalée : ce phénomène nous paraît dépendre du rapprochement trop intime des incrustations primitives, qui peuvent ainsi se comprimer et se déformer mutuellement.

Les croûtes du favus sont d'abord jaunes et deviennent ensuite blanches ; leur portion superficielle se détache d'elle-même sous forme d'écaille, tandis que

leur portion profonde adhère fortement au cuir chevelu, et ne peut en être séparée sans faire couler le
sang avec plus ou moins d'abondance.

Des crevasses profondes se forment quelquefois au
milieu de ces croûtes et laissent suinter un liquide
purulent; elles exhalent une odeur de souris ou d'urine
de chat toujours très-prononcée, et causent une extrême démangeaison, souvent augmentée encore par
la production d'un grand nombre de poux.

Le favus est toujours accompagné d'une inflammation plus ou moins vive du cuir chevelu; celle-ci
peut être superficielle ou pénétrer jusqu'aux couches
profondes du derme; simple ou se compliquer de
gerçures et d'ulcérations de profondeur et d'étendue
variables : les parties du cuir chevelu nouvellement
débarrassées des incrustations faveuses présentent,
avec l'inflammation commune, une disposition mamelonnée tout-à-fait remarquable.

L'éruption faveuse détermine rarement un trouble
général de l'économie; ses complications les plus ordinaires sont l'engorgement des ganglions lymphatiques voisins, l'inflammation des cystes pilifères, l'altération ou même la destruction d'une partie des téguments, la formation d'abcès sous-cutanés, enfin
l'inflammation du périoste et des os du crâne : le
favus peut en outre coïncider avec l'altération d'un
organe interne plus ou moins important. Une alopécie

parfois générale et toujours étendue est la suite presque inévitable du favus. Cette redoutable affection
porte souvent aussi sa funeste influence sur les facultés
physiques et morales des individus qui en sont atteints
depuis long-temps.

La sécrétion faveuse s'effectue le plus ordinairement dans les follicules sébacés. Cette affection, abandonnée à elle-même, peut persister pendant plusieurs
années ; il arrive cependant quelquefois de la voir guérir beaucoup plus tôt par les seuls efforts de la nature.

Le favus ne peut être confondu avec aucune des
dermatoses qui précèdent lorsque ses incrustations
conservent la dépression en godet que nous avons signalée : il se distinguera toujours de la porrigine granulée par la disposition annulaire de ses groupes et
par leur mode d'extension.

Le favus est toujours une affection grave à cause
de sa longue durée. Le pronostic de cette dermatose
devient plus sérieux encore si elle existe chez un sujet
d'une constitution réfractaire, ou si elle se trouve liée
à la lésion d'organes importants.

Espèces. — M. le professeur Alibert admet deux
espèces de favus : 1° le favus commun ou alvéolaire ;
2° le favus scutiforme ou annulaire (1).

(1) Aux deux espèces du genre Favus répondent le porrigo scutulala, est le porrigo lupinosa des auteurs anglais.

Traitement. — Suivant que le favus est récent ou invétéré, l'on se contentera d'un bon régime, de boissons rafraîchissantes, de bains prolongés, tantôt amylacés ou gélatineux, tantôt sulfureux ou alcalins, de l'usage intérieur des crucifères et des eaux de Barèges.

Ou bien, après avoir fait tomber les croûtes à l'aide de cataplasmes émollients, on aura recours aux pommades de soude ou de carbonate de chaux, aux poudres de manganèse, de charbon de terre, de cinabre, incorporées dans de l'axonge; aux iodures de soufre et de plomb, aux pommades de goudron et de fleurs de zinc, rarement aux opiacés.

L'on pourra joindre à ces différentes préparations les cautères et les exutoires. L'on devra conseiller l'isolement des malades, malgré que le caractère contagieux du favus ne soit pas évidemment établi; enfin, chaque complication sera combattue par les moyens appropriés.

QUATRIÈME GENRE.

TRICHOMA (Alibert); Τριχωμα (1). *Plique des auteurs.*

Dermatose endémique, ayant le plus ordinairement son siége au cuir chevelu, et principalement caractérisée par l'exsudation plus ou moins abondante d'une matière visqueuse et gluante. Cet écoulement morbide est constamment accompagné d'un feutrage inextricable des cheveux ou des poils, auquel se joint souvent une altération évidente dans la texture de ces organes.

Causes. — Une constitution éminemment lymphatique, l'existence antérieure de la syphilis, de la scrofule ou du scorbut, paraissent favoriser le développement du trichoma.

L'on attribue généralement cette affection à l'habitation des lieux bas et humides, à l'usage d'eaux croupies et malsaines, à une mauvaise alimentation, à l'abus des alcooliques, à l'habitude de se tenir la tête enveloppée de bonnets de peaux ou de laine, et par-dessus tout à l'oubli des lois de l'hygiène et à la malpropreté.

(1) Τριχωμα signifie simplement cheveux, chevelure, et désigne ici l'affection vulgairement connue sous le nom de Plique (de πλεχειν, mêler, entortiller).

Symptômes et marche. — Le trichoma, souvent précédé d'un malaise général et d'un mouvement fébrile plus ou moins prononcé, s'annonce le plus ordinairement par de l'enchifrènement, une violente céphalalgie, et surtout par un sentiment de refroidissement du cuir chevelu. A ces phénomènes se joint bientôt un écoulement plus ou moins abondant d'une humeur viqueuse et gluante, d'une odeur de rance des plus désagréables, et quelquefois tout-à-fait sanguinolente. Cet écoulement est presque toujours suivi de la chute du mouvement fébrile et de la disparition de tous les symptômes généraux.

Les cheveux ne tardent pas à subir eux-mêmes l'influence du virus trichomatique : leurs bulbes s'enflamment ; leur vitalité, si obscure dans l'état normal, se manifeste souvent alors par une sensibilité des plus vives ; ils se cassent avec la plus grande facilité, leur accroissement devient plus rapide, et le fluide visqueux qui les baigne continuellement les tient agglutinés et leur imprime les dispositions les plus bizarres : ils présentent tantôt des mèches séparées plus ou moins longues et flexueuses (plique multiforme ou caput Medusæ des auteurs) ; ces mèches sont presque droites (plique en lanières), ou très-contournées (plique en vrille) ; tantôt elles sont réunies en une seule masse (plique solitaire ou à queue) ; et, selon que cette masse a la forme d'un

11.

fuseau, d'une faux ou d'une massue, la plique est dite fusiforme, falciforme, en massue ; enfin, les auteurs admettent encore une plique latérale simple ou double.

Le trichoma ne se montre pas uniquement au cuir chevelu : on l'observe encore sur les parties naturellement garnies de poils, comme au menton, à la région sternale, aux aisselles, au pubis ; il étend même quelquefois sa funeste influence jusque sur les ongles, dont il détermine le ramollissement et la déformation.

Le trichoma constitue, dans la plupart des cas, une affection purement locale. Les parties affectées sont constamment le siége d'une démangeaison très-vive qui rend plus insupportable encore le développement simultané d'un grand nombre de pous.

Les symptômes généraux attribués à l'inflammation trichomateuse paraissent le plus souvent dus à la coexistence d'une affection organique plus ou moins grave.

Le trichoma, commun surtout en Pologne et dans les pays où règnent la misère et la malpropreté, attaque cependant quelquefois des personnes riches et qui prennent de leur corps un soin tout particulier.

Cette affection dégoûtante, abandonnée à elle-même, paraît avoir une durée infinie ; sa guérison est toujours due au secours de l'art.

M. le professeur Alibert place le siége anatomique du trichoma dans les bulbes pilifères.

Cette dermatose ne peut être confondue avec aucune de celles qui précèdent.

Un examen attentif fera toujours distinguer l'entrelacement des cheveux qui lui est propre de celui que l'on peut observer dans la convalescence des affections graves, ou chez les sujets qui négligent l'usage du peigne.

Espèces.— M. le professeur Alibert n'admet que deux espèces : 1° le vrai trichoma ; 2° le faux trichoma.

Traitement. — L'on conseille la section des cheveux, la propreté, les bains de vapeur, des frictions sèches ou des onctions avec des pommades mercurielles et de fleur de zinc, l'application d'un exutoire. L'on secondera l'effet de ces moyens locaux par un vêtement convenable, un bon régime alimentaire et l'observation des autres préceptes de l'hygiène.

L'on devra, du reste, combattre chaque complication par les moyens appropriés.

QUATRIÈME GROUPE.

DERMATOSES DARTREUSES.

Le groupe des dermatoses dartreuses ne se distingue pas seulement par l'analogie frappante qui existe entre les différentes affections qui le constituent, mais encore par l'importance, par le grand nombre, par la longue durée, par le caractère si souvent rebelle de ces mêmes affections.

Ce groupe ne nous présente plus, comme le précédent, des maladies propres à l'enfance, résultats fréquents de l'aberration des sucs nutritifs, et que dans beaucoup de cas l'on peut regarder comme des dépurations salutaires.

Les dartres attaquent l'homme à toutes les époques de son existence, et sont constamment dues, lorsqu'elles ne tiennent pas à une disposition héréditaire, à l'oubli des lois de l'hygiène et à tous les écarts de la civilisation.

Les dartres ne sont pas, comme les teignes, bornées presque exclusivement à la classe indigente : elles se montrent aussi souvent peut-être dans les conditions aisées de la société.

Les dartres, comme l'indique le nom lui-même sous lequel on les désigne, sont des maladies qui rampent à la superficie du derme, pouvant n'occuper qu'une région peu étendue, ou bien envahir successivement toute la surface des téguments; souvent, aussi, on les voit disparaître et se reproduire alternativement sur un grand nombre de points.

L'apparition des dartres provoque rarement un trouble général de l'économie, et les phénomènes nerveux qui leur sont propres ont presque toujours le même siége que la maladie elle-même.

Les affections qui constituent ce groupe résument à elles seules tous les genres de sensations que l'inflammation est susceptible de déterminer.

Les produits morbides de l'inflammation dartreuse sont, dans l'ordre de leur importance : les pustules, les vésicules, les furfures, les squammes, les tubercules, les gerçures et les ulcérations.

L'inflammation dartreuse paraît avoir le plus ordinairement son siége dans le tissu réticulaire du derme : presque toujours bornée au tissu tégumentaire, elle paraît dans certains cas s'étendre jusqu'au système muqueux.

Lorsque le derme reste long-temps soumis à l'influence de l'inflammation dartreuse, il finit souvent par éprouver dans son organisation des altérations plus ou moins profondes.

Les dermatoses dartreuses ont presque toujours une longue durée, sont sujettes à de fréquentes et subites exacerbations, manifestent une extrême tendance à se reproduire, tourmentent souvent pendant la vie entière ceux qui en sont atteints, et peuvent enfin se transmettre par hérédité.

Mais nous devons ajouter, pour terminer ce tableau analytique, que si les dartres résistent souvent à toutes les ressources de la thérapeutique, ces affections ne compromettent presque jamais l'existence.

PREMIER GENRE.

HERPES (Alibert). Ἑρπής (1). *Psoriasis, Pityriasis,* Ἐκζεμα, *Lepra vulgaris* des Anglais.

L'herpes, ou dartre, est une affection éminemment chronique, souvent compatible avec l'exercice régulier des principales fonctions de l'économie, et principalement caractérisée par des furfurations et des

___

(1) Le mot ἑρπής, de ἑρπειν, ramper, convient parfaitement pour exprimer le phénomène de reptation offert dans leur marche par toutes les affections qu'il désigne ; les Grecs et les Romains attachaient au mot ἑρπης le même sens que M. le professeur Alibert : c'est donc à tort qu'un auteur anglais a voulu changer son acception en l'appliquant à plusieurs maladies du genre Olophlyctis (*V.* OLOPHLYCTIS).

desquamations épidermatiques : celles-ci peuvent être accompagnées d'une exhalation roriforme plus ou moins abondante, et s'effectuent tantôt sur toute la périphérie du derme, tantôt sur des surfaces limitées, et qui offrent une configuration plus ou moins régulière.

Causes. — L'herpes s'observe particulièrement dans la jeunesse, chez les personnes du sexe féminin, sur les sujets doués d'une peau fine et délicate, sur ceux qui ont éprouvé antérieurement des affections exanthémateuses.

L'on attribue généralement cette dermatose aux écarts de régime et surtout à l'abus des alcooliques, à l'action directe des corps irritants, à l'exercice de certaines professions, à l'action prolongée d'une vive chaleur, à la malpropreté, à une vie retirée et sédentaire, à la suppression d'une évacuation habituelle, aux émotions vives de l'âme, à l'hérédité, et souvent, enfin, à un état particulier et inconnu de l'économie.

Symptômes et marche. — La dartre se manifeste avec un certain nombre de caractères qu'il importe d'examiner séparément : c'est ainsi qu'elle peut être simplement caractérisée par un état de sécheresse et de rugosité dans les parties qu'elle occupe. A ces phénomènes que précède parfois une eczémation, le plus souvent légère et superficielle, se joint bientôt la formation de petites squammules blanchâtres, qui se détachent avec une extrême facilité sous la forme de molécules pulvérulentes analogues à celles de la farine (pityriasis de quelques auteurs) : cette furfuration est générale ou bornée à certaines régions, et prend dans quelques cas les caractères d'une véritable desquamation foliacée et lamelleuse ; les parties affectées peuvent offrir une coloration d'un brun jaunâtre, et sont ordinairement le siége d'une démangeaison plus ou moins vive.

La dartre peut aussi se développer sous la forme de petits points rouges ou rosés, au centre desquels on aperçoit, dès le principe, une légère écaille : ces points peuvent se montrer sur toutes les parties du corps, mais on les observe le plus souvent dans les régions où la peau est d'une texture dense et serrée, doublée de tissu aponévrotique, comme à la partie externe et postérieure des membres, aux coudes, aux genoux, au dos, au cuir chevelu, etc. ; enfin, l'éruption peut envahir toute la surface des téguments, ou se borner à certaines régions.

Les produits élémentaires de la dermatose qui nous occupe peuvent rester long-temps isolés et, pour ainsi dire, à l'état natif (psoriasis guttata, Bot.); mais ils forment le plus souvent, en se développant, des plaques rosées et légèrement proéminentes, recouvertes de squammes minces, nacrées, chatoyan-

tés et d'un blanc argentin, tantôt arrondies et disposées en cercles (lepra vulgaris, Bat.), tantôt
de forme variable et irrégulière.

Les cercles herpétiques circonscrivent ordinairement un space central où la peau se montre tout-à-
fait saine; mais ce phénomène peut tenir, soit à la
guérison de l'herpes dans le centre d'une plaque
orbiculaire, soit à la disposition primitive des produits
élémentaires.

Nous devons, du reste, noter ici que cette double
disposition s'observe très-souvent chez le même sujet,
et qu'il n'est pas rare de voir la même surface herpétique la présenter alternativement.

Les plaques de l'herpes ont des dimensions extrêmement variables; elles peuvent être limitées à un
petit espace, comme occuper toute l'étendue d'un
membre, et dans ce dernier cas leur largeur dépend
tantôt des progrès d'une plaque unique, tantôt de la
réunion d'un plus ou moins grand nombre de plaques.

La plaque dartreuse est couverte de squammes généralement minces et blanches qui se détachent avec
facilité, sous forme de furfur, et laissent à découvert
une surface constamment sèche et offrant une injection mamelonnée plus ou moins apparente ; dans quelques cas, les plaques de l'herpes simulent très-bien,
par la couleur et l'aspect fendillé de leurs squammes,
l'écorce de certains arbres.

Mais une longue durée finit par imprimer à cette forme de l'éruption dartreuse, des caractères encore plus tranchés : les squammes s'épaississent et deviennent quelquefois presque croûteuses ; on les voit se fendiller, et tantôt se détacher en écailles furfuracées, tantôt rester fortement adhérentes et tenir les membres enfermés dans une enveloppe solide et continue ; la peau sous-jacente est épaissie et rugueuse ; elle devient le siége d'une vive inflammation et se montre sillonnée par des gerçures plus ou moins profondes.

L'inflammation dartreuse peut encore se montrer avec des caractères différents de ceux que nous venons d'exposer : c'est ainsi que dans certains cas on la voit débuter par un suintement roriforme plus ou moins abondant ; ce fluide, quelquefois exhalé par les pores mêmes de l'épiderme, se trouve le plus souvent contenu dans de très-petites vésicules brillantes, généralement très-nombreuses, et dont le développement est accompagné d'une eczémation plus ou moins vive et superficielle.

Cette forme de l'herpes peut se montrer sur toute l'étendue du derme, ou se borner à certaines régions, comme la face, le cou, les avant-bras, le dos des mains et des doigts ; on la voit aussi siéger de préférence aux parties où abondent les follicules sébacés, où la perspiration cutanée est plus active et plus odorante, aux oreilles, aux aisselles, aux aines, au scrotum, au mamelon, à la vulve, à la partie supérieure des cuisses, à l'anus ; elle s'étend parfois jusqu'aux membranes muqueuses du vagin, du rectum et du pénis, enfin jusqu'à l'oreille externe et à la membrane pituitaire.

Cette éruption peut être accompagnée de douleurs plus ou moins vives, de chaleur, de cuisson, d'une démangeaison souvent insupportable.

Bientôt les vésicules se rompent, la cuticule enflammée se gerce dans tous les sens, et l'on voit s'écouler avec plus ou moins d'abondance un fluide séreux, lactescent ou séro-purulent ; cette humeur, d'une odeur aigre et nauséabonde, est pleine d'âcreté et irrite les parties voisines, qui deviennent rouges, rudes et gercées ; il ne tarde pas à se former des squammes tantôt d'un brun jaunâtre, laminées et même croûteuses ; tantôt d'un jaune plus prononcé, molles et offrant beaucoup d'analogie avec les croûtes de la mélitagre.

Dans quelques cas, cette forme de l'herpes est accompagnée de phénomènes inflammatoires encore plus prononcés : l'humeur exhalée est plus irritante, les squammes sont plus épaisses et plus humides, la peau elle-même est le siége d'une injection très-vive, et se trouve dans une région souvent étendue, colorée d'un rouge intense et uniforme (eczema rubrum, Bat.).

Outre les principales modifications que nous venons de signaler, la dartre peut encore en présenter d'autres dépendant, soit du siége qu'elle occupe, soit de la constitution du sujet affecté.

Les phénomènes concomitants de l'éruption dartreuse sont, le plus souvent, bornés aux surfaces malades : elle peut cependant être accompagnée de symptômes généraux plus ou moins graves, lorsqu'elle couvre une grande partie des téguments et qu'elle attaque des individus entourés de conditions hygiéniques défavorables.

La dartre suit presque toujours une marche chronique, et sa longue durée peut dépendre, soit de la persistance de l'éruption, soit de sa disparition et de son retour alternatifs ; dans beaucoup de cas elle tourmente pendant toute la vie ceux qui en sont atteints.

Les traces de l'éruption dartreuse se bornent ordinairement à une injection superficielle à laquelle se joint, dans beaucoup de cas, un état de sécheresse et de rugosité de la surface du derme.

Diagnostic. —L'herpes se distingue, 1° de la porrigine furfuracée, par l'état de sécheresse dans lequel se montrent constamment les parties affectées; 2° de l'érythème, par son inflammation toujours superficielle, légèrement proéminente, et ordinairement de peu d'étendue ; 3° de la miliaire, par la disposition de ses vésicules en groupes isolés dans l'intervalle desquels la peau reste tout-à-fait saine ; 4° par la confluence que présentent fréquemment ses vésicules ; 5° par leur courte durée ; par les excoriations suintantes et squammeuses qui leur succèdent promptement ; enfin, par son caractère chronique.

Pronostic. — L'éruption dartreuse compromet très-rarement l'existence, et paraît souvent compatible avec la santé.

Mais le dégoût qu'elle inspire généralement, bien qu'il soit le plus souvent impossible de lui reconnaître un caractère contagieux, joint à la longueur et aux difficultés de son traitement, en font une affection grave et que l'on ne doit jamais abandonner à elle-même.

Espèces et variétés. — M. le professeur Alibert admet deux espèces de dartre : 1° la dartre furfuracée ; 2° la dartre squammeuse. La première espèce comprend : 1° la dartre furfuracée volante ; 2° la dartre furfuracée arrondie.

La seconde espèce comprend : 1° la dartre squammeuse humide , 2° la dartre squammeuse scabioïde , 3° la dartre squammeuse orbiculaire , 4° la dartre squammeuse centrifuge ; 5° la dartre squammeuse lichénoïde (1).

Traitement. — L'on peut ranger en deux séries bien distinctes les différents moyens mis en usage

(1) Se reporter à la synonymie pour les espèces correspondantes des auteurs anglais.

12.

dans le traitement des dartres ; la première série comprend tout ce qui peut apaiser l'inflammation, comme : la saignée, les sangsues, les boissons délayantes, les topiques émollients ou opiacés, les bains simples, amylacés ou gélatineux, enfin une diète plus ou moins sévère.

La seconde série comprend tout ce qui peut exercer sur l'économie une action plus ou moins stimulante, comme : les sucs de plantes, les décoctions amères, les toniques, les astringents, les acides minéraux, les purgatifs, les diurétiques ; les bains sulfureux, alcalins, ceux de vapeur simple ou aromatique, enfin les préparations sulfureuses, mercurielles, antimoniales, arsenicales : ces dernières, auxquelles on joint parfois celles de nitrate d'argent et quelques autres aussi actives, sont d'un emploi dangereux et devraient être, sinon rejetées tout-à-fait de la thérapeutique, du moins réservées pour l'usage externe. Tous ces moyens, combinés de mille manières différentes, devront être secondés par l'observation rigoureuse des préceptes de l'hygiène.

DEUXIÈME GENRE.

VARUS (Alibert); *Varus* (1). *Acné et sycosis* (Bateman).

Affection chronique et principalement caractérisée par des taches ou par des pustules plus ou moins rouges et enflammées, plus ou moins profondément enchâssées dans l'épaisseur du derme, pouvant se développer sur toutes les parties du corps, mais le plus ordinairement bornées à la face : ces pustules reposent sur un noyau tuberculeux qui précède, accompagne, et souvent même suit leur développement; elles parviennent lentement à la suppuration, et laissent parfois après elles de petites cicatrices linéaires et blanchâtres.

Causes. — Le varus est surtout commun dans la jeunesse et l'âge adulte; l'époque de la puberté, un tempérament bilieux et lymphatique, une peau brune et huileuse, une barbe épaisse et fournie, paraissent favoriser son développement. Certaines formes du varus sont plus fréquentes chez la femme; d'au-

(1) Le nom de Varus paraît avoir été donné à la dermatose qui nous occupe, et dont la face est le siége le plus ordinaire, à cause des changements qu'elle imprime si fréquemment à la physionomie.

tres se montrent presque exclusivement chez l'homme.

L'on attribue généralement cette dermatose à tout ce qui peut porter sur la peau une irritation directe : comme la malpropreté, l'action d'un rasoir mal affilé, l'abus des cosmétiques, l'exposition fréquente à une vive chaleur, mais surtout aux écarts de régime, à l'abus des alcooliques, à une nourriture échauffante, aux excès vénériens ; ou bien à une continence trop absolue, à la masturbation, à une vie trop sédentaire, aux veilles prolongées, aux émotions vives de l'âme, à la suppression d'une évacuation habituelle, à un état particulier et inconnu de l'économie, quelquefois, enfin, à une disposition héréditaire.

Symptômes et marche. — Le varus survient le plus ordinairement sans aucun trouble de l'économie, et se manifeste souvent par de petits boutons durs, enflammés, d'un volume variable, discrets et disséminés sur le front, la face, les épaules, le tronc, et quelquefois sur d'autres parties du corps ; tantôt ces boutons forment de petites pustules superficielles qui se sèchent promptement en écailles furfuracées (acne simplex, Bat.) ; tantôt, plus volumineux, ils mûrissent avec lenteur et offrent un noyau central formé par l'inflammation d'un follicule sébacé (acne indurata, Bat.).

Dans ce dernier cas, le bouton du varus suit une marche progressive ; du quatrième au huitième jour seulement, son sommet purulent se ternit, s'ouvre et laisse échapper une humeur jaunâtre plus ou moins terne ; il en sort même souvent, à l'aide de la pression, un petit bourbillon formé, soit par le follicule lui-même, soit par une pseudo-membrane qui en a pris la forme, et qui présente un petit kyste contenant une matière sébacée. Le varus est presque toujours alors suivi d'une petite cicatrice indélébile : il peut encore laisser des squammes ou des croûtes généralement petites, minces, et plus ou moins persistantes.

Lorsque l'inflammation vareuse est bornée aux follicules sébifères, elle peut ne se manifester que par les effets d'une sécrétion plus active : l'humeur sébacée plus abondante se présente alors, soit sous la forme de petits corps blancs, cylindriques, souvent tout-à-fait noirs à leur sommet, et que l'on fait sortir par la pression du follicule où elle s'est concrétée (tannes) ; soit sous celle de squammes ou de croûtes brunes ou jaunâtres (varus comedo, Alibert). C'est presque toujours sur le nez et au front que le varus se présente avec ces derniers caractères.

L'on observe souvent chez les femmes et chez les individus qui abusent des alcooliques une autre forme de varus : ce sont des rougeurs généralement pustuleuses, disséminées ou plus ou moins rapprochées, qui envahissent le nez, les joues et le front, (varus gutta, rosea, Alibert); ces plaques peuvent être bornées à un petit espace, comme s'étendre jusqu'aux oreilles et au cou.

Tantôt les parties malades n'offrent qu'une coloration rosée plus ou moins vive, tout au plus accompagnée d'une légère desquamation furfuracée; tantôt cette eczémation de la peau est compliquée, soit d'aspérités dues à une inflammation plus vive et plus profonde, soit des pustules ou des diverses altérations des follicules sébacés dont il a déjà été question.

Outre ces phénomènes, l'on peut encore observer un engorgement plus ou moins considérable des tissus malades, l'inflammation des membranes muqueuses voisines, et, dans quelques cas, des symptômes de scorbut.

Mais de toutes les formes de l'éruption vareuse, la plus redoutable est, sans contredit, celle que l'on désigne sous le nom de *mentagre*, et qui attaque surtout les hommes pourvus d'une barbe épaisse et fournie. Les pustules qui la caractérisent sont généralement volumineuses, profondément enchâssées dans l'épaisseur du derme, souvent nombreuses et confluentes; leur sommet devient vésiculeux et purulent; leur base est circonscrite, dure, rouge et enflammée; la surface malade est le siége d'une vive démangeaison ou d'une cuisson fort douleureuse; aux pustules succèdent bientôt des croûtes épaisses, grisâtres, brunes ou verdâtres; la peau, fortement injectée, présente des aspérités nombreuses, et l'inflammation, parfois étendue jusqu'aux bulbes des poils, détermine leur chute, et laisse pour un temps plus ou moins long de larges places entièrement dénudées.

Le varus suit le plus souvent une marche chronique; cette dermatose se prolonge souvent plusieurs années et peut même durer toute la vie; elle est rarement accompagnée d'un mouvement fébrile et ses phénomènes se bornent presque toujours à ceux de l'éruption.

L'inflammation vareuse a son siége dans les couches du derme, et surtout dans les follicules sébacés.

De toutes les affections qui précèdent, le varus ne pourrait être confondu qu'avec quelques cas d'herpes; mais un examen attentif fera toujours éviter une semblable erreur.

Le pronostic du varus varie suivant l'âge et le tempérament du sujet, le degré d'intensité de la maladie, sa marche aiguë ou chronique, son état de simplicité ou de complication, sa nature accidentelle ou constitutionnelle.

Quelques faits porteraient à croire que le varus peut, dans certains cas, se transmettre par voie de contagion.

Espèces. — M. le professeur Alibert admet six espèces de varus : 1° le varus sébacé ou comédo ; 2° le varus miliaire ou frontal ; 3° le varus orgéolé ; 4° le varus disséminé ; 5° le varus goutte-rose ; 6° le varus mentagre (*Monographie des Dermatoses*) (1).

Traitement. — Suivant que le varus est aigu ou chronique, l'on conseillera les saignées locales ou générales, les boissons délayantes et laxatives, les topiques émollients, mucilagineux ou opiacés ; puis quelques préparations sulfureuses ou alcalines intérieurement et en lotions, les douches sulfureuses froides, les bains sulfureux alcalins ou de vapeur.

Mais dans le varus passé à l'état chronique, l'on pourra être forcé de recourir aux stimulants, aux astringents et même aux cathérétiques. A ces moyens externes, que l'on combinera de mille manières différentes, l'on pourra joindre l'usage intérieur des toniques et des sudorifiques, un régime plus ou moins succulent, etc.

L'on devra, du reste, s'attacher à remplir chaque indication particulière et opposer aux différentes complications les moyens appropriés.

(1) Bateman, sous le nom d'acné, admet quatre variétés, savoir : acné simplex, acné punctata, acné indurata, acné rosacea ou couperose, et le sycosis, qu'il décrit à part, et qui correspond au varus mentagra de M. Alibert.

TROISIÈME GENRE.

MÉLITAGRE (Alibert); *impetigo* (Wil. et Bat.). *Melitagra* (1),

Dartre survenant le plus ordinairement sans aucun trouble de l'économie, et principalement caractérisée par le développement de petites pustules dont le nombre et la disposition sont extrêmement variables; ces pustules laissent écouler un liquide séro-purulent qui, par sa concrétion rapide, donne lieu à la formation de croûtes jaunâtres et melliformes.

Causes. — La mélitagre se montre surtout au printemps et à l'automne; dans l'âge adulte, chez les femmes, chez les sujets doués d'une constitution bilieuse, lymphatique ou lymphatico-sanguine.

L'on attribue généralement cette dermatose à l'action directe des corps irritants, aux ardeurs du soleil, à une disposition particulière de l'économie, à l'hérédité; enfin cette affection peut être symptomatique d'une altération organique interne.

(1) Le nom de *Mélitagre* a été donné par **M.** Alibert à la dermatose qui nous occupe, parce que ses croûtes ressemblent parfaitement à une couche de miel desséché; c'est l'affection que quelques auteurs appellent *impetigo*, mot vague donné par les anciens à mille affections différentes, et dont le sens étymologique est loin de répondre à la marche habituelle de cette maladie.

Symptômes et marche. — La mélitagre survient dans la plupart des cas sans aucun phénomène précurseur ; quelquefois cependant elle peut être précédée d'un malaise général ; mais toujours elle se manifeste par des taches rouges, rugueuses, de forme et d'étendue variables, sur lesquelles on aperçoit bientôt un grand nombre de petites pustules aplaties, jaunâtres et à base enflammée.

Ces plaques mélitagreuses se développent sur la face, le cuir chevelu, le tronc et même sur les extrémités ; elles peuvent être bornées à une petite région ou couvrir tout un membre, et, dans quelques cas rares, envahir toute la surface des téguments ; elles peuvent affecter une forme régulière, ronde ou ovale (impetigo figurata, Bat.), comme exister sans aucune regularité (impetigo sparsa, Bat.).

Les pustules de la mélitagre, presque toujours disposées en groupes rapprochés, acquièrent tout au plus le volume d'un grain de millet, se rompent au bout de quelques jours, et laissent écouler un liquide séro-purulent qui, par sa concrétion, donne bientôt lieu à la formation de croûtes jaunâtres ou légèrement verdâtres, généralement humides, minces et molles.

Ces croûtes, que l'on a justement comparées à des couches de miel concret et au suc gommo-résineux de certaines plantes, ont une base plus ou moins vive et enflammée, et sont constamment le siège d'une forte démangeaison ou d'un sentiment d'ardeur et de cuisson plus ou moins pénible.

Les parties sous-jacentes continuent à sécréter l'humeur mélitagreuse, qui tantôt contribue à augmenter l'épaisseur des croûtes primitives, tantôt s'échappe au dehors et forme de nouvelles concrétions.

Les croûtes de la mélitagre ne présentent pas toujours les caractères que nous venons d'exposer ; ainsi, quand la dermatose existe depuis long-temps, ou qu'elle affecte des individus dont la constitution est détériorée par la syphilis, la scrofule ou le scorbut, elles sont souvent épaisses, fort adhérentes, d'un jaune verdâtre, brunes ou grisâtres, rugueuses, inégales et fendillées (impetigo scabida, Bat.).

Dans ce cas, les parties affectées sont le siége d'une exhalation abondante, et peuvent présenter de profondes excoriations et quelquefois même des ulcérations.

La mélitagre, le plus souvent bornée aux phénomènes de son éruption, peut cependant être compliquée d'un mouvement fébrile, d'un gonflement plus ou moins considérable des parties sur lesquelles elle repose, et, dans quelques cas, de l'engorgement des glandes lymphatiques voisines.

La durée de la mélitagre est très-variable : elle peut se terminer au bout de quatre ou six septenaires, comme aussi se prolonger plusieurs mois et même plusieurs années. Cette affection est très-sujette à des retours, tantôt irréguliers, tantôt périodiques.

La terminaison de la mélitagre s'annonce par la chute des croûtes, la suppression de l'exhalation morbide et le retour des téguments à l'état normal; le plus souvent cette dermatose ne laisse aucune trace de son existence.

La mélitagre se distingue du varus et du phlyzacia par l'agglomération, la petitesse et la courte durée de ses pustules; on peut dire, en général, que la marche de la mélitagre, jointe à la physionomie particulière qu'offre chacune de ses périodes, ne permet guère de la méconnaître.

Le pronostic de la mélitagre varie suivant son degré d'intensité, son étendue, son siége, sa marche aiguë ou chronique, son état de simplicité ou de complication.

Espèces. — M. le professeur Alibert n'admet que deux espèces : 1° la mélitagre aiguë; 2° la mélitagre chronique. Sous le nom d'impetigo, Batman admet les cinq variétés suivantes : 1° l'impetigo figurata; 2° l'impetigos parsa; 3° l'impetigo érysipelatodes; 4° l'impetigo scabida; 5° l'impetigo rodens. M. Gibert pense que l'on doit rapprocher du genre impetigo le porrigo larvalis de Willan.

Traitement. — Suivant que la mélitagre est aiguë ou chronique, l'on conseille : les saignées générales ou locales, les boissons délayantes, les topiques émollients et mucilagineux, les laxatifs, les bains simples ou amylacés, et plus tard les lotions et les bains de Baréges, les topiques résolutifs et quelques boissons dépuratives ;

Ou bien les tisanes amères, toniques ou sudorifiques, les préparations alcalines, antimoniales, mercurielles, les topiques dessiccatifs, les bains de mer, les douches de vapeur, les fumigations aromatiques, etc.

QUATRIÈME GENRE.

ESTHIOMÈNE (Alibert). Εςθιομενος (*Lupus*, Willan).

Affection éminemment chronique, ayant le plus ordinairement son siége au visage, et principalement caractérisée par le développement de tubercules larges, aplatis et d'un rouge obscur : ces tubercules, tantôt indolents, tantôt accompagnés d'une sensation plus ou moins pénible, finissent toujours par se convertir en ulcérations croûteuses et rougeâtres.

Causes. — L'esthiomène se montre surtout dans l'enfance et la jeunesse, chez les sujets scrofuleux, lymphatiques ou nés de parents dartreux ou cancéreux.

On attribue cette darmatose aux causes irritantes externes, à une disposition particulière de l'économie,

13.

mais surtout au vice scrofuleux : quelquefois cependant elle attaque des individus jouissant, en apparence, de la santé la plus robuste.

Symptômes et marche. — L'esthiomène, dont le nom lui-même indique la marche rongeante, se manifeste le plus ordinairement à la face, soit au lobule ou aux ailes du nez, soit à l'une des joues ou à la lèvre supérieure, sous la forme de tubercules aplatis, ovalaires, diffus, mal circonscrits et d'un rouge brun ou livide : ces tubercules peuvent être tout-à-fait indolents, ou le siége d'une démangeaison plus ou moins vive ; ils peuvent rester long-temps à l'état rudimentaire, ou bien faire des progrès assez rapides : quoi qu'il en soit, l'on finit toujours par les voir grossir, s'étendre, se confondre et s'ulcérer : ces ulcérations, d'abord superficielles, sont le siége d'un suintement ichoreux, et se couvrent bientôt de croûtes sèches assez adhérentes et diversement nuancées : la peau qui les environne s'injecte, se ramollit et se tuméfie.

Arrivé à ce point, l'esthiomène peut offrir dans sa marche plusieurs modifications importantes : tantôt l'ulcère, protégé par des croûtes brunes, jaunes ou verdâtres, reste long-temps stationnaire ; tantôt on le voit guérir dans le lieu qu'il occupait d'abord et s'étendre aux parties voisines ; tantôt, enfin, il fait de continuels progrès en surface et en profondeur : c'est ainsi qu'il peut envahir toute la face, détruire la peau, le tissu cellulaire, les muscles, les cartilages, ne s'arrêter qu'aux os et imprimer à la physionomie les plus hideuses déformations.

L'éruption tuberculeuse ne précède pas toujours l'ulcération de l'esthiomène : celle-ci peut être simplement annoncée par une rougeur circonscrite à la peau, qui s'amincit et s'use comme par les effets d'une véritable absorption.

L'esthiomène, surtout chez les sujets scrofuleux et lymphatiques, est quelquefois accompagné d'un boursouflement plus ou moins considérable des tissus qui l'environnent.

Dans l'ésthiomène la douleur est loin d'être toujours en rapport avec l'étendue de ses ravages : souvent même le malade n'éprouve que le sentiment pénible d'être un objet d'horreur pour tout ce qui l'approche : du reste cette redoutable affection présente dans ses symptômes, dans sa marche et dans ses degrés, mille variétés différentes.

L'esthiomène est toujours une affection de longue durée ; sa guérison ne peut s'obtenir qu'avec les secours de l'art, et sa terminaison la plus heureuse est souvent suivie de cicatrices difformes qui peuvent gêner plus ou moins l'action des organes.

L'esthiomène ne peut être confondu avec aucune des maladies qui précèdent.

Bien que cette dermatose compromette rarement

la santé générale, ses progrès redoutables quand on l'abandonne à elle-même, la résistance qu'elle oppose aux moyens thérapeutiques, la fréquence de ses récidives et les difformités qu'elle peut entraîner à sa suite, rendront toujours son pronostic très-fàcheux.

Espèces. — M. le professeur Alibert n'admet que deux espèces : 1° l'esthiomène térébrant ; 2° l'esthiomène ambulant ou serpigineux (1).

Traitement. — Les moyens employés contre l'esthiomène ont toujours pour but de modifier la vitalité des parties malades et de determiner une excitation salutaire : on a rarement recours aux antiphlogistiques : l'on conseille à l'intérieur les amers, les dépuratifs, les sudorifiques, les purgàtifs et quelquefois les préparations d'or ou d'arsenic.

Mais c'est aux topiques que l'on a le plus souvent recours : ils sont presque tous choisis dans la classe des excitants ou des cautiques: ainsi, l'on conseille l'application des pommades soufrées et iodurées, le styrax, l'émétiqué, les poudres d'euphorbe et de cantharides incorporées dans l'axonge, la poudre arsénicale de Dupuytren, le nitrate acide de mercure, le nitrate d'argent fondu, etc.

(1) M. Biett, sous le nom de lupus, distingue trois variétés : 1° le lupus qui détruit en surface ; 2° le lupus qui détruit en profondeur ; 3° le lupus qui s'accompagne d'hypertrophie.

CINQUIÈME GROUPE.

DERMATOSES CANCÉREUSES.

Les affections qui constituent le groupe des dermatoses cancéreuses se distinguent par l'obscurité de leur étiologie, par leur marche généralement lente et insidieuse, par les douleurs vives et variées qui les accompagnent dans le plus grand nombre des cas, par la désorganisation constante des parties qu'elles attaquent, par leur fâcheuse influence sur toute l'économie, par leur fréquente incurabilité et leur terminaison presque toujours funeste.

Ces redoutables maladies sont propres à l'âge mûr plus communes chez les femmes, et paraissent encore dues aux écarts de la civilisation : du reste, leurs causes premières sont des plus difficiles à assigner, et nous en sommes presque toujours réduits à observer et combattre leurs ravages.

Le cancer peut exister dans toutes les parties du corps, mais il se montre beaucoup plus souvent à la peau, surtout dans les points abondamment pourvus de filets nerveux et doués par conséquent d'une plus vive sensibilité.

L'inflammation cancéreuse suit une marche extrêmement variable : ordinairement lente et progressive, on la voit dans quelques cas s'étendre avec une effrayante rapidité : souvent aussi, à un état d'anxiété succède tout-à-coup un calme plus ou moins complet et parfois de longue durée : quoi qu'il en soit, les phénomènes qui l'accompagnent se montrent constamment avec un caractère *sui generis*, et ne peuvent jamais être confondus avec ceux d'une affection simplement inflammatoire.

M. Alibert regarde la gaîne celluleuse des nerfs comme le siége anatomique de l'inflammation cancéreuse.

Cette inflammation, outre les douleurs vives et variées qu'elle provoque si fréquemment dans les parties qu'elle affecte, détermine encore un certain nombre d'altérations morbides, qui sont, dans l'ordre de leur importance : 1° l'induration et ses différents degrés ; 2° l'affaissement ; 3° l'ulcération ; 4° la fonte putride.

Enfin, les dermatoses cancéreuses, contre lesquelles viennent si souvent échouer toutes les ressources de l'art, finissent toujours par être accompagnées d'une fièvre consomptive, d'abord intermittente, puis continue ; alors les forces des malades diminuent rapidement ; leur physionomie s'altère, et la mort ne tarde pas à mettre un terme à leurs longues souffrances.

PREMIER GENRE.

CARCINE (Alibert). Καρκινος (1).

Dermatose chronique non contagieuse, se montrant habituellement dans les parties les plus sensibles de la peau, et principalement caractérisée par des taches ou des tumeurs de forme et de couleur variables : ces productions morbides, d'abord indolores, s'accompagnent bientôt d'une démangeaison plus ou moins vive, et finissent presque toujours par devenir le siége de douleurs lancinantes que suivent souvent l'ulcération et la dégénérescence des parties malades.

Causes. — Le sexe féminin, l'âge mûr, l'époque de la cessation des règles, un tempérament nerveux ou lymphatique, certaines professions, comme celles de gaveurs et de ramoneurs, paraissent favoriser le développement de la carcine.

(1) Καρκινος désigne en grec un crabe ou écrevisse de mer. Ce nom a été donné à la maladie qui nous occupe, soit à cause de la ressemblance qu'elle offre dans certain cas avec le crabe ; soit parce que ses ulcères sont phagédéniques et que les tissus paraissent détruits et comme dévorés successivement ; soit enfin à cause du caractère presque constant de la douleur qui l'accompagne.

On attribue cette dermatose aux coups et violences extérieures, à l'action habituelle d'une cause irritante, à une habitation insalubre, au passage d'un climat sec et chaud à un climat froid et humide, à une nourriture malsaine ou insuffisante, aux travaux excessifs, aux peines et chagrins domestiques, à une disposition héréditaire, souvent à un état particulier et inconnu de l'économie.

Symptômes et marche. — La carcine se manifeste le plus ordinairement par un bouton rouge et dur (carcine tuberculeuse). Petit d'abord, ce bouton augmente peu à peu, et devient le siége d'une vive démangeaison à laquelle succède bientôt un prurit insupportable. Maintenue dans cet état à l'abri de toute irritation, la carcine pourrait rester long-temps stationnaire : mais, irrésistiblement écorché par les ongles du malade, le bouton qui la caractérise voit son sommet se couronner d'une petite croûte noirâtre qui, bientôt enlevée elle-même, laisse d'abord à nu une simple gerçure qui se change ensuite en un petit ulcère à bords élevés et à fond grisâtre.

Plus tard, lorsque le mal a fait des progrès, l'ulcère s'entoure d'un cercle violacé où s'aperçoivent des veines variqueuses, et laisse suinter une suppuration ichoreuse ou fétide. Sous cette forme, la carcine (vulgairement appelée *Noli me tangere*) tend à s'agrandir sans cesse, rongeant et détruisant les tissus dans tous les sens : c'est aux lèvres, au nez ou sur toute autre partie du visage qu'elle se montre le plus fréquemment.

Dans d'autres cas, la carcine débute par une tache noirâtre (carcine mélanée) qui ne tarde pas à présenter des granulations que l'on a comparées au fruit du mûrier : bientôt il s'y développe des tubercules qui perdent peu à peu leur couleur noire primitive et finissent par présenter tous les signes du cancer. Sous cette forme, la carcine a une fâcheuse tendance à repulluler après son extirpation.

La carcine peut aussi se montrer sur le scrotum sous la forme d'un poireau ordinairement solitaire, comme cela se voit souvent en Angleterre chez les ramoneurs (carcine verruqueuse ou poireau de la suie).

Dans la carcine dite éburnée, c'est le tissu cellulaire sous-cutané qui s'engorge, se durcit et finit par acquérir, ainsi que la peau qui le recouvre, la dureté de l'ivoire.

La carcine peut enfin être caractérisée, à son début, par une tumeur à surface douce, molle, inégale, et donnant souvent au toucher la fausse sensation d'un liquide (carcine médullaire).

On ne doit pas confondre cette affection avec le *fongus hematodes*, ou tumeur *fongueuse sanguine*,

14

dont la conversion en cancer n'est le plus souvent qu'accidentelle.

La carcine est toujours une maladie de longue durée, et a le plus souvent, lorsqu'on l'abandonne à elle-même, une terminaison funeste.

Les douleurs lancinantes qui l'accompagnent constamment et l'aspect tout particulier de ses ulcérations rendent son diagnostic facile.

On la distinguera toujours des tubercules syphilitiques qui se développent parfois autour des ailes du nez, par la teinte rouge de cuivre qu'offrent ces derniers; par leur développement en général plus rapide et exempt de douleurs lancinantes, enfin par la circonstance commémorative d'une affection antérieure.

On la distinguera de l'esthiomène par l'absence des croûtes qui accompagnent constamment cette dernière affection.

Le bouton chancreux ne sera jamais confondu avec le simple varus, toujours exempt de prurit et de douleur.

M. Alibert place le siége de la carcine dans l'enveloppe celluleuse des nerfs cutanés.

Ce professeur admet six espèces de carcine : 1° la carcine tuberculeuse; 2° la carcine verruqueuse; 3° la carcine mélanée; 4° la carcine éburnée ; 5° la carcine globuleuse ; 6° la carcine médullaire (*Monographie des Dermatoses*).

Traitement. — L'on a préconisé contre la carcine une foule de médicaments dont l'abondance même est une preuve de leur peu d'efficacité : l'on a essayé sans succès des substances tirées de tous les règnes, telles que le mercure, l'iode, l'arséniate de fer, vanté par les Anglais, les divers narcotiques, etc.

L'opium seul réussit à titre de palliatif pour calmer les douleurs : l'unique moyen efficace est l'ablation totale de la partie malade par le feu ou les caustiques.

DEUXIÈME GENRE.

KÉLOÏDE (Alibert). *Kelis* (1).

Dermatose non contagieuse, caractérisée par une excroissance ordinairement solitaire, tantôt carrée ou ovale, tantôt allongée et cylindrique, dure et rénitente au toucher, offrant parfois des prolongements semblables à des racines ou aux pattes d'un crabe.

C'est M. le professeur Alibert qui, le premier, a fait connaître cette singulière altération de la peau.

(1) Le mot kéloïde vient du grec κηλις, qui signifie tache, ulcère, cicatrice, difformité, et non, comme le prétendent certains auteurs, de χελυς, tortue, ou de χηλη, pince d'écrevisse.

Causes. — Inconnues jusqu'ici, on sait seulement que la kéloïde attaque de préférence les individus lymphatiques et surtout les femmes.

Symptômes et marche. — La kéloïde, dont le siége le plus ordinaire est au tronc, surtout à la poitrine, quelquefois aux membres, mais rarement à la face, se manifeste sous la forme d'un petit tubercule presque toujours solitaire, qui augmente graduellement de volume, et s'allonge en jetant des racines ou prolongements dans les parties voisines de la peau.

Autour de ces excroissances on voit bientôt se développer une série de petits vaisseaux sanguins, comparés par M. Alibert à ces lignes rougeâtres que l'on aperçoit sur la rhubarbe de Chine.

Ces tumeurs, surtout pendant la nuit et lors des variations atmosphériques, deviennent le siége de picotements, de démangeaisons plus ou moins vives, d'un sentiment de chaleur incommode, et parfois des véritables douleurs lancinantes de la carcine; tandis que dans quelques cas les malades ne se plaignent que d'un léger sentiment de tension dans la partie affectée.

La kéloïde marche généralement avec beaucoup de lenteur ; elle peut même rester des années entières sans faire aucun progrès. Bien qu'elle se guérisse rarement d'elle-même, la science possède cependant plusieurs faits où le mal, après s'être amendé graduellement, a fini par disparaître, ne laissant après lui qu'une cicatrice blanche et ridée.

Le pronostic de la kéloïde offre peu de gravité ; elle ne tend pas à s'ulcérer et ne compromet jamais la vie du malade.

Ces deux caractères suffisent pour la distinguer de la carcine, et même l'éloigner de cette dermatose, si sa résistance à toute espèce de traitement, et sa tendance continuelle à repulluler après l'opération, ne venaient justifier la place que lui assigne M. Alibert.

On ne pourrait confondre la kéloïde qu'avec ces cicatrices allongées ou cylindriques (fausse kéloïde), suites fréquentes, soit d'une brûlure profonde, soit d'ulcérations strumeuses ou syphilitiques ; mais l'absence de douleurs dans ces dernières, et l'existence des affections antérieures, empêcheront toujours de commettre une telle erreur.

M. le professeur Alibert met le siége de la kéloïde dans la partie cellulo-nerveuse des téguments, et admet deux espèces : 1° la kéloïde vraie (kelis genuina) ; 2° la fausse kéloïde (kelis spuria). Mais cette dernière, n'étant qu'un mode de terminaison d'une maladie de la peau, doit, selon nous, être rejetée du cadre dermatologique.

Traitement. — Encore inconnu : seulement, on doit s'abstenir de tout topique irritant dont l'application répétée pourrait amener une fâcheuse dégénérescence.

L'extirpation et la cautérisation ont toujours été sans succès, le mal répullulant constamment ; les fondants et les narcotiques ne produisent qu'une amélioration momentanée.

SIXIÈME GROUPE.

DERMATOSES LÉPREUSES.

Ce groupe se rapproche du précédent par plusieurs points d'analogie ; les affections qui le composent revêtent le même caractère de chronicité et d'incurabilité ; mais leurs ravages sont encore plus considérables ; elles envahissent une grande partie des téguments, attaquent à la fois plusieurs tissus, les déforment et les dégradent ; le mal, à cause de son étendue, ne peut être extirpé par le fer , et une fois acharné sur sa victime, il ne la quitte qu'à la mort ; et, chose remarquable, pendant que la peau subit mille altérations, que le malade devient méconnaissable, les fonctions intérieures se font généralement bien ; le malheureux frappé de la lèpre peut en suivre pas à pas les progrès, en observer toutes les nuances, et assister, pour ainsi dire, à son agonie.

« Il semble, en effet, dit un écrivain moderne, » que ce mal horrible en veuille moins à l'existence » de l'homme qu'à ses formes, et qu'il fasse plutôt » consister son triomphe à dégrader qu'à détruire. »

Les dermatoses lépreuses ont encore d'autres airs

de famille : la plupart sont originaires des pays chauds, et c'est surtout là qu'on les retrouve encore aujourd'hui ; il fut pourtant une époque où elles sévirent dans toute l'Europe avec une extrême violence ; mais la civilisation et avec elle l'aisance et les progrès de l'hygiène les ont fait presque entièrement disparaître.

Les dermatologistes sont généralement d'accord sur l'hérédité de la lèpre ; mais il n'en est pas de même pour son caractère contagieux. La contagion, admise dans toute l'antiquité, et encore aujourd'hui dans la plupart des pays où la lèpre règne d'une manière endémique, trouve de sérieuses objections dans les courageuses expériences du docteur Pariset et dans l'innocuité des rapports qui ont constamment existé entre les lépreux de l'hôpital Saint-Louis et les autres malades.

Les altérations pathologiques constituent un second point d'analogie bien frappant entre les dermatoses lépreuses et celles du groupe précédent : ce sont également des indurations, des ulcérations, des fontes putrides ; mais il y a cette grande différence qu'ici la maladie poursuit ses ravages dans le silence et n'est jamais accompagnée des douleurs atroces du cancer.

La lèpre attaque tous les âges et tous les sexes ; l'on cite bien comme prédisposant à cette redoutable affection, l'habitation d'un climat chaud et humide, une mauvaise nourriture, la misère et la malpropreté ; mais son étiologie n'en est pas moins, la plupart du temps, très-obscure, et l'on ne peut s'étonner de l'horreur qu'inspire au vulgaire les malheureux qui en sont atteints, si l'on se rappelle leur état de dégradation physique, et l'inutilité de tous les moyens employés jusqu'ici pour les guérir.

PREMIER GENRE.

LEUCE (Alibert); λευκη ; *Lèpre blanche*, *Lèpre des juifs* (1).

M. Dezesmeris, dans une savante dissertation sur la lèpre (*Dict. de Méd.*, 25 vol., 2° édit., tom. XI, p. 262), a prouvé que la lèpre des Juifs n'était autre chose que la leuce. Les signes caractéristiques de cette affection, donnés par Moïse, sont les suivants :

« Spontanément ou à la suite de plaies, apparition de taches sur la peau ou de quelque chose de luisant, couleur blanche des poils et dépression de la peau à l'endroit des taches, contagion de la maladie par le contact médiat ou immédiat. »

(1) Nous avons eu l'occasion d'observer toutes les phases de cette singulière affection pendant notre séjour à l'hôpital Saint-Louis, et nous empruntons à notre observation, recueillie jour par jour, les principaux traits de notre description.

Dermatose caractérisée par des taches, tantôt blanchâtres ou d'un gris cendré, tantôt jaunâtres ou d'un vert glauque, irrégulièrement arrondies, insensibles, déprimées à leur centre et entourées d'une aréole inflammatoire.

Quelquefois ces taches sont formées d'une série de raies orbiculaires et constituent alors de véritables cercles concentriques. (Alibert.)

Causes. On cite avant tout l'hérédité, puis l'influence d'un climat insalubre, une nourriture grossière; on sait que Moïse avait défendu à son peuple l'usage du porc et d'autres animaux à chair indigeste. Du reste, étiologie le plus souvent très-obscure.

Symptômes et marche. — La leuce, autrefois endémique chez certains peuples, est très-rare de nos jours. La malade qui nous l'a présentée au pavillon Gabriel était brune, jeune et d'une forte constitution; les plaques lépreuses ont toujours suivi chez elle le même mode de développement : un sentiment de chaleur et de cuisson plus ou moins vif se faisait sentir quelque temps avant l'éruption dans la partie qui allait en être le siége ; on y apercevait en même temps une légère injection ; celle-ci était de courte durée ; bientôt la peau affectée prenait une teinte soit jaunâtre, soit cendrée, et plus souvent d'un vert glauque. La douleur y devenait plus aiguë et prenait le caractère de la brûlure, et au bout de quelques heures toute la portion colorée s'abaissait au-dessous des téguments et perdait presque aussitôt toute sensibilité; on eût dit une escharre produite par l'application d'un fer incandescent; l'étendue des plaques variait depuis la largeur d'une pièce de vingt sous jusqu'à celle d'une pièce de six francs et même au-delà ; les bords en étaient taillés à pic, et une inflammation éliminatoire venait, au bout d'un temps variable, les entourer d'un cercle rouge et étroit ; la plaque lépreuse devenait alors un corps étranger dont la nature cherchait à débarrasser l'économie par ses moyens ordinaires, l'inflammation expultrice des parties voisines.

Chez cette malade, toutes les plaques lépreuses ont été successivement chassées par la suppuration et remplacées par des cicatrices fermes et blanchâtres. À son entrée à l'hôpital, elle portait déjà un certain nombre de ces cicatrices qui indiquaient les ravages antérieurs de la leuce; ainsi, chez elle, la maladie était redoutable surtout par la fréquence de ses retours; nous l'avons vue cependant se montrer presque simultanément à la poitrine, au ventre et aux cuisses; ces éruptions nombreuses mirent ses jours dans le plus grand danger, et, parmi les accidents généraux qu'elles déterminèrent, nous vîmes constamment prédominer ceux des affections typhoïdes.

Si l'on tient compte, 1° de la nature de notre climat, si différent de ceux ou règne habituellement la leuce;

2° de l'âge et de la forte constitution de la malade, on s'expliquera facilement pourquoi nous ne signalons pas ici les plaques dures, plissées, racornies et persistantes que présente si souvent cette redoutable dermatose.

Outre cette forme nommée leuce vulgaire ou blanche (leuca vulgaris vel alba), M. Alibert en distingue une autre, la leuce à raies ou thyrienne (leuca radiata vel tyria), dont les taches sont formées par un grand nombre de raies concentriques et très-rapprochées, parfois dures et écailleuses, et offrant dans quelques cas les configurations les plus singulières.

La leuce ne peut être confondue avec aucune autre dermatose.

M. Alibert regarde son pronostic comme très-grave ; il ajoute qu'on aurait tort de se laisser imposer par l'aspect étrange et insolite de ses premières taches, et qu'elle finit toujours par entraîner la mort du malade après de longues souffrances.

Traitement. — Inconnu jusqu'ici ; l'on doit se borner aux palliatifs et aux soins de l'hygiène.

DEUXIÈME GENRE.

SPILOPLAXIE (Alibert) ; *Malum mortuum des auteurs.*
Σπιλοπλαξ (1).

M. le professeur Alibert désigne sous ce nom une dermatose non contagieuse, caractérisée par des croûtes tuberculeuses, inégales, couvertes d'aspérités, séparées par des sillons et des gerçures plus ou moins profondes : ces croûtes peuvent se montrer à la fois sur plusieurs parties du tégument, forment par leur réunion des plaques larges et épaisses, et laissent après elles des cicatrices indélébiles.

Causes. — On cite la misère, la malpropreté, une habitation humide, une alimentation mauvaise ou insuffisante, les longs chagrins, la suppression d'une évacuation habituelle, la rétrocession d'un exanthême ; souvent une disposition héréditaire ; plus souvent encore, un état particulier et tout-à-fait inconnu de l'économie.

Symptômes et marche. — La spiloplaxie se montre ordinairement sous forme de pustules larges, tuberculeuses, épaisses, tantôt d'un brun rougeâtre, tan-

(1) Le mot spiloplaxie vient de deux mots grecs, σπιλος, taches, et πλαξ, qui signifie croûte.

15

tôt noirâtres ou d'une couleur comme plombée : parfois on les prendrait pour des furoncles commençants : la peau qui les supporte peut être injectée, et alors les tubercules lépreux sont entourés d'une aréole livide ou violacée : elle peut encore être le siége d'un engorgement cellulaire assez prononcé : quoi qu'il en soit, sa sensibilité, loin d'être exaltée, devient de plus en plus obtuse, et l'on pourrait, d'après Vigo, scarifier certaines parties du corps sans y provoquer la moindre douleur.

Ces tubercules se montrent ordinairement aux jambes, aux cuisses, au ventre, aux épaules, aux articulations : leur développement se fait avec lenteur, et ce n'est qu'après qu'ils ont acquis un certain volume que l'on voit suinter de leur centre une humeur visqueuse, d'un jaune verdâtre, laquelle donne, en se desséchant, naissance aux plus bizarres concrétions.

Ces plaques sont épaisses, inégales, traversées par des sillons plus ou moins profonds, au fond desquels la peau montre parfois une certaine exaltation de la sensibilité.

M. Alibert cite l'observation d'une malheureuse femme atteinte de spiloplaxie et dont les croûtes offraient au-dessous d'elles, et dans leurs intervalles, une énorme quantité de pous.

Lorsque ces croûtes sont détachées à l'aide d'applications émollientes, ou qu'elles tombent d'elles-mêmes après un laps de temps souvent très-considérable, la partie des téguments qui les supporte présente différents aspects : ainsi, chez une autre malade également citée par M. Alibert, elle était d'un rouge amaranthe, mais beaucoup plus foncé sur les bords, élevés en forme de bourrelet : cette disposition de la peau donnait à certaines croûtes la forme d'un godet.

Sur chaque sourcil existaient deux cristallisations pyramidales, dont la chute laissait à nu deux mamelons charnus de la grosseur et de la forme d'un pois : ailleurs, les croûtes affectaient une forme allongée ; mais partout leur chute était bientôt suivie de la reproduction de nouvelles croûtes absolument semblables.

La spiloplaxie se montre dans certains cas avec des caractères différents de ceux que nous venons d'exposer : le développement des tubercules est précédé de taches livides ou rougeâtres ; les croûtes qui leur succèdent sont d'une couleur jaune-cendré ; les unes sont comme enchâssées dans le derme, tandis que d'autres paraissent recouvrir des excroissances ou mamelons charnus.

Ces croûtes, en se desséchant, noircissent parfois comme des charbons (spiloplaxie scorbutique) ; à leur chute spontanée ou provoquée par des topiques émollients, la peau qui les supportait paraît déprimée, dure, lisse, d'un rouge livide, et comme ayant été soumise à une ustion profonde ; M. Alibert assure que ces cicatrices sont indélébiles.

Sous cette forme, la spiloplaxie affecte souvent dans ses croûtes une disposition symétrique : on les voit soit embrasser le cou en forme de collier avec un appendice croûteux qui se prolonge jusqu'au sternum, comme une croix de saint André ; soit environner circulairement les carpes, les métacarpes, les tarses, les métatarses. (Alibert.)

Enfin, la spiloplaxie peut débuter par une ou plusieurs plaques de couleur un peu moins vive que celle des parties voisines, sans élévation ni dépression des téguments : l'épiderme qui les recouvre paraît luisant et ridé (spiloplaxie indienne).

C'est aux pieds et aux mains qu'on les observe le plus ordinairement ; la peau malade perd par degrés toute sa sensibilité, et n'est plus le siége d'aucun travail de sécrétion.

Les plaques lépreuses s'étendent peu à peu, envahissent la peau des jambes, des bras, et finissent par occuper toute la surface des téguments ; du reste, le lépreux n'éprouve aucune douleur, et ne reconnaît son état qu'aux progrès de son inertie et de son insensibilité.

Ses membres s'engourdissent, s'engorgent, prennent un aspect luisant et ont beaucoup de peine à se mouvoir ; puis, la peau durcit et se fendille, surtout à la plante des pieds et à la paume des mains ; ailleurs, elle se couvre d'une substance furfuracée ; les ongles se renversent et finissent par se détruire ; alors, il se manifeste des ulcérations, soit à la partie intérieure des doigts et des orteils, soit sous l'articulation calcanéo-cuboïdienne : une sanie fétide s'écoule des surfaces ulcérées ; l'ulcération gagne en largeur et en profondeur ; aucun tissu n'est épargné ; les articulations perdent leurs ligaments, et ce n'est souvent qu'après qu'une main ou un pied, quelquefois même une jambe ou un bras, s'est séparé du corps, qu'on voit la plaie se cicatriser, et le mal se porter sur une autre articulation, où les mêmes ravages se produisent et où la perte d'un nouveau membre devient, suivant l'énergique expression de M. Alibert, comme un trophée de la marche progressive de la mort.

À ces altérations si variées et si effrayantes, se joignent toujours des symptômes généraux d'autant plus alarmants que la maladie a fait plus de progrès.

Dans le début, les malades ne se plaignent que d'une grande faiblesse et d'un abattement extrême.

D'autres présentent surtout des accidents nerveux, parmi lesquels nous devons noter un état singulier de vacillation continuelle (spiloplaxie scorbutique) ; mais avec les progrès de la lèpre se manifeste toute la série des symptômes caractéristiques des affections thyphoïdes, auxquels les malades finissent toujours par succomber.

La spiloplaxie ne peut être confondue avec aucune autre dermatose : cette affection très-rare de nos jours, grâce aux progrès de l'hygiène, existe encore cependant, d'après M. Alibert, dans quelques-uns de nos départements du Midi.

Le pronostic de cette dermatose est des plus graves, puisqu'elle entraîne presque toujours la mort de celui qui en est atteint.

Nous n'avons sur cette maladie aucune donnée d'anatomie pathologique.

M. Alibert, à qui nous en devons la description, admet trois espèces de spiloplaxie : 1° la spiloplaxie vulgaire, ou mal-mort; 2° la spiloplaxie scorbutique; 3° la spiloplaxie indienne. (*Monographie des Dermatoses.*)

Traitement.—L'on a rarement occasion de recourir aux antiphlogistiques : l'on conseille les ferrugineux, les amers, et surtout le quinquina; le calomel est préconisé par les Anglais : à l'extérieur, on emploie les bains alcalins et sulfureux, les douches, les cautérisations avec le nitrate d'argent : l'on doit à tous ces moyens joindre un régime fortifiant (Ambroise Paré prétendait guérir les lépreux par la castration); mais nous devons avouer que la maladie, lorsqu'elle est arrivée à une certaine période, a le plus souvent résisté à toutes les ressources de l'art.

TROISIÈME GENRE.

ÉLÉPHANTIASIS. *Lèpre tuberculeuse des modernes* (1).

Dermatose réputée non contagieuse, et principalement caractérisée par le développement de taches circulaires de couleur brune ou lividescente, accompagnées ou non du gonflement des tissus sous-jacents, et bientôt surmontées de tubercules extrêmement variables pour le volume, le nombre et la disposition.

Ces productions morbides, dont le siége le plus ordinaire est au visage et sur les articulations, déforment constamment les parties qu'elles affectent, affaiblissent, et souvent même détruisent complétement leur sensibilité, et quelquefois, cependant, se montrent escortées des phénomènes de l'irritation.

Causes. — L'on cite la malpropreté, une mauvaise

(1) On a donné le nom d'éléphantiasis (ελεφας, éléphants) à la dermatose qui nous occupe, soit à cause de la ressemblance qui existe entre les téguments des individus qui en sont atteints et la peau rude et âpre de l'éléphant, soit à cause de sa longue durée et de l'énormité des désordres qu'elle entraîne : c'est pour de semblables motifs qu'on l'a aussi appelée Léontiasis, Satyriasis, etc.

nourriture, l'usage habituel de poissons salés ou fumés, de la chair de porc, l'impression de l'air froid lorsque le corps est en transpiration, l'influence d'un climat chaud et humide, tout obstacle à la circulation veineuse ou lymphatique, l'action prolongée sur la peau de toutes les causes irritantes, l'hérédité, des chagrins profonds et de longue durée; enfin une disposition inconnue de l'économie.

Symptômes et marche. —L'éléphantiasis, quelquefois précédé d'un état de langueur morale et physique, ou d'un mouvement fébrile plus ou moins prononcé, débute ordinairement par des taches, tantôt jaunes ou brunes, tantôt blanches ou rougeâtres, offrant, pour la plupart, une dépression centrale et caractéristique.

Ces taches se manifestent au visage, sur les membres, surtout au voisinage des articulations; elles peuvent rester long-temps stationnaires, mais alors même elles résistent à tous les traitements, et sont souvent frappées d'engourdissement et d'insensibilité.

Dans le plus grand nombre de cas, elles s'étendent, deviennent épaisses et rugueuses; elles prennent une teinte cuivrée ou verdâtre, quelquefois presque noire; les parties qu'elles occupent sont luisantes et déformées. Ces déformations varient suivant le siége de l'affection; quand elles s'attaquent au visage, ce sont les traits qui deviennent hideux et repoussants;

quand elle sévit principalement aux extrémités, ce sont les mains et les pieds, les doigts et les orteils qui deviennent énormes, mous au toucher, incapables de remplir leurs fonctions; la diminution, et, souvent même, l'abolition complète de la sensibilité dans toutes ces parties, viennent encore ajouter à la gêne du malheureux malade.

Mais parvenu à ce degré, l'éléphantiasis s'accompagne déjà de symptômes généraux, ce sont : un embarras plus ou moins marqué de la respiration, une haleine fétide et repoussante, l'excoriation des muqueuses du nez et de la bouche, le développement d'éruptions miliaires sur ces membranes, leur irritation catarrhale et par suite une augmentation notable dans leurs sécrétions, la dilatation variqueuse des veines, la chute des cheveux et des poils (ce dernier phénomène est loin cependant d'être constant); des fuliginosités noires et fétides sur les dents, le trouble de la vue, l'abolition de l'odorat.

Le moral du lépreux prend une teinte sombre et mélancolique; cette dernière disposition l'engage à vivre, autant que possible, loin de ses semblables; mais elle ne va jamais, dit-on, jusqu'à lui faire désirer la mort.

Cet état, déjà si affligeant, n'est cependant pas le dernier terme de l'éléphantiasis : ses nouveaux progrès sont annoncés par l'exaspération des symptômes généraux et le développement de tubercules sur les plaques lépreuses ; ces tubercules viennent au nez, aux paupières, au front, aux lèvres, aux oreilles, aux parties génitales, aux extrémités, s'étendent parfois jusqu'à la voûte palatine et même jusqu'aux muqueuses pharyngée et laryngienne : de là, ce timbre particulier de la voix, déjà signalé par saint Luc.

Les tubercules lépreux varient pour le nombre et la disposition ; leur volume peut égaler celui d'un œuf de poule ; leur développement se fait généralement avec beaucoup de lenteur ; ils impriment aux parties qui les supportent les plus horribles déformations : de là, les noms d'éléphantiasis, de léontiasis, de satyriasis. (Quelques auteurs affirment que cette dernière dénomination vient plutôt de l'état habituel d'érotisme dans lequel se trouvent le plus grand nombre de lépreux.)

Les tubercules de l'éléphantiasis, après avoir acquis un certain développement, tantôt se durcissent et deviennent comme éburnés, tantôt passent au ramollissement et à la suppuration.

Dans le premier cas, ils peuvent rester indéfiniment stationnaires ou disparaître d'un point et se reproduire dans un autre ; M. Alibert dit qu'ils reparaissent quelquefois dans l'endroit même où ils s'étaient d'abord dissipés.

Lorsque l'ulcération envahit les tubercules, on la

voit s'étendre en largeur et en profondeur, n'épargner aucun tissu, déterminer souvent, par ses progrès, la séparation d'organes plus ou moins importants.

Des surfaces ulcérées s'écoule une sanie abondante et d'une fétidité insupportable; parfois cette humeur se dessèche et donne naissance à de bizarres concrétions; du reste, les phénomènes qui accompagnent l'ulcération varient suivant qu'elle a son siége à la peau ou sur les membranes muqueuses.

Dans quelques cas, à la place de cette fonte putride, on observe un état de raccornissement universel; tous les organes s'atrophient, et le malade devient un véritable squelette ambulant.

La muqueuse digestive finit elle-même par s'affecter; les follicules de Peyer se tuméfient et s'ulcèrent; des diarrhées abondantes et opiniâtres s'établissent, épuisent le malade, et mettent enfin un terme à son horrible agonie.

L'éléphantiasis peut encore se montrer sous une autre forme aussi générale, mais bien différente de celle que nous venons d'exposer (éléphantiasis tubéreux, Alibert; l'éléphantiasis des Arabes, la jambe des Barbades des auteurs). C'est ainsi qu'on le voit débuter par les phénomènes propres à l'inflammation lymphatique, comme douleur plus ou moins vive sur le trajet des troncs lymphatiques, ou dans un ou plusieurs ganglions, avec injection linéaire des téguments qui les recouvrent et développement dans la même direction d'un cordon noueux et tendu.

Bientôt l'inflammation s'étend aux parties voisines, la peau devient érysipélateuse, le tissu cellulaire sous-cutané s'engorge et reste le siége d'un gonflement plus ou moins considérable.

Ces accidents locaux sont ordinairement précédés ou accompagnés d'une réaction plus ou moins forte du système circulatoire, ou des symptômes généraux et variés que l'on observe si fréquemment au début de toute affection grave.

Ces phénomènes sympathiques cèdent au bout de quelque temps, soit d'eux-mêmes, soit sous l'influence d'une évacuation en apparence critique, et se reproduisent à des intervalles plus ou moins éloignés, sans que l'on puisse, le plus souvent, expliquer leur retour.

Il n'en est pas de même de l'affection locale : le gonflement et les symptômes d'irritation persistent et prennent à chaque accès un nouveau développement; le tissu cellulaire devient le siége d'un épanchement considérable, et cependant la réaction fébrile, loin de se prononcer davantage à mesure que la maladie fait des progrès, est d'autant moins longue et moins forte que les ravages de la lèpre sont plus profonds et plus redoutables.

Mais pour devenir une affection purement locale et sans réaction sur l'économie, l'éléphantiasis n'en poursuit pas moins sa marche progressive; les parties affectées acquièrent un développement monstrueux, la peau s'épaissit, prend un aspect terreux, devient bosselée, inégale, se couvre de bourrelets rugueux et difformes, que séparent des gerçures ou des sillons plus ou moins profonds: c'est alors qu'on peut avec raison la comparer au cuir de l'éléphant; et lorsque le membre inférieur est, comme il arrive le plus ordinairement, le siége de la lèpre, il finit par prendre un aspect tout-à-fait analogue à celui de la jambe de cet énorme quadrupède.

Aucune partie du corps n'est à l'abri des ravages de l'éléphantiasis; mais son siége le plus ordinaire est aux mamelles, au ventre, au scrotum, et surtout aux membres abdominaux.

A tous les accidents déjà exposés peuvent encore se joindre des desquamations, des gerçures, des ulcérations qui deviennent, dans certains cas, le siége de suppurations intarissables; enfin la gangrène et la fonte putride des parties affectées.

L'éléphantiasis marche généralement avec lenteur, et, dans les cas heureux où il n'existe pas de complication, on le voit souvent demeurer stationnaire et se borner à rendre inutile le membre dont il s'est emparé.

Pour lésions anatomiques: épaississement ou amincissement général ou partiel du derme, son endur-cissement; des colorations, des desquamations, des gerçures, des ulcérations, des productions tubercu-leuses, l'engorgement des tissus sous-jacents, des altérations analogues à l'origine des membranes mu-queuses, des arborisations et des ulcérations intesti-nales; l'engorgement des ganglions lymphatiques, leur suppuration; des décolorations et des atrophies musculaires, l'amincissement ou l'hypertrophie des parois des vaisseaux lymphatiques, leur oblité-ration, etc.

M. Alart attribue l'éléphantiasis des Arabes à l'al-tération du système lymphatique.

Diagnostic. — Le diagnostic de l'éléphantiasis ne peut offrir d'obscurité qu'au début de la maladie, et encore la persistance des taches, leur indolence, l'en-gourdissement, et souvent l'insensibilité complète qui les accompagnent, suffiront pour les faire recon-naître.

La seconde forme d'éléphantiasis pourrait être con-fondue, dans le principe, avec une simple inflammation lymphatique; mais le retour répété et comme pério-dique des accidents, et les progrès de l'altération locale, ne tardent pas à dissiper tous les doutes.

Pronostic. — Le pronostic de l'éléphantiasis varie suivant sa forme, son siége, le degré où il est par-venu, son état de simplicité ou de complication, sa tendance progressive ou stationnaire, enfin suivant l'âge ou la constitution de l'individu.

Espèces. — M. Alibert distingue trois espèces d'éléphantiasis : 1° l'éléphantiasis vulgaire ; 2° l'éléphantiasis tubéreux ; 3° l'éléphantiasis scrotal.

Traitement. — 1°. Remèdes externes : les évacuations sanguines locales, les topiques émollients ou narcotiques, les résolutifs, les excitants, une compression méthodique.

2°. Remèdes internes : en tête, les sudorifiques, les mercuriaux, les toniques et surtout le quinquina ; ensuite viennent les préparations d'arsenic, celles d'iode, la poudre de cantharides.

L'on vante, dans l'Inde, l'asclepias gigantæa ; l'on préconise également les bons effets de l'oxide de zinc sublimé.

Mais, parvenu à un certain degré, l'éléphantiasis résiste à tous les moyens qu'on lui oppose, et dans cette redoutable affection l'on finit souvent par être réduit aux palliatifs et aux soins de l'hygiène.

QUATRIÈME GENRE.

RADESYGE (Alibert). *Radesygo.*

Dermatose endémique, réputée contagieuse, et principalement caractérisée par des taches de couleur foncée qui deviennent constamment le siége de diverses productions tuberculeuses ou d'ulcérations, et dont le développement est précédé ou suivi de sueurs gluantes et visqueuses et de symptômes plus ou moins prononcés d'adynamie.

Causes. — L'on cite la malpropreté, une habitation mal aérée; une nourriture grossière, et surtout l'usage habituel de poissons gâtés ou malades; l'exposition fréquente au froid et à l'humidité : dans quelques cas, l'hérédité, etc.

Symptômes et marche. — Voici, d'après M. le professeur Alibert, les symptômes et la marche de cette singulière affection, qui nous semble offrir avec la précédente des points nombreux d'analogie :

La radesyge, commune surtout dans les pays froids et sur les bords de la mer, débute ordinairement par un grand abattement moral et physique; les malades se plaignent de dyspnée, de céphalalgie; la face est tantôt pâle, tantôt injectée; les muqueuses oculaire, nasale, pharyngée et laryngienne deviennent le siége d'irritations catarrhales ; les membres, et principalement leurs articulations, sont raides et douloureux.

A la suite de ces symptômes, dont la durée varie, on voit paraître sur la peau des taches blanches ou jaunâtres, et très-différentes entre elles pour la forme et la grandeur : ces taches peuvent rester long-temps petites et isolées; mais elles finissent presque toujours par s'étendre, se réunir, et envelopper ainsi toute la surface cutanée; les unes ne dépassent pas le niveau des téguments; d'autres offrent à leur pourtour un relief plus ou moins saillant : il y en a d'éphémères, de persistantes; quelques-unes sont dépourvues de toute sensibilité.

C'est sur ces taches si singulières et si variables qu'on ne tarde pas à voir se développer des gerçures, des rides et des tubercules d'une teinte bleuâtre ou cuivreuse.

Ces productions morbides, souvent accompagnées de sueurs abondantes et fétides, font des progrès lents, mais continus : elles peuvent s'étendre jusque sur les muqueuses buccale et pharyngienne, et elles déterminent dans les parties qu'elles occupent, des déformations d'autant plus hideuses qu'elles ont pris un développement plus considérable.

Enfin arrive la fonte putride des productions tuberculeuses et la période d'ulcération ; comme dans l'éléphantiasis, aucun tissu n'est épargné ; les os eux-mêmes sont dévorés par la carie, et le malade ne tarde pas à succomber à l'irritation sympathique de la muqueuse digestive, que dénotent des diarrhées abondantes et colliquatives.

M. Alibert signale encore, dans certains cas de radesyge, quelques autres symptômes différents de ceux que nous venons d'exposer : ainsi le front devient luisant comme s'il avait été frotté avec du lard ; la face se couvre de taches d'un brun rougeâtre et rudes au toucher ; les malades sont tourmentés par une éruption psoriforme qu'accompagne une démangeaison insupportable ; sous différentes parties de la peau paraissent des nodosités mobiles et rougeâtres ; la peau prend, dans certaines régions, la consistance du cancer éburné ; les malades se font, en se grattant, des excoriations douloureuses et difficiles à guérir ; enfin, les nœuds sous-cutanés dont nous venons de parler se ramollissent, suppurent et offrent dans leurs ulcérations la plus grande analogie avec les ulcères vénériens.

Le siége primitif de la radesyge paraît être les couches superficielles du derme ou le tissu cellulaire sous-cutané ; mais elle finit par envahir toute l'épaisseur tégumentaire.

La radesyge ne pourrait être confondue qu'avec l'éléphantiasis ; mais l'absence de toute dépression au centre de ses taches, et l'étude attentive de ses divers symptômes, empêchent de la confondre avec cette dernière affection.

Le pronostic de la radesyge est des plus graves ; ses progrès sont lents, à la vérité ; mais sa terminaison la plus ordinaire est la mort.

Espèces. — M. Alibert admet deux espèces de radesyge : 1° La radesyge vulgaire, 2° la radesyge scabieuse.

Traitement. —L'on conseille les sudorifiques, les amers, les toniques et le quinquina, les acides suffisamment étendus, les sulfureux, les alcalins : l'on doit surtout s'attacher à suivre les conseils de l'hygiène. Mais il faut avouer que c'est seulement au début de la maladie qu'on peut espérer quelque succès de l'emploi de ces différents moyens.

SEPTIÈME GROUPE.

DERMATOSES VÉROLEUSES.

Les syphilides constituent par leur réunion un des groupes les plus naturels de la grande famille des dermatoses. L'obscurité de leur étiologie, leur transmission par hérédité, l'analogie de leurs productions morbides, leurs ravages, parfois si étendus, sont bien autant de caractères qui justifient leur rapprochement des affections du groupe précédent; mais c'est surtout entre elles qu'elles offrent le plus de rapports et d'affinités.

Les syphilides sont dues à l'action d'un virus inconnu dans sa nature, mais dont l'existence n'en est pas moins démontrée pour tout esprit judicieux et impartial.

Les effets du virus syphilitique se manifestent ordinairement peu de temps après son introduction dans l'économie; dans beaucoup de cas, cependant, on le voit ne décéler sa présence que long-temps après son introduction, et quelquefois même passer inaperçu d'une génération à une autre.

Les accidents syphilitiques sont primitifs ou consécutifs et constitutionnels : c'est parmi ces derniers que s'observent le plus grand nombre des syphilides.

Les dermatoses véroleuses, toutes plus ou moins susceptibles de se transmettre par contagion, peuvent revêtir la plupart des formes anatomiques des autres maladies cutanées. C'est ainsi qu'elles présentent tour-à-tour l'injection de l'eczème, la vésicule de l'olophlyctide, la pustule du phlysacia, la papule du prurigo, les squammes de la dartre, les croûtes et les ulcérations de l'esthiomène et de la lèpre, etc.

Elles ont en outre certaines productions qui leur sont propres : ce sont ces végétations si variées que l'on observe à l'origine des membranes muqueuses, et qui acquièrent parfois un développement si considérable.

Mais il est plusieurs caractères qui accompagnent constamment ces différentes productions et empêcheront toujours de les confondre avec celles d'aucune autre dermatose.

Ces caractères sont : 1° La teinte cuivrée de l'éruption ou du produit morbide qui en est la suite ;

2° L'aspect tout particulier des ulcérations plus ou moins profondes, à bords durs, calleux, taillés à pic ;

3° Les formes bizarres des cicatrices.

Le traitement vient encore ajouter à tant d'analogie : les mêmes moyens, convenablement modifiés,
sont employés contre toutes les dermatoses véroleuses;
et si quelques esprits systématiques ou prévenus veulent ne voir dans ces affections, souvent si opiniâtres,
que le résultat d'une simple irritation, leurs nombreux insuccès et la fréquence des rechutes les
forcent, lorsqu'ils sont de bonne foi, à modifier leur
opinion et leur pratique.

PREMIER GENRE.

SYPHILIS (*mal napolitain ; vérole du vulgaire, etc.*).

Dermatose contagieuse, résultat ordinaire d'un contact impur, pouvant revêtir toutes les formes des nombreuses affections cutanées, déterminant en outre des
accidents qui lui sont propres, et se montrant toujours
avec certains caractères qui ne permettent pas de la
méconnaître.

Cause. — L'action immédiate du virus syphilitique et toutes les causes capables de faciliter, soit
son introduction dans l'économie, comme l'inoculation ; soit son application sous quelque partie muqueuse ou simplement dénudée de la surface du corps,
comme le rapprochement des sexes, le contact d'un
corps imprégné de matière virulente, etc.

L'on cite encore sa transmission héréditaire.

Symptômes et marche. —La syphilis cutanée se montre, le plus souvent, comme phénomène secondaire ou symptomatique d'une vérole constitutionnelle ; cependant, dans quelques cas bien observés, on a dû la ranger au nombre des accidents primitifs ; mais c'est toujours plus ou moins long-temps après l'instant de la contagion qu'on la voit se manifester.

Ses premiers-éléments sont, du reste, ceux de la plupart des autres affections cutanées : c'est ainsi qu'elle peut se montrer sous la forme de taches cuivrées et d'un rouge obscur (roséole syphilitique) ; ces taches sont, ou bornées à une région du corps (à la poitrine, au visage), ou étendues à toute la surface des téguments ; elles sont persistantes et laissent après elles des maculatures ternes, grisâtres, cuivrées et livides, qui ne disparaissent souvent qu'au bout de plusieurs mois.

Dans quelques cas rares, on voit les taches syphilitiques se couvrir, soit de petites vésicules séreuses, analogues, pour la forme et la disposition, à celles de la miliaire ou de la squammeuse humide, soit de vésicules plus volumineuses et isolées les unes des autres, que l'on pourrait confondre avec les boutons de la varicelle ; mais ces dernières sont environnées d'une aréole cuivrée qui les distingue, et les précédentes sont également remarquables par l'aspect tout particulier de l'éruption et la lenteur de sa marche.

Ces deux variétés de syphilide se montrent de préférence sur les membres et leurs extrémités.

On voit encore se développer sur les plaques syphilitiques, tantôt des éruptions ortiées, tantôt les vésiculo-pustules du phlysacia, et, bien que la teinte obscure et l'aréole cuivrée qui les accompagnent ne permettent guère de se méprendre sur leur origine, on a cependant souvent besoin, pour établir sûrement leur diagnostic, des symptômes syphilitiques ordinairement concomitants, ou des signes commémoratifs.

Dans d'autres cas la syphilis se montre à la peau sous la forme véritablement pustulaire : ces pustules sont nombreuses et généralement rapprochées; aucune partie du corps n'en est exempte; elles se montrent rarement dans toutes à la fois, et sont, le plus ordinairement, bornées au front (corona Veneris), au tronc, aux membres; elles mûrissent incomplétement, passent vite à l'état de dessiccation, ne donnent naissance qu'à de petites lamelles brunes ou verdâtres, et laissent après elles, soit des taches persistantes livides, cuivrées ou grisâtres, soit des cicatrices superficielles, blanchâtres et arrondies.

La syphilis peut aussi être caractérisée par des élevures plus ou moins saillantes, à bases élargies, dont le sommet s'aplatit et se couvre d'une squammule d'un brun foncé ou noirâtre ; sous cette forme, la dermatose finit ordinairement par s'étendre à toute la peau ; mais c'est surtout aux parties postérieures et supérieures du tronc que les boutons sont le plus nombreux ; ils laissent, après leur chute, les taches caractéristiques déjà plusieurs fois indiquées, et comme leur éruption est successive, et que dans leurs intervalles la peau prend elle-même une teinte plus ou moins violacée, l'on trouve peu de points tégumentaires ayant conservé leur état normal ; les papules tombent et se résolvent, et sont remplacées par d'autres, qui peuvent ainsi prolonger l'éruption pendant des mois et des années.

D'autres fois, ce sont des plaques d'une coloration obscure, livide ou cuivrée, se recouvrant de petites écailles grisâtres ; elles sont le plus souvent isolées, offrent beaucoup d'analogie avec les produits élémentaires de la *dartre furfuracée arrondie*, et affectent quelquefois la disposition circulaire que l'on remarque assez souvent dans cette dermatose.

Cette variété de la syphilis peut se montrer sur toutes les parties du corps ; mais il en est une autre désignée par M. Biet sous le nom de *syphilide cornée*, et qu'on n'observe qu'à la paume des mains : elle est caractérisée par de petites saillies squammeuses, dont le centre est dur et analogue à ces productions épidermatiques connues sous le nom de *cors*.

Mais la forme tuberculeuse est, sans contredit, la plus commune de toutes celles qu'offre la dermatose qui nous occupe ; les tubercules syphilitiques, si improprement désignés sous le nom de *pustules vénériennes*, sont nombreux et variés; la coloration cuivrée ou d'un rouge obscur vient encore les distinguer des éruptions avec lesquelles ils peuvent présenter plus ou moins d'analogie; leur forme est tantôt aplatie, tantôt globuleuse ; leur surface est lisse ou granulée ; ils peuvent être isolés ou former, par leur réunion, des masses arrondies ou disposées en grappes.

On en rencontre souvent qui n'affectent aucune régularité dans leur forme ni leur disposition ; leur siége est tantôt à la face ou au cuir chevelu, tantôt sur le tronc, entre les doigts ou les orteils, à l'anus ou aux parties génitales.

Les uns restent plus ou moins long-temps stationnaires, et se terminent quelquefois par résolution, mais le plus grand nombre passe à l'ulcération.

La syphilis peut encore se présenter avec des caractères différents de ceux que nous venons d'exposer. A la place des éruptions nombreuses et variées sous lesquelles on l'observe si souvent, nous ne trouvons plus que des tumeurs formées, soit par le gonflement d'un repli tégumentaire ou de quelque prolongement naturel des membranes muqueuses, soit par le simple boursouflement du tissu cellulaire sous-jacent à ces parties, qui ne sont que soulevées et ne participent que plus tard à l'affection vénérienne.

Le siége ordinaire de ces productions morbides est à l'anus, à l'orifice du vagin, aux grandes et aux petites lèvres, à la verge, entre le gland et le prépuce, sur ces organes eux-mêmes, quelquefois au périnée, sur les bourses, à la partie supérieure et interne des cuisses.

Les végétations syphilitiques sont sessiles ou pédiculées ; leur volume varie depuis celui d'un pois jusqu'à celui d'un œuf de poule, et même au-delà ; on les désigne par des noms qui varient selon leur plus ou moins de ressemblance avec tel ou tel objet : ainsi on les dit *fraisées* ou *framboisées*, lorsqu'elles sont arrondies et qu'elles se composent d'un assemblage de granulations divisées par des rainures plus ou moins profondes ; *choux-fleurs*, celles dont la surface est très-inégale ; *condylômes* ou en *crête de coq*, lorsqu'elles sont aplaties et dentelées à leur bord *libre* ; l'on appelle *porreaux* les élevures grêles et filiformes que l'on observe sur le gland ; *verrues*, ces petites tumeurs indolentes, à surface dure et grenue ; *fics* et *marisques*, les excroissances charnues auxquelles on croit reconnaître la figure d'une figue.

Ces végétations déforment plus ou moins les parties sur lesquelles elles reposent, gênent souvent leurs fonctions en se développant quelquefois au point de boucher entièrement les orifices naturels qui se trouvent dans leur voisinage ; elles sont ordinairement peu douloureuses; quelquefois, cependant, elles acquièrent une vive sensibilité, et, dans ce cas, leur coloration obscure fait place à une teinte vive et animée ; elles s'excorient même, et laissent échapper de leur surface un fluide muqueux diversement coloré, plus ou moins fétide et âcre.

Les végétations syphilitiques se résolvent quelquefois d'elles-mêmes ; mais cette résolution a beaucoup plus souvent lieu sous l'influence d'un traitement approprié ; un grand nombre d'entre elles se montrent persistantes et ne cèdent qu'aux caustiques ou à des moyens chirurgicaux.

Enfin, la syphilis se montre souvent sous forme d'ulcération : c'est même ainsi que débute le véritable chancre, que l'on a regardé long-temps à tort comme succédant constamment à une éruption vésiculeuse.

L'ulcération syphilitique est primitive ou consécutive ; elle peut également succéder, soit à une production éruptive, soit à une végétation ; dans tous les cas elle présente pour caractères distinctifs, d'être arrondie, d'avoir un fond grisâtre et inégal, des bords taillés à pic, durs et calleux ; de se couvrir de croûtes épaisses, verdâtres ou noirâtres, et profondément enchâssées dans le derme ; d'offrir dans ses tissus, et jusque dans les parties environnantes, une coloration cuivreuse ou violacée.

L'ulcération syphilitique peut se montrer sur toutes les parties du corps; mais son siége le plus ordinaire est au gland, au prépuce, aux grandes lèvres, à la bouche, au voile du palais, au pharynx, dans l'intérieur du nez.

Rarement stationnaire, elle tend presque toujours à s'agrandir: tantôt elle ne s'étend qu'en surface, tantôt elle pénètre en même temps plus ou moins profondément dans les tissus; du reste, aucun organe n'est épargné, les os eux-mêmes ne sont pas à l'abri de ses ravages.

. Les différentes espèces d'altérations syphilitiques que nous venons d'exposer peuvent exister isolées ou se montrer réunies chez le même individu : ainsi la peau peut offrir, ici une syphilide, là une végétation, plus loin une ulcération.

La syphilis peut exister seule ou se compliquer, soit de l'inflammation d'organes plus ou moins importants, et par suite de l'exaltation du système sanguin; soit d'engorgement glanduleux, de douleurs nocturnes, de douleurs ostéocopes.

L'iritis et l'alopécie sont aussi des complications fréquentes de la syphilis.

La syphilis marche généralement avec lenteur ; dans quelques cas, cependant, elle sévit avec une effrayante rapidité.

Elle peut disparaître, soit d'elle-même, soit sous l'influence d'une médication appropriée; mais lorsque sa disparition a été spontanée, ou lorsque son traitement a été soit incomplet, soit mal dirigé, on la voit souvent se reproduire après un laps de temps très-variable, et ne pas toujours se montrer à son retour sous sa forme première.

Lorsque la peau a été le siége de lésions profondes qui ont corrodé ou même entièrement détruit son tissu, la seule terminaison possible est la cicatrisation, qui offre encore un nouveau caractère distinctif de la syphilis.

Les cicatrices syphilitiques sont inégales, tournées en spirale ou arrondies, blanches et déprimées; les signes commémoratifs, et l'existence concomitante d'autres symptômes vénériens, empêcheront toujours de les confondre avec les produits morbides de la radesyge.

Outre ces cicatrices difformes, la syphilis peut laisser après elle des taches, des engorgements, etc.

Les taches syphilitiques sont ordinairement arrondies, et dépassent rarement la largeur d'une pièce de trois francs ; elles sont généralement peu nombreuses, et se rencontrent surtout au visage, au front et dans les sourcils ; leur teinte est cuivrée, quelquefois noirâtre ; elles ne sont le siége d'aucune démangeaison, et durent souvent toute la vie : elles se distinguent des taches de la péliose par leur teinte plus foncée et leur forme mieux circonscrite.

Le pronostic de la syphilis varie suivant que cette affection est primitive ou consécutive, simple ou compliquée; suivant la nature et le nombre de ses produits morbides; suivant qu'elle est vierge de tout traitement, ou qu'elle a été déjà plusieurs fois inutilement combattue; enfin, suivant le sexe, l'âge et la constitution du sujet.

Espèces.—M. Alibert admet trois espèces de syphilis: la syphilis pustulante, la syphilis végétante, la syphilis ulcérante.

Traitement. — Les principaux moyens conseillés contre la syphilis sont : les antiphlogistiques, le mercure et ses diverses préparations, les sudorifiques, les opiacés, les préparations d'iode, d'or et d'argent.

L'emploi de ces différents moyens a lieu par bien des méthodes différentes, à plusieurs desquelles les auteurs ont imposé leur nom.

L'empirisme n'a le plus souvent recours qu'à ce petit nombre de médicaments; mais il sait en déguiser la nature aux yeux du vulgaire : du reste, l'impéritie d'un côté, et de l'autre l'indocilité, doivent être accusées des fréquents insuccès dont se plaignent malades et praticiens.

DEUXIÈME GENRE.

MYCOSIS (Alibert) ; *Frambœsia, Pian, Yaws* des auteurs ;
Moluscum de Bateman.

Dermatose contagieuse, affectant presque exclusivement les noirs et les mulâtres, et principalement caractérisée par le développement de tumeurs fongueuses, arrondies, à surface granulée, offrant une
ressemblance plus ou moins frappante avec certains
fruits, tels que mûres, framboises, etc. ; et laissant
exsuder de leur surface une humeur visqueuse et plus
ou moins corrosive.

Causes. — L'on cite en premier lieu l'action du
virus pianique, en apparence très-analogue au virus
vénérien, et tout ce qui peut favoriser cette action,
comme le rapprochement des sexes, etc. ; ensuite, l'influence du climat brûlant de la zône torride ; l'irritation répétée de la peau, soit par la piqûre des insectes,
soit par la rancidité que contractent les graisses dont
les nègres ont coutume de se servir ; enfin, l'hérédité
et une disposition particulière de l'économie.

Symptômes et marche. — Le mycosis, que l'on
n'observe guère qu'au centre de l'Afrique et dans les
Antilles, débute ordinairement par des taches analogues à des piqûres de puce, sur lesquelles se déve-

loppent bientôt de petites pustules granulées, faisant une légère saillie au-dessus des téguments et paraissant dues au développement du tissu vasculaire du derme.

Ces pustules, rougeâtres ou d'un violet foncé chez le blanc, mais d'un gris ardoisé ou cendré chez le nègre et le mulâtre, sont arrondies, entourées d'une légère auréole d'une teinte également foncée, et généralement discrètes ; elles laissent exsuder de leur surface un fluide ichoreux et diversement coloré, et offrent la plus grande analogie avec les productions syphilitiques (improprement) désignées sous le nom de pustules plates et humides (Rochoux).

Ces pustules ont ordinairement leur siége aux parties extérieures de la génération, au pourtour de l'anus, aux aines, aux aisselles, au visage, aux lèvres, aux oreilles, mais surtout au cuir chevelu ; leur nombre est extrêmement variable ; on les a vues, dans certains cas, envahir toute la surface du corps.

Le développement des pustules du mycosis paraît subordonné à la constitution du sujet : généralement rapide chez les individus jeunes et vigoureux, il se fait avec une extrême lenteur chez les sujets faibles et cacochymes : les pustules sont aussi plus nombreuses et d'un volume plus considérable chez les premiers malades (Alibert).

Elles ressemblent tantôt à des mûres ou des framboises, tantôt à des choux-fleurs ou à certaines es-pèces de champignons.

Parmi ces pustules, on en remarque toujours une beaucoup plus volumineuse que les autres, et pour cela nommée mama-pian, ou mère des pians : elle répond au *maître-grain* de la variole, et le vulgaire ainsi que quelques praticiens prétendent que l'on ne doit pas se hâter d'en obtenir la guérison.

Après une durée plus ou moins longue, presque toujours de plusieurs mois, les pustules pianiques se flétrissent et tombent ou se convertissent en ulcères blafards et livides, d'une insupportable fétidité et que recouvrent des croûtes noirâtres et plus ou moins épaisses.

Dans d'autres cas, le mycosis se manifeste par des tubercules durs et consistants, ayant dans le principe le volume et l'aspect des verrues, mais acquérant avec le temps des dimensions parfois considérables.

Ces produits morbides se remarquent principale-ment à la face et sur les membres; ils sont souvent surmontés d'une éruption pustuleuse, et après une durée de plusieurs mois on les voit tantôt se flétrir et se dessécher, laissant la peau ridée, décolorée et plus ou moins dépourvue de sensibilité; tantôt se ra-mollir, se déchirer, laisser écouler un pus gommeux et verdâtre, et dégénérer en ulcérations rongeantes et fétides.

Enfin, l'éruption mycosique peut encore débuter par les taches cuivreuses de la syphilis, sur lesquelles se développent tantôt des pustules larges, coniques, dont le sommet est blanc et le pourtour cendré et furfuracé; tantôt des éruptions scabieuses caractérisées par des papules, des vésicules, de petits tubercules violacés et fongueux.

On voit encore ces taches se recouvrir soit de boutons varioliformes, soit de véritables plaques dartreuses.

Ces différentes productions deviennent autant d'ulcères rebelles, et des surfaces malades s'exhale une humeur abondante, corrosive et d'une puanteur souvent insupportable.

Comment ne pas reconnaître dans ce tableau les effrayants ravages de la syphilis, dont l'action se trouve ici modifiée par le climat et peut-être aussi par la texture particulière de la peau des nègres ?

L'éruption mycosique peut se développer sans trouble appréciable de l'économie, ou être accompagnée d'un désordre fonctionnel plus ou moins grave.

Elle peut être simple ou se compliquer d'une ou de plusieurs autres éruptions; de l'inflammation des membranes muqueuses; de douleurs nocturnes, ostéocopes; de caries, d'engorgements glanduleux, d'indurations, d'épaississements et de dégénérescences du tissu cutané.

Le mycosis laisse après lui des taches et des cicatrices plus ou moins étendues et difformes.

Ses produits morbides paraissent avoir leur siége primitif dans les couches superficielles du derme.

Cette dermatose, se trouvant presque toujours en dehors de nos points d'observation, ne peut pas être pour le dermatologiste une cause d'erreur de diagnostic.

On voit, d'après ce que nous en avons dit, que son pronostic offre toujours beaucoup de gravité.

Bien qu'on l'observe le plus souvent chez les nègres, les blancs sont néanmoins susceptibles d'en être affectés; mais chez eux elle ne se développe jamais spontanément, et se montre toujours comme résultat de l'infection.

Espèces. — M. Alibert admet trois espèces : 1° le mycosis framboisé; 2° le mycosis fongoïde; 3° le mycosis syphiloïde.

Traitement. — L'on indique les sudorifiques et les préparations mercurielles comme base du traitement du mycosis ; à ces moyens on ajoute les toniques, une bonne alimentation, des vêtements chauds, un air sec et pur, des bains fréquents, une extrême propreté, un exercice modéré, etc.

HUITIÈME GROUPE.

DERMATOSES STRUMEUSES.

L'illustre auteur de la *Monographie des Dermatoses* dut éprouver de l'embarras lorsqu'il lui fallut fixer le rang du groupe des maladies strumeuses : en effet, ces affections offrent bien, dans quelques-uns de leurs produits morbides, une analogie frappante avec certaines lésions déjà signalées dans l'histoire du groupe précédent ; il est également vrai qu'elles se montrent souvent aux yeux de l'observateur, comme le résultat de l'action du virus vénérien sur l'économie ; mais en admettant même, avec plusieurs écrivains célèbres, que la scrofule n'est qu'une modification de la vérole, nous sommes forcés de reconnaître que dans cette métamorphose cette dernière a perdu son principe virulent et son caractère contagieux.

D'un autre côté, les scrofules doivent leur origine à des causes bien différentes : n'a-t-on pas maintes fois reconnu qu'elles peuvent se développer dans toutes les conditions capables de détériorer la constitution?

Mais on sait également qu'il ne suffit pas, pour leur développement, de l'existence de ces conditions défavorables : leur action a besoin d'être aidée par une disposition particulière et inconnue de l'économie.

Si nous réfléchissons à ces deux sources si fécondes des maladies scrofuleuses, pouvons-nous être étonnés de leur voir envahir toutes les classes de la société, et se montrer en nombre tellement prodigieux qu'il n'est guère de famille où l'on n'en observe quelque trace?

C'est dans l'enfance, à l'époque de la première et de la seconde dentition, que se manifestent le plus ordinairement les premiers symptômes de scrofules. Les accidents strumeux que l'on observe aux autres époques de la vie sont presque toujours dus soit à la récidive d'une affection antérieure, soit à la persistance et à l'opiniâtreté de symptômes qui ont résisté à l'action des médicaments et aux efforts de la nature.

La guérison souvent spontanée des strumes, à l'époque de la puberté, et leur fréquente complication avec les dermatoses teigneuses, constituent encore, pour le groupe qui nous occupe, deux caractères propres et distinctifs.

La scrofule se manifeste à l'extérieur par des desquamations, des tubercules, des engorgements cutanés ou ganglionaires, des ulcérations profondes ou serpigineuses.

Plusieurs de ces altérations, et les cicatrices toujours plus ou moins difformes qu'elles laissent à leur suite, offrent dans beaucoup de cas une telle ressemblance avec les lésions analogues de la maladie vénérienne, que le praticien le mieux exercé a besoin de la plus grande attention, et quelquefois même des signes commémoratifs, pour ne pas les confondre.

La maladie scrofuleuse, lorsqu'elle étend son influence à toute l'économie, imprime à la physionomie de celui qui en est atteint un cachet tout particulier ; mais la réunion de ces caractères, si bien décrits par les dermatologistes, n'existe guère que dans les pays où la scrofule est endémique.

Une considération bien remarquable pour le médecin philosophe, est l'intégrité constante, et souvent même l'exaltation des facultés intellectuelles, chez tous les scrofuleux.

Enfin, la fréquence de ces affections, leur transmission héréditaire dont chaque jour peut nous apporter une nouvelle preuve, leur funeste influence sur l'économié, leur marche toujours lente et leur fréquente opiniâtreté, le dégoût qu'elles inspirent généralement, et la nécessité de ne rien négliger dans leur traitement si l'on veut espérer d'en triompher,

font des scrofules une classe de maladies qui méritent
toute la sollicitude du praticien.

PREMIER GENRE.

SCROFULE (*Écrouelles du vulgaire*). *Scrofula* (1).

Dermatose non contagieuse, souvent compatible
avec l'exercice régulier des principales fonctions,
quelquefois même avec les apparences d'une santé
florissante, et se manifestant au dehors par des indurations cutanées, des abcès dans l'épaisseur du derme
et le tissu cellulaire sous-jacent, par l'engorgement
des glandes lymphatiques superficielles, par des ulcérations rampantes ou profondes et d'un aspect caractéristique.

Causes. — L'on cite comme prédisposant aux scrofules, une constitution molle et lymphatique, l'existence antérieure de la syphilis, d'éruptions dartreuses ou teigneuses, d'affections rhumatismales, soit
chez les individus affectés, soit chez leurs as-
cendants; la masturbation, des conditions hygiéniques défavorables, comme une mauvaise nourri-

(1) *Scrofula* vient de *scrofa*, provenant lui-même du mot
grec γρομμας, qui signifie vieille truie, et exprime bien toute
l'horreur qu'inspiraient aux anciens les dermatoses strumeuses.

ture, une habitation malsaine, l'influence d'un climat insalubre, et surtout le passage d'un pays chaud et sec à un pays froid et humide ; mais avant tout, l'hérédité et une disposition particulière de l'économie sans laquelle toutes ces causes seraient insuffisantes.

Symptômes et marche. — La scrofule peut se manifester au dehors par de simples hypertrophies du derme avec infiltration de son tissu ; ces engorgements cutanés sont circonscrits, de forme ronde ou ovale, d'un rouge violet plus ou moins prononcé, durs et rénitents.

Leur nombre et leur disposition sont extrêmement variables ; leur siége le plus ordinaire est au cou, à la face, autour des ailes du nez ; on en rencontre cependant au tronc et sur les extrémités.

Ces tumeurs, presque toujours indolentes, s'enflamment pourtant quelquefois, prennent alors de la chaleur, de la sensibilité, et deviennent le siége de petits foyers d'un liquide séreux, jaunâtre ou séro-sanguinolent : ces abcès existent à la surface du derme ou dans son épaisseur ; souvent ils s'ouvrent au dehors par des trous petits et plus ou moins nombreux qui se changent en autant d'ulcérations grisâtres et irrégulières.

Le contact de l'air dessèche promptement l'ichor strumeux et le convertit en croûtes brunes ou noirâtres qui s'opposent à l'écoulement des parties restées liquides ou nouvellement exhalées, et reculent ainsi pour long-temps la guérison.

Les tumeurs dont l'inflammation ne s'est pas emparée restent indéfiniment persistantes, tandis que les premières finissent par disparaître sous l'influence d'une suppuration plus ou moins abondante et toujours de longue durée.

La scrofule se manifeste encore par des tumeurs très-analogues, pour la forme et la disposition, à celles que nous venons de décrire, mais qui offrent avec elles cette grande différence que, dès le principe, elles donnent au toucher la sensation d'un liquide : la peau qui les recouvre est d'ailleurs d'un violet plus prononcé.

Ces petits abcès ont également leur siége dans l'épaisseur du derme ou à sa surface : tantôt ils se terminent par résolution, et on ne trouve plus à leur place qu'une tache violacée, qui devient plus apparente sous l'influence du froid ou d'une grande chaleur ; tantôt ils s'ouvrent spontanément, laissent écouler un liquide séreux ou séro-purulent, et se convertissent en ulcérations plus ou moins profondes.

Chez beaucoup de scrofuleux la maladie sévit particulièrement sur les glandes lymphatiques superficielles : on voit ces organes s'engorger et donner lieu à des tumeurs arrondies, molles d'abord, et puis dures et rénitentes ; leur siége le plus fréquent est aux parties latérales du cou, ensuite aux aisselles, aux aines, aux mamelles ; on en rencontre aussi sur le trajet des gros vaisseaux lymphatiques des membres.

Ces tumeurs sont indolentes : leur volume varie de celui d'une petite noix à celui d'un œuf de poule, et même au-delà ; elles sont d'abord mobiles et restent long-temps isolées ; mais à mesure qu'elles se développent, elles se rapprochent, contractent des adhérences avec les parties voisines, et finissent, en s'unissant intimement entre elles, par former des masses arrondies, inégalement bosselées, et quelquefois très-considérables, qui masquent et déforment plus ou moins les régions sur lesquelles elles reposent.

Ces masses scrofuleuses peuvent être bornées à une seule région ; elles peuvent se montrer en même temps sur plusieurs, et même, dans quelques cas, occuper toutes celles que nous avons indiquées.

Après être restées stationnaires pendant des mois et même des années entières, on voit souvent les tumeurs ganglionaires, jusque-là d'une complète indolence, devenir le siége d'un travail inflammatoire : le malade y ressent de la chaleur ; elles se montrent sensibles au toucher ; il s'y développe parfois de véritables élancements. Le tissu cellulaire environnant s'enflamme, et la peau elle-même, qui était restée intacte, ne tarde pas à participer à la phlogose générale : elle devient chaude, d'un rouge violacé, et finit par s'ouvrir et s'ulcérer. Ce dernier phénomène est constamment précédé d'un sentiment de fluctuation obscur d'abord, mais qui finit par être d'une telle évidence qu'il ne reste plus aucun doute sur l'existence d'une collection purulente.

Cet état aigu des masses ganglionaires est souvent accompagné, surtout si le sujet est jeune et vigoureux, d'une réaction plus ou moins forte du système circulatoire, à laquelle peut se joindre de la céphalalgie, des épistaxis, etc. ; tandis que chez les individus faibles et cacochymes on remarque à peine un léger mouvement fébrile.

Enfin, l'ulcération est une des formes les plus fréquentes de la scrofule; mais cette altération n'est jamais que secondaire, et succède constamment soit aux indurations cutanées, soit aux abcès froids, soit aux engorgements des ganglions lymphatiques; du reste sa nature est la même, bien que les ulcères strumeux diffèrent non-seulement en étendue et en profondeur, mais encore par les débris qu'ils laissent échapper de leur surface.

Les ulcérations scrofuleuses sont indolentes, arrondies, à bords minces et décollés, à fond grisâtre, inégal, mamelonné, fongueux : elles fournissent une suppuration ichoreuse plus ou moins abondante et d'une fétidité particulière ; quelquefois elles s'ouvrent pour livrer passage à des débris de tissu cellulaire ou à des portions de matière tuberculeuse, ramollie : leur suppuration est toujours fort longue et leurs progrès heureusement très-lents , excepté toutefois lorsque l'inflammation s'en empare : car alors elles deviennent douloureuses, s'étendent rapidement en largeur et en profondeur, et prennent même dans quelques cas un aspect cancéreux.

La sanie qui découle de leur surface devient sanguinolente : de leur fond surgissent des boursouflements, des fongosités; leur pourtour se couvre de végétations verruqueuses, etc., etc.

Des phénomènes sympathiques, toujours en petit nombre et peu prononcés, accompagnent quelquefois des désordres locaux véritablement effrayants ; et ce n'est jamais qu'après une longue suppuration, et par l'effet long-temps attendu de remèdes nombreux et variés , qu'on obtient la cicatrisation des ulcères strumeux.

Les maladies strumeuses sont simples ou compliquées; leurs complications les plus ordinaires sont diverses éruptions cutanées, aiguës ou chroniques ; des désorganisations tuberculeuses internes , des ophthalmies, des caries, des tumeurs blanches, des affections scorbutiques et rhumatismales, etc.

Les parties sur lesquelles a sévi la scrofule présentent au scalpel de l'anatomiste des hypertrophies du derme, avec induration de son tissu ou dépôt dans ses aréoles d'un liquide séreux ou séro-sanguinolent; des kystes celluleux renfermant un liquide jaunâtre, au milieu duquel nage une matière caillebottée et caséiforme, des ganglions lymphatiques ou simplement hypertrophiés, ou rouges, et transformés en un tissu serré, grisâtre et comme fibreux. Dans presque tous ces ganglions existe la matière tuberculeuse, soit infiltrée, soit sous forme de granulations enkystées ou non enkystées; quelquefois même le tissu ganglionaire a disparu, et la matière tuberculeuse existe seule.

Autour des ganglions malades on trouve dans le tissu cellulaire des foyers purulents ou séro-purulents, qui quelquefois communiquent avec le ganglion ramolli; la matière tuberculeuse, souvent convertie en un liquide séreux verdâtre, ou en matière pultacée et caséiforme; enfin, des colorations, des décollements, souvent l'atrophie, et quelquefois l'érosion du derme.

La scrofule a toujours une durée fort longue; sa marche offre, du reste, beaucoup d'inégalité: elle peut rester très-long-temps stationnaire; souvent on la voit disparaître dans un point et se reproduire dans un autre; elle est aussi sujette à des retours fréquents,

même après une guérison apparente de plusieurs années ; elle guérit assez souvent d'elle-même à l'époque de la puberté : cela a surtout lieu lorsque les sujets sont entourés de conditions hygiéniques favorables ; elle n'entraîne que très-rarement au tombeau
celui qui en est atteint ; elle se termine quelquefois
par résolution ; mais le plus ordinairement c'est par
suppuration.

La cicatrisation des ulcères scrofuleux offre des
phénomènes variés et importants à noter : souvent elle
n'est que partielle, et peut avoir lieu, dans ce cas, soit
au fond même de l'ulcère, soit dans une partie des
téguments décollés qui le recouvrent. Ceux-ci, souvent roulés sur eux-mêmes, se cicatrisent parfois
dans cette bizarre position ; ailleurs, ils forment une
cicatrice libre et flottante à la surface même de l'ulcération.

Les cicatrices complètes n'offrent pas davantage
de régularité : elles sont toujours plus ou moins déprimées, à bords fongueux et proéminents ; elles ont,
ainsi que les parties voisines, une teinte violette ou
bleuâtre qui diminue avec le temps, mais ne disparaît jamais entièrement. Nous devons rappeler ici
d'autres colorations également violacées, mais plus
circonscrites, et qui succèdent soit aux indurations
cutanées, soit aux abcès froids dont nous avons fait
plus haut la description.

La maladie scrofuleuse, outre les accidents locaux que nous venons de passer en revue, imprime encore un cachet tout particulier à la physionomie du malheureux qui en est atteint.

Le scrofuleux se reconnaît toujours à la bouffissure de la face, à la coloration bleue ou blanc mat de la sclérotique, au gonflement des paupières, des ailes du nez et de la lèvre supérieure ; à la saillie des angles de la mâchoire, et souvent au volume disproportionné des extrémités.

Si, dans certains cas, la redondance cellulaire, jointe à la vivacité des couleurs, à l'éclat du visage et à une certaine facilité d'imagination, en impose au vulgaire, il en est beaucoup d'autres, surtout dans les pays marécageux et insalubres, où la peau paraît flétrie, d'un jaune sale et terreux; le malade est sous le poids d'une vieillesse anticipée ; tout chez lui annonce la faiblesse et la décrépitude : sa démarche est lente et chancelante, son visage est abattu, son regard terne et presque éteint. Le moral de ces infortunés n'est pas dans des conditions plus favorables : on sait que l'idiotisme est le partage ordinaire des crétins du Valais.

Diagnostic. — On ne peut confondre les indurations strumeuses avec les tubercules de l'esthiomène, qui s'ulcèrent en rongeant les parties voisines, et particulièrement les ailes du nez. L'engorgement des ganglions lymphatiques pourrait quelquefois être pris pour une affection squirrheuse ou cancéreuse; mais il suffit, pour éviter toute erreur, de comparer les divers phénomènes propres à ces deux affections.

L'indolence absolue des ganglions lymphatiques strumeux, et leur opiniâtreté, suffiront toujours pour les distinguer du simple engorgement des mêmes organes; enfin, les ulcères strumeux se distinguent des ulcérations syphilitiques par l'absence de toute propriété contagieuse et de tout autre symptôme vénérien, par l'examen des signes commémoratifs, par leur marche lente et leur état si souvent stationnaire.

Pronostic. — Le pronostic de la scrofule varie suivant sa forme, sa durée, son état de simplicité ou de complication; suivant le sexe, l'âge et la constitution du sujet; suivant que la maladie est vierge de tout traitement, ou qu'elle a déjà été inutilement combattue; mais nous devons dire que l'opiniâtreté si fréquente des affections strumeuses en rend presque toujours le pronostic plus ou moins grave.

Espèces. — M. Alibert admet deux espèces de scrofule : la scrofule vulgaire ou sporadique, la scrofule endémique (*Monographie des Dermatoses*).

Traitement. — Les affections strumeuses sont si variées, si pleines d'inégalité dans leur marche et souvent si opiniâtres, que l'on conseille de les combattre par une foule de médications.

On a qelquefois occasion de recourir aux antiphlogistiques; mais les remèdes les plus usités sont pris parmi les excitants et les toniques : comme les préparations iodurées, mercurielles, ferrugineuses ou sulfureuses; les plantes amères, le quinquina, les bois sudorifiques, les sucs des crucifères; on a beaucoup vanté l'action de la digitale, du carbonate de potasse, de l'hydrochlorate de chaux, etc. Parmi ces médicaments, les uns sont pris à l'intérieur seulement, sous forme de poudres, de décoctions, de pilules ou d'électuaires, de sirops ou d'élixirs; d'autres sont employés intérieurement et extérieurement sous forme de bains, de frictions, de fomentations.

On a également opposé avec succès aux engorgements strumeux, une compression méthodique; on est quelquefois forcé de recourir aux opérations chirurgicales.

Pour être efficaces, ces divers traitements doivent être parfois substitués l'un à l'autre, et toujours continués avec persévérance ; mais, avant tout, le malade doit être promptement soustrait aux influences délétères au milieu desquelles la scrofule s'est développée, et maintenu entouré des conditions hygiéniques les plus favorables (1).

(1) Nous ne devons pas terminer cet article sans dire un mot des nombreuses et belles recherches de M. le docteur

Lugol sur les maladies scrofuleuses. Ce célèbre praticien ne s'est pas contenté de mettre dans tout son jour leur étiologie, et de tracer leur histoire d'une manière qui laisse peu d'espérance d'y ajouter quelques traits : il s'est emparé avec bonheur de la découverte du médecin de Genève sur les propriétés médicinales de l'iode, nous a fait connaître toute la puissance de cet agent thérapeutique, et nous a prouvé maintes fois que les affections scrofuleuses les plus étendues et les plus invétérées ne devaient plus être regardées comme au-dessus des ressources de l'art.

NEUVIÈME GROUPE.

DERMATOSES SCABIEUSES.

Si le groupe des dermatoses scabieuses n'offre plus avec ceux qui l'environnent qu'une analogie secondaire et assez éloignée, il n'en est pas de même des affections qui le constituent; elles présentent entre elles un grand nombre de rapports d'une évidence incontestable.

Toutes filles de la misère et de la malpropreté, c'est dans la classe pauvre et sur les êtres sales et débauchés qu'elles exercent leurs plus grands ravages. Le caractère contagieux de la plupart d'entre elles facilite cependant leur introduction dans les rangs élevés de la société; elles affectent souvent aussi les sujets dont la constitution, affaiblie par l'âge ou les infirmités, conserve encore une grande susceptibilité nerveuse.

Partout où elles se montrent, elles se distinguent par une démangeaison toujours très-vive, à laquelle les malades ne peuvent résister, et qui offre pour caractère singulier et distinctif de se calmer dans certaines scabies, et de s'exaspérer dans d'autres, sous l'influence de l'irritation causée par les ongles du malade.

Un autre caractère, non moins important, est de paraître, dans beaucoup de cas, dues à la présence d'animalcules qui, introduits sous l'épiderme, le sillonnent en tous sens, et déterminent, par leur présence, tous les phénomènes de l'éruption (acarus de la gale, insecte pédiculaire d'une variété de prurigo) (1).

Les dermatoses scabieuses ne sont pas susceptibles d'une guérison spontanée, et bien qu'elles puissent exister long-temps sans déterminer aucune réaction fébrile, si celui qui en est atteint les néglige entièrement, elles finissent par s'étendre à toute la surface des téguments, altérer plus ou moins le tissu dermatique, et occasioner des accidents quelquefois assez graves.

C'est surtout à l'égard des dermatoses scabieuses que nous devons nous plaindre du peu d'exactitude et de sévérité apporté par les anciens dans leurs descriptions et le choix de leurs expressions : plusieurs de ces maladies sont décrites sous la même dénomination, d'autres sont confondues, et sans les travaux des écrivains modernes nous n'aurions encore à offrir au lecteur que confusion et obscurité.

Les dermatologistes placent le siége des affections scabieuses à l'extrémité des vaisseaux capillaires du derme.

(1) Voyez, à la fin du Manuel, la notice sur l'acarus.

19.

Ces dermatoses présentent, pour lésions anatomiques, des vésicules, des papules, des pustules, et quelquefois des engorgements tuberculeux.

Leur ressemblance plus ou moins frappante avec un grand nombre d'autres maladies cutanées rend souvent leur diagnostic incertain et difficile.

Enfin, l'analogie des moyens employés pour les combattre vient leur fournir un nouveau caractère de similitude, et justifier la formation du groupe qui résulte de leur rapprochement.

PREMIER GENRE.

GALE. *Scabies des Latins;* Ψωρα *des Grecs* (1).

Dermatose éminemment contagieuse, et principalement caractérisée par des vésicules acuminées, transparentes à leur sommet, formant une légère saillie au-dessus du niveau des téguments, et renfermant une sérosité limpide et visqueuse.

Ces vésicules, beaucoup plus communes à la partie

______

(1) L'étymologie du mot gale est environnée d'obscurité; les Latins appelaient scabies, et les Grecs ψωρα, des affections qui ne nous paraissent pas identiques, et même, avant M. Alibert, on confondait encore la gale et le prurigo.

interne des membres, dans l'intervalle des doigts, aux aisselles, aux aines et au ventre, que partout ailleurs, sont constamment le siége d'une vive démangeaison, peuvent accidentellement devenir pustuleuses, et se terminent par dessiccation, érosion ou desquamation.

Causes. — Après la découverte de M. Renucci à l'hôpital Saint-Louis, et les nombreuses recherches auxquelles elle a donné lieu, nous devons aujourd'hui regarder la gale comme un effet constant de l'excitation produite à la surface du derme par la présence de l'*acarus scabiei*.

Nous mettrons donc au nombre de ses causes prédisposantes toutes les conditions qui peuvent faciliter l'introduction de cet animalcule sous l'épiderme en rendant la peau fine et délicate, comme la jeunesse, le sexe féminin, une constitution lymphatique, une température élevée, les professions qui maintiennent la peau dans un état de moiteur habituelle ; et celles qui prêtent à la contagion, comme le contact d'individus malades ou d'effets à leur usage, les professions qui obligent à manier les tissus laineux, l'oubli des règles de l'hygiène, et surtout la malpropreté.

Symptômes et marche. — Les vésicules de la gale ne se montrent jamais que plus ou moins long-temps après que l'on s'est exposé à la contagion; l'intervalle qui sépare l'éruption du moment de la contagion varie de quelques jours à un mois, et même plus, suivant l'âge, la saison et l'état de la peau du malade. L'apparition des vésicules est presque toujours précédée d'un prurit qui devient constamment plus vif le soir et pendant la nuit, lorsque le corps est échauffé par le séjour du lit.

Le siége des premières vésicules est toujours la région qui a subi l'influence contagieuse : c'est le plus ordinairement aux mains, soit aux poignets, soit dans l'interstice des doigts.

Diverses circonstances peuvent le modifier; ainsi, on les voit survenir aux fesses ou au visage, chez les enfants portés ou allaités par des bonnes et des nourrices galeuses; aux mamelles, chez les nourrices dont les enfants sont infectés.

Quel que soit leur siége, les vésicules se montrent d'abord discrètes et peu nombreuses; leur base est large et à peine enflammée, leur sommet acuminé et transparent. Cette transparence est due au liquide visqueux et limpide qu'elles renferment; dans les premiers jours de leur formation, on voit souvent partir de leur base un petit sillon d'une ligne et demie à deux lignes d'étendue, à l'extrémité duquel existe un léger renflement blanchâtre où se trouve logé l'acarus.

Examinée trop tôt ou trop tard, la vésicule psorique ne présente plus le sillon *acarien;* dans le premier cas, il n'est pas encore formé, et l'animalcule occupe un des points du pourtour vésiculeux, en dehors de la sérosité ; dans le second, le sillon s'est affaissé et a disparu.

La démangeaison qui précède l'éruption des vésicules psoriques accompagne aussi leur développement, et prend même souvent, alors, une nouvelle intensité.

Lorsque la gale est méconnue ou négligée, l'éruption qui la caractérise s'étend bientôt aux parties voisines, et finit souvent par envahir toute la surface des téguments ; les vésicules se multiplient, se rapprochent, et sont surtout nombreuses dans les régions où la peau offre le plus de finesse, de vaisseaux lymphatiques et de moiteur habituelle.

Les parties du derme où les groupes vésiculeux sont le plus nombreux et le plus serrés prennent alors une teinte rosée et s'enflamment ; les malades sont tourmentés par un prurit insupportable et n'éprouvent de soulagement qu'en se grattant avec violence ; c'est seulement dans des cas semblables qu'on voit quelquefois la gale déterminer une réaction plus ou moins forte du système circulatoire, et même provoquer l'irritation sympathique d'organes importants.

Mais la scabie offre rarement ce caractère de gravité. Chez les sujets âgés et peu irritables, chez les personnes propres et soumises aux préceptes de l'hygiène, on la voit se développer avec lenteur, passer d'une région à une autre, et souvent n'apporter d'autre gêne que la démangeaison qui en est inséparable.

La gale ne se termine jamais d'une manière spontanée, et si on l'abandonnait à elle-même sa durée pourrait être indéfinie ; mais cet état permanent de l'éruption scabieuse tiendrait au développement successif des vésicules, et non à leur persistance : car la durée de chaque vésicule ne dépasse guère deux ou trois septénaires ; et si, au bout de ce temps, les ongles du malade les ont respectées, ce qui est fort rare, on les voit se flétrir, se dessécher, et disparaître sous forme de squammules grises ou blanchâtres.

Le plus souvent les vésicules sont déchirées au bout de quelques jours ; elles laissent échapper le liquide visqueux qu'elles renferment, et celui-ci se convertit bientôt en petites croûtes minces, légères et peu adhérentes.

La gale peut offrir, dans son éruption, un certain nombre de particularités qu'il est d'autant plus important de noter ici, que des auteurs les ont prises pour en former des espèces et des variétés : ainsi les vésicules scabieuses peuvent être très-petites, pointues, peu transparentes, ou remplacées par de petites concrétions noirâtres, formées d'un peu de sang desséché (gale papuliforme, Willan et Bateman; gale canine, gale miliaire des auteurs).

Dans d'autres cas ces vésicules sont larges et d'une transparence remarquable, sans aucune trace d'inflammation à leur base (gale aqueuse ou lymphatique, Willan et Bateman).

Enfin, sous l'influence d'une vive inflammation, on leur voit souvent prendre un développement considérable et perdre leur transparence ; leur base présente une injection plus ou moins vive ; le liquide qu'elles renferment devient jaunâtre et purulent (gale purulente ; Willan et Bateman ; gale pustuleuse , grosse gale des auteurs).

Le siége de l'éruption scabieuse est tout-à-fait superficiel ; cette dermatose ne laisse après elle qu'une légère furfuration ou desquamation, ou bien encore des taches violacées et non persistantes.

La gale, comme la plupart des autres dermatoses, peut être influencée d'une manière singulière par le développement des phlegmasies organiques aiguës : c'est ainsi qu'on la voit disparaître et se montrer de nouveau lorsque, la phlegmasie terminée, les fonctions ont repris leur état normal (1).

La gale peut être simple, ou compliquée, soit d'une affection interne, soit d'une autre éruption.

____

(1). Il est certain que, dans ce cas, la disparition des phénomènes extérieurs de la gale n'est pas due à la mort de l'acarus ; mais plutôt à son état d'engourdissement et d'inaction, ou bien à ce que sa présence sous l'épiderme n'influence plus de la même manière les tissus dont la vitalité se trouve elle-même modifiée.

Diagnostic. —Il a régné jusqu'ici une si grande confusion dans les différentes descriptions qu'on a données de la gale, que nous ne devons pas être étonnés des erreurs journalières commises à son sujet par un grand nombre de praticiens.

De toutes les affections qui précèdent, il n'est cependant possible de confondre les vésicules scabieuses qu'avec celles de la squammeuse humide, de l'olophlyctide, et, dans quelques cas, avec les pustules du phlysacia.

Mais l'erreur ne peut être de longue durée si l'on se rappelle : 1° que les vésicules de la squammeuse humide sont réunies en groupes et beaucoup plus enflammées ; qu'elles se montrent de préférence dans les points où abondent les poils et les follicules sébacés ; qu'elles sont le siége d'un sentiment de cuisson et non d'un véritable prurit : enfin, qu'elles sont presque toujours remplacées par des concrétions squammeuses plus ou moins étendues ;

2° Que l'olophlyctide occupe rarement les mêmes régions que la gale ; que ses vésicules sont nombreuses et rapprochées ; qu'elles ne dépassent jamais, dans leur plus grand développement, le volume d'une tête d'épingle ou d'un petit pois ; qu'elles suivent une marche régulière ; qu'elles se terminent spontanément et par desquamation au bout de deux ou trois septénaires ;

3° Enfin, que les pustules du phlysacia sont ordinairement isolées, et le plus souvent en petit nombre ; qu'elles s'accompagnent de douleurs lancinantes , et non de démangeaisons ; qu'elles ont une marche successive et se convertissent en croûtes isolées.

Pronostic. — Il n'offre jamais de gravité, tant que la gale n'est accompagnée d'aucune complication.

Espèces et variétés. — M. Alibert admet trois espèces de gale : 1° la gale légitime ; 2° la gale bâtarde ; 3° la gale pécorine (1).

Willan et Bateman admettent quatre espèces de gale, savoir : 1° scabies papuliformis ; 2° scabies lymphatica ; 3° scabies purulenta ; 4° scabies cachectica.

Traitement. — On doit, dans certains cas, procéder au traitement de la gale par l'emploi des antiphlogistiques, comme bains tièdes, évacuations sanguines, boissons délayantes ou laxatives.

Mais les principaux moyens curatifs sont : les préparations sulfureuses, alcalines et mercurielles : ce sont elles qui font la base des lotions de Dupuytren , du liniment de Jadelot, des pommades de Saint-Louis, et de l'onguent citrin.

---

(1) La seconde espèce de gale signalée par M. Alibert ne peut plus être admise aujourd'hui.

La gale pécorine appartient à la médecine vétérinaire, et ne devait pas figurer dans notre Manuel.

Ces diverses substances sont employées isolément ou réunies plusieurs ensemble ; on les donne quelquefois à l'intérieur ; mais leur usage externe est beaucoup plus fréquent ; elles s'administrent soit en solution, dans les bains ou les lotions ; soit incorporées dans l'axonge ou autres corps gras, pour frictions ; soit à l'état de vapeur dans les diverses fumigations.

Je ne dois pas oublier de parler ici des heureux effets que j'ai obtenus de l'emploi du goudron contre la gale : incorporé dans l'axonge à la dose de ℥ ij sur axonge ℥ j, et uni au camphre, dans la proportion d'un dixième pour celui-ci, je l'ai vu constamment calmer avec une rapidité singulière la démangeaison souvent si insupportable qui accompagne l'éruption scabieuse ; son effet pour la guérison complète m'a paru aussi plus prompt et plus heureux que celui de toutes les autres préparations en usage.

DEUXIÈME GENRE.

PRURIGO. *Prurigo* (1).

Dermatose *réputée* non contagieuse, et principalement caractérisée par le développement de papules

(1) *Prurigo, inis* signifie démangeaison ; ce mot francisé a été donné à la maladie qui nous occupe, parce qu'il peint un de ses principaux caractères.

parfois légèrement rosées, mais plus souvent de la couleur des téguments.

Ces papules, d'un volume variable et quelquefois à peine visibles, sont constamment accompagnées d'une vive démangeaison, et peuvent se terminer par résolution, érosion, furfuration ou desquamation.

Causes. — L'enfance et la vieillesse, le sexe masculin, les chaleurs de l'été, paraissent favorables au développement du prurigo.

On attribue plus particulièrement cette dermatose à une habitation basse et humide, à la malpropreté, à une mauvaise nourriture, à l'abus des alcooliques, des mets salés ou épicés; aux émotions pénibles de l'âme, à des travaux excessifs, des veilles trop prolongées, etc.

M. Renucci affirme que l'acarus scabiei existe également dans le prurigo, et doit être regardé comme la principale cause de cette affection (1).

Symptômes et marche. — C'est constamment après plusieurs jours d'une démangeaison fort vive dans

(1) L'opinion de M. Renucci une fois admise, il faudrait croire, comme conséquence, à la contagion du prurigo; et bien que plusieurs faits militent en faveur de cette dernière hypothèse, ils ne sont pas assez concluants pour nous déterminer à émettre sur la nature du prurigo une opinion nouvelle et opposée à celle de presque tous les dermatologistes.

les régions qui doivent être le siége de l'éruption, qu'on voit paraître les papules caractéristiques du prurigo.

Elles se montrent sous la forme d'élevures pleines et solides, douces au toucher, arrondies à leur sommet, ou légèrement acuminées ; leur couleur se confond souvent avec celle des téguments ; dans quelques cas, cependant, elles sont légèrement rosées (prurigo lichénoïde, Alibert) ; leur nombre est extrêmement variable ; elles sont semées çà et là, sans offrir dans leur disposition aucune régularité ; elles se montrent presque toujours discrètes et isolées ; leur volume varie depuis une petite tête d'épingle jusqu'à la grosseur d'un pois ; elles sont quelquefois si petites, que l'œil a besoin, pour les apercevoir, d'un instrument grossissant ; et sans le prurit insupportable dont sont tourmentés les malades, et qu'on ne peut attribuer à aucune autre cause, leur existence paraîtrait, dans certains cas, problématique (prurigo latent, Alibert).

L'éruption prurigineuse peut envahir toute la surface du corps, ou se trouver bornée à certaines régions ; cette dernière disposition est même la plus ordinaire : c'est ainsi qu'on l'observe aux épaules, aux lombes, à la partie supérieure et antérieure du thorax, sur les membres, et toujours alors dans le sens de l'extension ; à l'anus, aux parties génitales externes.

Le développement des papules se fait généralement d'une manière lente et successive (M. Alibert cite cependant plusieurs cas où leur invasion a été subite et tout-à-fait inattendue); la vive démangeaison qui les accompagne constamment ne permet guère de les trouver intactes : leur sommet, bientôt déchiré par les ongles du malade, laisse écouler une gouttelette de sang, qui se dessèche et donne naissance à de petites croûtes noirâtres plus ou moins adhérentes.

Tant que l'éruption prurigineuse est peu ancienne, la peau qui sépare les papules conserve son état normal; mais il n'en est plus ainsi dans les éruptions chroniques : les téguments intermédiaires aux papules, continuellement irrités par les ongles du malade, se couvrent de furfurations, de légères desquamations, et deviennent le siége d'hypertrophies plus ou moins prononcées.

La démangeaison qui précède le développement des papules les suit dans toutes leurs périodes, et persiste même quelque temps après leur entière disparition : du reste, elle varie d'intensité chez les différents individus, et suivant l'état plus ou moins chronique de l'éruption : rarement légère et très-supportable (prurigo mitis, Bateman), elle acquiert souvent un degré de violence extrême; le malade ne peut goûter un seul instant de repos ; la nuit, ses souffrances sont encore plus horribles : le corps, échauffé par le séjour du lit, devient le siége de mille sensations douloureuses ; ce sont des fourmillements (prurigo formicans, Bat.), des picotements, et quelquefois même des élancements sans fin ; ne pouvant résister au besoin de se gratter, il se déchire le corps avec ses ongles, et trouve seulement alors quelques instants de repos.

Dans le prurigo la démangeaison présente deux caractères importants à noter : d'abord elle s'exaspère sous l'influence d'une irritation cutanée de médiocre intensité, et ne cède, pour ainsi dire, qu'à la lacération même des téguments.

En second lieu elle se montre, dans beaucoup de cas, sous forme d'accès ; les intervalles qui séparent ces derniers sont loin d'offrir une régularité constante : leur retour peut être provoqué par une émotion vive de l'âme, par le passage subit du froid à la chaleur, par un écart de régime, et surtout l'abus des alcooliques.

Le prurigo est une maladie essentiellement chronique ; mais sa longue durée dépend moins de la persistance des papules que de leur incessante réproduction ; dans l'enfance et la jeunesse on obtient presque toujours la guérison complète de cette redoutable dermatose ; mais chez le vieillard elle résiste souvent à tous les traitements et l'accompagne jusqu'au tombeau.

Les papules du prurigo, lorsqu'elles sont intactes, se terminent par résolution, et ne laissent d'autre trace de leur existence qu'une légère desquamation furfuracée : dans ce cas aussi, on les voit parfois se dessécher, se raccornir, et se détacher sous forme de squammules grisâtres, laissant à leur place une légère coloration bleue ou violacée qui ne tarde pas elle-même à disparaître ; mais, souvent déchirées par les ongles du malade, leur sommet se couvre d'une petite croûte noirâtre formée par un peu de sang desséché.

Cette croûte tient plus ou moins fortement aux parties sous-jacentes ; elle finit enfin par se détacher tantôt partiellement, tantôt d'une seule pièce, et donne ainsi lieu à un mode particulier de desquamation.

Le prurigo peut être simple ou compliqué soit d'une affection interne, soit d'une autre éruption : comme la gale, certaines espèces de dartres, des furoncles, des phlysacia, quelquefois même des abcès sous-cutanés.

Il est une autre complication du prurigo, assez commune chez les sujets affaiblis par l'âge ou la misère : c'est l'apparition, sur toutes les parties affectées, d'une quantité innombrable d'animalcules ordinairement du genre pediculus : ces insectes, qu'un auteur moderne assimile au sarcopte de la gale, se reproduisent et se multiplient avec une étonnante facilité ;

ils semblent sécrétés par le derme lui-même, et viennent par leur présence augmenter les tourments du malade, et le rendre un objet de dégoût pour ceux qui l'entourent (prurigo pedicularis).

Outre les symptômes généraux dus à l'éruption prurigineuse, il est d'autres accidents particuliers au siége même de l'éruption : c'est ainsi que le satyriasis ou la nymphomanie peut résulter d'un prurigo des parties génitales externes dans l'un ou l'autre sexe , etc.

Diagnostic. — Le prurigo, étant une affection essentiellement papuleuse, ne peut être confondu avec la gale (dermatose vésiculeuse), ni avec aucune autre maladie cutanée, surtout lorsque ses produits élémentaires sont accompagnés d'une vive démangeaison.

Mais ce prurit lui-même, que les auteurs regardent comme caractéristique, peut être simulé, pour le prurigo podicis (Bat.), par des ascarides situés dans le rectum, par des tumeurs hémorrhoïdaires, par une légère rectite; et, pour le prurigo scroti et le prurigo pudendi (Bat.), par les pediculi pubis et la squammeuse humide des bourses ou du pudendum.

Pronostic. — Le prurigo ne compromet jamais directement la santé; mais il montre une fréquente tendance à récidiver, et le prurit qui l'accompagne constamment est quelquefois porté à un tel degré de violence, qu'on a vu des malades ne pouvoir le supporter et se donner la mort pour échapper à sa funeste influence.

Espèces et variétés. — Les Anglais ont établi leurs variétés de prurigo sur des considérations qui nous paraissent bien secondaires : c'est ainsi que, suivant l'âge du malade ou le siége de l'éruption, ils ont admis un prurigo infantilis, senilis, podicis, scroti, pudendi, plantaris.

M. Alibert admet quatre espèces : le prurigo lichénoïde ou furfuracé, le prurigo formicans, le prurigo pédiculaire, le prurigo latent.

Traitement. — Suivant que le sujet est jeune ou d'un âge avancé; que sa constitution est forte ou détériorée; que sa peau est fine et délicate ou rugueuse, épaisse et peu sensible; suivant aussi le plus ou moins d'ancienneté de la maladie, l'on conseille les antiphlogistiques, comme saignée générale ou locale, boissons délayantes ou acidulées, lotions et bains tièdes ou froids;

Ou bien les amers et les toniques, les ferrugineux, les alcalis, les laxatifs, les sels de potasse ou de soude;

A l'intérieur, les savonneux, les alcalins, les sulfureux, la chaux, les bains de vapeur, les fumigations aromatiques et quelquefois les préparations mercurielles; mais il est un topique auquel nous donnons la préférence sur la plupart de ceux que nous venons d'énumérer : je veux parler du goudron uni

à l'opium et incorporé à l'axonge ; il forme un médicament d'autant plus précieux, qu'il a pour effet
constant de calmer presque instantanément la démangeaison, symptôme, sans contredit, le plus fâcheux
du prurigo.

DIXIÈME GROUPE.

DERMATOSES HÉMATEUSES.

Ce groupe est encore un de ceux dont il est difficile d'assigner rigoureusement la place dans un cadre nosologique ; les éruptions qui le constituent se montrent avec des caractères tranchés qui ne permettent guère de confusion à leur égard ; ce sont tantôt des plaques uniformes, plus ou moins étendues et d'une teinte *sui generis*, tantôt, un plus ou moins grand nombre de points rosés ou livides, disséminés sur la surface des téguments.

Les dermatoses hémateuses sont principalement dues à l'altération du système sanguin ; mais nous devons ajouter que leur développement est évidemment favorisé par toutes les causes capables d'affaiblir et de détériorer la constitution ; ne voyons-nous pas les individus qui en sont atteints présenter, outre les phénomènes de l'éruption, tous les symptômes caractéristiques de la faiblesse et de la débilité ? leur sang se montre plus fluide, les vaisseaux qui le renferment moins élastiques et moins résistants.

En affirmant que la plupart des dermatoses hémateuses sont dues à une prédominance morbide du système veineux sur le système artériel, M. Alibert est-il certain de ne pas avoir pris l'effet pour la cause? C'est une question qui me paraît insoluble dans l'état actuel de la science.

Parmi les dermatoses hémateuses, les unes existent souvent comme complication des fièvres typhoïdes, d'autres constituent un des symptômes les plus ordinaires du scorbut; ne serait-ce pas ici le cas de rechercher toutes les altérations que subit le sang dans les affections scorbutiques dont les dermatoses hémateuses ne sont souvent qu'un des nombreux symptômes? mais il faut avouer qu'à cet égard la science est peu riche de faits, et que nous sommes le plus souvent forcés de nous en tenir à l'examen des phénomènes extérieurs.

La marche des dermatoses hémateuses varie suivant qu'elles sont symptomatiques ou idiopathiques. Dans le premier cas, elle est presque toujours subordonnée à celle de la maladie principale; dans le second, leur développement se fait avec lenteur et progression.

Les dermatoses hémateuses ont toujours besoin, pour guérir, des secours de l'art et surtout des soins de l'hygiène.

Ces affections, jadis si redoutables, mais beaucoup

moins communes de nos jours, se montrent parfois
encore avec un caractère de ténacité qui fait le désespoir du malade et du praticien; mais, nous devons
le reconnaître, grâce aux progrès incessants de la civilisation, ces cas graves deviennent de plus en plus
rares, et finiront même, nous devons du moins l'espérer, par disparaître entièrement du tableau déjà
trop nombreux des infirmités humaines.

PREMIER GENRE.

PÉLIOSE (Alibert); *Pourpre des auteurs*; *Purpura*,
Willan. Πελιος (1).

Dermatose non contagieuse, et principalement caractérisée par le développement de taches quelquefois
d'un rouge vif, mais plus souvent d'un rouge obscur;
dans d'autres cas, brunes ou noirâtres. Ces taches
sont généralement arrondies, tantôt discrètes, tantôt confluentes, ne forment aucune saillie à la peau,
et sont constamment l'effet d'hémorrhagies sous-
épidermiques.

Causes. — On met au nombre des causes prédisposantes : l'enfance et la vieillesse, le sexe fémi-

______

(1) Πελιος signifie livide, et exprime l'aspect ordinaire de
l'éruption qui nous occupe.

nin, le tempérament lymphatique, une peau molle et délicate, une constitution affaiblie par des excès ou de nombreuses privations ; ou bien des maladies antérieures, l'exercice de certaines professions, etc.

Cette affection paraît, le plus souvent, due à la misère et à la malpropreté, à une habitation humide et non aérée, à une nourriture malsaine ou insuffisante, à l'usage des préparations mercurielles poussées jusqu'à la salivation, etc. ; mais, comme elle attaque également des individus placés dans les conditions les plus favorables, nous devons dire qu'elle reconnaît encore d'autres causes, et que son étiologie est loin d'être dégagée de toute obscurité.

Symptômes et marche. — La péliose, que n'accompagne dans beaucoup de cas aucun mouvement fébrile, se manifeste par des taches rouges ou livides assez régulièrement arrondies, ne disparaissant pas sous la pression du doigt, et tellement analogues aux piqûres de puce qu'on ne peut souvent les en distinguer que par l'absence du point central, trace de ces piqûres.

Leur siége le plus ordinaire est aux membres, et surtout aux extrémités inférieures ; elles peuvent aussi se montrer sur le tronc, à la poitrine et même au visage chez les jeunes enfants ; leur nombre est extrêmement variable ; leur disposition n'offre aucune régularité ; leur volume varie depuis une tête d'épingle jusqu'à une grosse lentille, et même au-delà ; elles sont toujours discrètes, et la peau qui les sépare conserve son état normal.

Ces taches deviennent successivement plus foncées, puis perdent peu à peu leur couleur, jaunissent, et disparaissent au bout de quelques jours à la manière des ecchymoses, sans furfuration ni desquamation sensible, et sans laisser aucune trace de leur existence (péliose vulgaire, Alibert; purpura simplex, Willan).

Dans des cas plus graves le développement de la péliose est quelquefois précédé d'un sentiment de prostration universelle ou d'un trouble plus ou moins marqué des fonctions du tube digestif ; ses taches sont livides ou violacées, plus larges, plus nombreuses et plus profondes : c'est alors qu'elles ont l'aspect des meurtrissures produites par l'action des agents extérieurs.

Elles peuvent envahir toute la surface cutanée, mais elles sont surtout nombreuses dans les points où la peau est fine et délicate ; elles peuvent également s'étendre à l'orifice des membranes muqueuses, à la cavité buccale, et même pénétrer dans la profondeur du tube digestif.

La péliose est alors souvent accompagnée d'un état tout particulier de l'économie, principalement caractérisé par la fluidité du sang et la perméabilité de tous les tissus : des hémorrhagies surviennent pour la cause la plus légère ; on voit le sang couler à la surface des téguments, ou surgir de l'intérieur des cavités naturelles ; s'épancher dans les poches séreuses ou s'infiltrer dans l'épaisseur même des organes ; du reste, ces hémorrhagies sont extrêmement variables sous le rapport de la quantité du sang épanché, comme pour la manière dont il sort de ses vaisseaux ; c'est ainsi qu'il peut ne tomber que goutte à goutte, ou couler par jet continu, ou s'épancher en nappe.

Quelques auteurs affirment que la péliose et les hémorrhagies qui la compliquent fréquemment peuvent être accompagnées de symptômes d'irritation soit générale, soit locale ; de là les divisions de péliose sthénique et péliose asthénique.

L'anatomie pathologique nous démontre que les taches de la péliose sont toutes le résultat de véritables extravasations sanguines : dans les taches les plus petites, le sang se trouve immédiatement sous l'épiderme, à la superficie du réseau muqueux ; plus les taches sont étendues, plus ce liquide pénètre profondément dans le corps muqueux ; il peut arriver jusqu'au derme, et même jusqu'au tissu cellulaire sous-cutané.

Les taches de la péliose sont, le plus souvent, tout-à-fait indolentes, et ce n'est que dans des cas exceptionnels qu'elles deviennent le siége de picotements ou de légères démangeaisons.

La durée de la péliose est extrêmement variable :

dans les cas les plus simples, quelques jours suffisent pour son entière disparition ; mais souvent aussi, surtout lorsqu'il existe quelques graves complications, elle se prolonge plusieurs semaines et même plusieurs mois ; mais alors les taches ne se développent que successivement, et la peau des malades peut offrir les teintes les plus variées et les plus bizarres.

Les taches de la péliose ne laissent aucune trace de leur existence. Cette dermatose existe rarement à l'état de simplicité : elle peut être compliquée soit d'une autre éruption, comme la variole ou la scarlatine ; soit d'affections typhoïdes ou pestilentielles, soit d'inflammations organiques plus ou moins graves, soit enfin d'affections scorbutiques ou tuberculeuses.

Diagnostic. —Les taches de la péliose se distinguent : 1° des ecchymoses, par la nature toute différente de leur cause ; 2° des piqûres de puce, par l'absence du point central, trace de ces piqûres ; 3° des éruptions exanthémateuses, par l'obscurité de leur teinte, par leur persistance malgré la pression du doigt, par leur dégradation de couleur ; 4° des macules syphilitiques, par la marche de la maladie et la connaissance des signes commémoratifs.

Pronostic. — Le pronostic de la péliose varie suivant son état de simplicité ou de complications, et la nature même de ces complications ; selon l'âge et la constitution du sujet, selon l'époque

21.

de la maladie, etc. La péliose est rarement une affection légère et de peu d'importance.

Espéces et variétés. — M. le professeur Alibert
admet trois espèces de péliose : 1° la péliose vulgaire;
2° la péliose hémorrhagique; 3° la péliose par contusion (1).

Traitement. — On conseille, selon l'âge et la
constitution du sujet, selon la cause, la marche et la
nature de la maladie, quelquefois les antiphlogistiques, mais bien plus souvent les toniques et les excitants, comme les vins amers, les préparations de
quinquina, les ferrugineux, les acides minéraux, les
astringents, et surtout le ratanhia, les purgatifs, et
parmi eux le calomel, les excitants externes.

Les hémorrhagies peuvent réclamer l'emploi des
réfrigérants, la compression, les dérivatifs, etc.

On doit opposer à chaque complication les moyens
appropriés, et non-seulement soustraire le malade
aux influences qui ont pu altérer sa santé, mais encore
le maintenir entouré des conditions hygiéniques les
plus favorables.

(1) Sous le nom de purpura, Willan admet les cinq espèces suivantes : purpura simplex, purpura hemorrhagica, purpura urticans, purpura senilis, purpura contagiosa.

La troisième espèce de M. Alibert figurerait mieux, selon
nous, dans un traité de pathologie chirurgicale (chapitre
contusion) que dans un cadre dermatologique.

DEUXIÈME GENRE.

PÉTÉCHIE. *Fièvre pétéchiale* (Franck) ; *Purpura* (Willan et Bateman) (1).

Affection le plus ordinairement symptomatique, et principalement caractérisée par le développement de petites taches quelquefois rosées, mais plus souvent livides ou noirâtres, discrètes et éparses sur les téguments : ces taches, que l'on a comparées à celles de la rougeole, ne deviennent jamais vésiculeuses, se terminent en vingt-quatre ou quarante-huit heures par une légère furfuration, et ne laissent après elles ni croûtes ni ulcérations.

Causes. — Les auteurs assignent comme causes des pétéchies toutes les conditions capables de déterminer les fièvres de mauvais caractère : ainsi, les exhalaisons marécageuses, les grandes inondations, le voisinage des cloaques, l'encombrement des hôpitaux, des vaisseaux ou des ateliers ; une habitation humide, étroite et non aérée ; enfin les privations de l'indigence.

(1) Les auteurs anglais paraissent confondre, sous la dénomination de purpura, le pourpre proprement dit et la pétéchie : deux affections qu'il importe de distinguer, et dont les anciens ne nous ont donné que des descriptions inexactes.

Mais ce qu'aucun auteur n'a encore expliqué, c'est la coïncidence si fréquente des pétéchies avec les affections typhoïdes et pestilentielles, et le caractère de gravité qui paraît, dans beaucoup de cas, résulter de cette simultanéité d'existence.

Symptômes et marche. — L'éruption pétéchiale, que l'on pourrait à plus d'un titre classer dans le groupe des dermatoses exanthémateuses, survient quelquefois d'une manière spontanée : sa marche est alors rapide, et elle peut disparaître sans avoir déterminé le plus léger mouvement fébrile ; mais ordinairement le développement de ses taches est précédé et accompagné de symptômes plus ou moins nombreux, qui tous annoncent un état de prostration de l'économie, comme : sentiment de lassitude générale, céphalalgie sourde, dégoût des aliments, lenteur et débilité du pouls, rêvasseries, délire, etc. ; les sécrétions, et surtout l'urine, peuvent être diversement altérées ; chez d'autres malades les symptômes sont ceux d'une irritation apparente du système circulatoire ; enfin, chez le plus grand nombre, il n'existe plus aucun doute sur le caractère typhoïde ou pestilentiel de la maladie principale lorsque paraissent les premières pétéchies.

Elles se manifestent ordinairement du second au septième jour, sous la forme de petites taches parfois rosées, mais le plus ordinairement livides ou noirâtres; ces taches sont discrètes, et laissent dans leurs intervalles la peau tout-à-fait saine : elles se montrent d'abord au cou, à la poitrine, à la partie interne des bras, dans les plis des articulations, et de là gagnent quelquefois toute la surface des téguments : leur disposition n'offre aucune régularité; leur grandeur varie peu : il est rare qu'elles atteignent le volume d'une lentille; plus leur teinte est obscure et plus l'éruption offre généralement de gravité.

La pétéchie paraît avoir son siége à la surface du corps muqueux : les auteurs se taisent sur la nature de l'altération subie dans ce cas par l'organe affecté.

L'éruption pétéchiale n'est, le plus souvent, accompagnée d'aucune sensation particulière dans les parties qui en sont le siége : quelquefois, cependant, les malades accusent dans ces mêmes parties un sentiment de cuisson plus ou moins incommode (purpura urticans, Willan).

Les pétéchies n'ont qu'une existence éphémère ; elles disparaissent presque toujours au bout de vingt-quatre ou quarante-huit heures, par desquamation ou plutôt furfuration épidermoïque, et sans jamais laisser après elles ni croûtes ni ulcérations.

L'éruption pétéchiale existe rarement comme affection simple et idiopathique; elle survient quelquefois pendant une maladie aigüe (et son développement coïncide presque toujours dans ce cas avec une exacerbation des symptômes morbides); mais on la voit le plus souvent se manifester dans le cours des fièvres de mauvais caractère, et alors elle peut rester sans aucune influence sur la maladie principale, et ne paraître qu'un épiphénomène sans importance; ou bien être suivie d'un amendement général et être considérée comme une éruption critique et salutaire; ou bien encore coïncider avec une exacerbation de tous les symptômes et devenir une fâcheuse complication.

L'éruption pétéchiale ne survient généralement qu'une fois pendant le cours d'une maladie : souvent aussi, surtout lorsque celle-ci est de longue durée, on la voit paraître à deux reprises différentes, et dans ce cas les deux éruptions sont souvent loin d'être identiques.

Diagnostic. — La pétéchie se distingue : 1° de la péliose par l'extrême petitesse de sa tache, par sa nature exanthémateuse et non hémorrhagique ; 2° de la rougeole, par ses taches discrètes et disséminées, par l'état sain des parties tégumentaires qui les séparent, etc.

Pronostic. — Le pronostic de la pétéchie varie suivant qu'elle est simple ou compliquée, idiopathique ou symptomatique : ce qui constitue sa gravité, c'est moins l'éruption en elle-même, que la nature des maladies dans le cours desquelles elle survient ordinairement.

Espèces et variétés.— M. le professeur Alibert admet deux espèces de pétéchie : 1° la pétéchie idiopathique ; 2° la pétéchie symptomatique (1).

Traitement.— L'éruption pétéchiale n'exige aucun traitement direct : c'est contre la maladie qu'elle complique qu'il faut diriger tous ses efforts, en observant néanmoins qu'il convient de les modifier suivant l'espèce d'influence que l'éruption paraît exercer sur l'affection primitive et principale.

(1) Consulter, pour les espèces des auteurs anglais, la note qui termine le genre précédent.

ONZIÈME GROUPE.

DERMATOSES DYSCHROMATEUSES.

Le groupe des dermatoses dyschromateuses renferme un grand nombre d'affections encore peu connues, et qui toutes ont leur siége dans le pigment tégumentaire diversement altéré : c'est ainsi que les unes paraissent dues à la surabondance de la matière colorante, d'autres à sa diminution ou même à son absence complète; d'autres, enfin, à un simple changement de coloration.

Les affections dyschromateuses présentent encore d'autres lignes de démarcation : dans les unes, la couche pigmentaire se montre le point de départ et reste le siége unique de la maladie (dischrôme idiopathique); dans d'autres, la peau ne s'affecte que secondairement, et le point de départ est l'altération d'un organe interne plus ou moins important; enfin, une troisième série comprend les taches cutanées accidentelles, et dues soit à l'action des agents extérieurs, soit à l'introduction volontaire de quelque substance dans l'économie (par exemple, le nitrate d'argent).

La symptomatologie justifie pleinement les distinctions que nous venons d'établir : en effet, les taches cutanées idiopathiques, à part quelques picotements ou démangeaisons ressenties dans la partie affectée, restent sans influence sur l'économie, se montrent fixes, toujours de longue durée, et souvent même persistent jusqu'à la mort.

Les dermatoses dyschromateuses symptomatiques jouissent, au contraire, d'une fréquente mobilité ; liées à un état morbide interne, elles en sont, pour ainsi dire, le phénomène extérieur, et donnent jusqu'à un certain point la mesure de sa gravité, par leur tendance à marcher vers la guérison ou à faire de nouveaux progrès.

Les dermatoses dyschromateuses ne varient pas moins dans leurs formes que dans leurs colorations ; plusieurs faits bien observés prouvent que, dans certains cas, elles peuvent reconnaître pour cause une simple impression morale ; mais ce qu'il serait à désirer de connaître et que nous ignorons complétement, c'est la nature des altérations subies par les organes sécréteurs de la couche pigmentaire.

Ni les hypothèses plus ou moins ingénieuses inventées par les auteurs, ni les expériences de M. Dutrochet sur la matière colorante, n'ont pu dissiper les doutes de la science à cet égard, et nous en sommes encore réduits à l'observation des phénomènes extérieurs.

PREMIER GENRE.

PANNE (Alibert); *Lentigo; Ephélides des auteurs; Pannus* (1); *Pythyriasis versicolor; P. nigra* (Willan, Bateman).

Dermatose non contagieuse, et principalement caractérisée par le développement de taches de couleurs et de dimensions extrêmement variables ; ces taches, le plus souvent indolentes et sans aucune influence sur l'économie, dépassent rarement le niveau des téguments, et se terminent par une légère furfuration de l'épiderme.

Causes. — L'enfance et la jeunesse, le sexe féminin, un tempérament lymphatique, une peau fine et délicate, paraissent des conditions favorables au développement de la panne.

On attribue cette dermatose soit à l'action directe du soleil ou de la lumière, soit au voisinage prolongé des corps en ignition ; ou bien à une altération particulière du système biliaire ou du tube di-

---

(1) Le mot latin *pannus*, signifie pièce, haillon, morceau, et ne nous paraît pas rendre d'une manière heureuse l'idée de son auteur sur l'aspect particulier de la peau des individus affectés de la dermatose qui nous occupe.

gestif, à des émotions morales vives, à des chagrins profonds, à l'action de certaines substances, comme le nitrate d'argent ; mais nous devons ajouter que, dans beaucoup de cas, l'étiologie de la panne reste des plus obscures.

Symptômes et marche. — La panne peut se montrer avec des caractères extérieurs bien différents, et qu'il importe d'exposer successivement. 1°. Elle se présente souvent sous la forme de petites taches arrondies et lenticulaires, rarement rouges et animées, plus souvent brunes, mais le plus ordinairement jaunâtres ; ces taches sont éparses ou agglomérées, ne dépassent jamais le niveau des téguments, et ne sont le siége d'aucune sensibilité ; elles sont accidentelles ou congéniales ; dans le premier cas, elles ne se montrent guère que dans les parties habituellement découvertes, comme au visage, sur les bras, les mains, le cou, la poitrine ; dans le second, toutes les régions peuvent en être plus ou moins marquées.

Cette forme du pannus est surtout commune chez les individus qui ont les cheveux très-blonds, ou roux, ou d'un rouge foncé, sans que l'on sache s'il existe, dans ce cas, quelque rapport entre l'altération de la peau et la coloration du système pileux.

C'est de cette forme qu'il faut rapprocher les taches d'abord rouges et animées, puis brunâtres ou d'un jaune-paille et comme marbrées, que présentent les cuisses des femmes qui font usage des chaufferettes appelées *güeux*, et les jambes des hommes qui les tiennent long-temps exposées à la chaleur d'un foyer trop ardent.

C'est encore à elle qu'il faut rapporter ces taches tantôt peu nombreuses, irrégulières et d'un brun foncé; tantôt, au contraire, multipliées, d'un jaune fauve, petites et arrondies, qui se montrent si souvent au printemps et pendant les chaleurs de l'été sur les parties de la peau exposées à l'air et aux rayons du soleil, et que l'hiver fait généralement disparaître.

2°. La panne se montre dans d'autres cas sous la forme de taches grisâtres, fauves, jaunâtres et comme safranées : d'abord petites, isolées et distantes les unes des autres, ces taches se rapprochent et s'élargissent; la peau qui les sépare conserve son état normal; elles sont toutes irrégulières et d'inégale grandeur; leur surface est légèrement rugueuse; elles sont parfois accompagnées d'un prurit assez violent pour causer l'insomnie; toute perspiration cutanée paraît éteinte dans les points qu'elles occupent, tandis que cette fonction se montre plus active dans les régions restées saines (Alibert); l'épiderme qui les recouvre s'enlève avec une extrême facilité sous forme de desquamation furfuracée (taches hépatiques, Alibert; pythyriasis versicolor, Willan, Bateman).

Sous cette forme le pannus imprime souvent à la

peau des malades les plus bizarres configurations : la dermatose peut s'étendre au point de faire croire que les parties peu nombreuses qu'elle a respectées et qui tranchent par leur pâleur sur les surfaces environnantes, sont les seules malades et frappées de décoloration.

(Dans ce cas la panne est-elle toujours liée à un état morbide du foie et de ses annexes, ou du tube digestif, comme le veulent quelques auteurs; ou n'est-elle, d'après Bateman, qu'une affection purement extérieure et de peu d'importance? S'il nous était permis de donner notre avis, nous supposerions qu'il y a exagération dans ces deux manières de voir, en faveur de chacune desquelles militent plusieurs faits en apparence bien constatés, et que cette question ne peut être décidée que par de nouvelles et nombreuses observations.)

Dans quelques cas rares, la panne se présente sous la forme de plaques verdâtres ou d'un brun foncé et parfois tout-à-fait noires (panne mélanée, Alibert; pythyriasis nigra, Bateman). Ces plaques sont dues, d'après M. Breschet, au dépôt sous l'épiderme d'une substance inorganique: cette singulière sécrétion n'est-elle qu'un résidu de sang plus ou moins altéré (Alibert)? a-t-elle du rapport avec la matière du mélena ou les dépôts fuligineux des fièvres typhoïdes? Toutes ces questions restent insolubles dans l'état actuel de la science (1).

M. Alibert parle d'une espèce de pannus propre aux pays qui avoisinent les Cordilières, et sur laquelle nous ne connaissons que les faits consignés par ce professeur dans sa Monographie (panne carate). Cette maladie très-commune attaque principalement les nègres, les mulâtres, les personnes issues des blancs avec les Indiens ; les taches qui la caractérisent sont tantôt d'un blanc mat ou d'un blanc livide, tantôt d'un rouge cramoisi, ou couleur café, ou d'un beau rose ; la peau d'un seul individu peut offrir toutes ces nuances répandues sur différentes plaques ; du reste, cette dernière affection, quoique très-répandue a une étiologie des plus obscures, une nature morbide tout-à-fait inconnue et qui résiste presque toujours aux traitements les plus énergiques et en apparence les mieux dirigés.

Enfin, il est une espèce de panne que l'on peut appeler artificielle et qui est due à l'introduction du nitrate d'argent dans l'économie : ce médicament énergique n'est guère employé que dans les affections

______

(1) Lire le cas extraordinaire de pannus rapporté dans les *Éphémérides des Curieux de la nature*, et l'observation non moins singulière consignée dans la *Monographie des Dermatoses*.

nerveuses les plus graves, comme l'épilepsie, etc. ; il jouit de la singulière propriété de donner à la peau une teinte bronzée d'autant plus foncée que son usage a été plus prolongé. Tous les élèves de l'hôpital Saint-Louis connaissent un employé nommé Cécile qui est une preuve vivante de ce fait : heureux encore si ce malheureux n'eût fait qu'échanger la teinte naturelle de sa peau contre ses attaques d'épilepsie ! mais il a perdu l'une et conservé les autres.

L'anatomie pathologique ne nous apprend rien sur les modifications subies par la peau chez les individus affectés de panne.

Cette singulière affection ne développe aucun phénomène sympathique de quelque importance; quelquefois elle est accompagnée d'une démangeaison plus ou moins vive, et les symptômes morbides que lui attribuent quelques auteurs sont presque toujours dus à des complications plus ou moins graves.

La panne a généralement une durée fort longue ; mais, comme elle jouit dans certains cas d'une extrême mobilité, elle peut disparaître et revenir à des époques régulières ou indéterminées ; elle guérit souvent dans un point et reparaît dans un autre ; enfin, on voit parfois sa disparition n'être suivie d'aucun retour : c'est ce qui a surtout lieu lorsqu'elle est accidentelle et peu prononcée.

La panne se termine constamment par furfuration ou une légère desquamation épidermoïque.

Diagnostic. — La panne et ses différentes variétés ont des caractères trop tranchés pour qu'il soit besoin d'établir ici leur diagnostic différentiel.

Pronostic. — La longue durée du pannus et sa résistance si fréquente à tous les traitements constituent seules sa gravité ; car cette affection ne compromet l'existence que dans les cas où elle se trouve liée à quelque complication organique plus ou moins grave.

Espèces et variétés. — M. Alibert admet quatre espèces: 1° la panne lenticulaire ; 2° la panne hépatique ; 3° la panne mélanée ; 4° la panne carate.

Traitement. — Suivant que la panne est simple ou compliquée, congéniale ou accidentelle, récente ou invétérée, l'on conseille l'éloignement du grand air et surtout des rayons du soleil ; les bains et les douches soit émollients, soit aromatiques, soit sulfureux ou alcalins ; les eaux minérales à l'intérieur et à l'extérieur, les sudorifiques, les préparations saturninés, les antimoniaux, les acides minéraux, les oxides, les préparations mercurielles, etc.

DEUXIÈME GENRE.

ACHRÔME (Alibert); *Albinisme; Vitiligue des auteurs.*
Αχρωμος (1).

Dermatose non contagieuse, et principalement caractérisée par des taches d'un blanc mat, de forme et de grandeur variables, ne dépassant jamais le niveau des téguments : ces décolorations, auxquelles participe quelquefois le système pileux, ne déterminent le plus souvent aucun trouble fonctionnel, et sont simplement accompagnées, dans les points qu'elles occupent, d'une diminution plus ou moins marquée de la sensibilité ; la décoloration peut être universelle ; mais alors elle est constamment congéniale.

Causes. — L'étiologie de l'achrôme est des plus obscures. Cette dermatose est-elle due à l'absence du réseau muqueux sécréteur de la matière colorante (Blumenbach), ou bien à une altération particulière de cet organe? Peut-elle être l'effet d'une émotion morale vive (plusieurs faits tendent à le prouver)? Peut-elle être la suite d'une affection du système

____

(1) Αχρωμος vient de α, privatif, et de χρωμα, couleur, et exprime l'espèce d'altération qui forme un des principaux caractères de la dermatose qui nous occupe.

biliaire ou du tube digestif (j'ai connu, à l'hôpital Saint-Louis, une vieille femme affectée d'achrôme accidentel, et qui avait éprouvé long-temps des douleurs abdominales)? Enfin, n'est-elle souvent que le résultat d'une cachexie plus ou moins avancée? De nouvelles observations pourront seules donner la solution de ces différentes questions.

Symptômes et marche. — L'achrôme, que l'on observe le plus communément dans les pays chauds et sur les nègres, se manifeste, sans être précédé d'aucun prodrôme, par des taches blanchâtres ou d'un blanc tout-à-fait mat, constamment au niveau du reste des téguments, et d'une sensibilité obtuse et souvent même tout-à-fait nulle.

Ces taches peuvent se montrer indifféremment sur toutes les parties du corps : c'est ainsi qu'on les voit sur les membres, le cou, la tête, la poitrine, le dos ou le ventre, etc.

Elles peuvent être petites ou étendues, peu nombreuses ou multipliées ; leur configuration n'a rien de régulier ; leur développement est en général lent, mais progressif : c'est ainsi qu'après avoir occupé d'abord un petit espace, on les voit successivement envahir toute la surface cutanée, ou du moins la plus grande partie des téguments ; il arrive souvent aussi qu'on les voit demeurer stationnaires après avoir pris une médiocre étendue.

Ces taches sont quelquefois accompagnées d'un léger gonflement des parties environnantes ; mais cet accident n'est que de courte durée, et bientôt il ne reste plus que la décoloration cutanée, avec perte plus ou moins complète de toute sensibilité dans les parties qui en sont le siége.

On voit dans quelques cas les régions affectées d'achrôme ne se décolorer que successivement : ainsi elles commencent par offrir une teinte grisâtre et toujours moins foncée que les parties voisines, et ce n'est qu'après un laps de temps qui varie suivant les individus, qu'elles atteignent cette blancheur éblouissante qui les caractérise.

Lorsque l'achrôme affecte des parties velues, tantôt les poils restent intacts et conservent leur couleur, tantôt ils participent à l'altération cutanée et deviennent tout-à-fait blancs (achrôme vitiligüe).

Les taches de l'achrôme peuvent être accidentelles et bornées à une ou plusieurs régions, ou congéniales et en même temps universelles.

Dans tous les cas, elles ne sont le siége d'aucune sensation particulière, et paraissent sans influence sur l'économie ; mais l'achrôme congénial et universel est accompagné d'un certain nombre de caractères qui impriment un cachet tout particulier à l'habitude extérieure des malades ; ainsi, outre leur peau d'un blanc mat, leurs cheveux et leurs poils sont blancs, l'iris est pâle et tirant sur le rouge.; leurs yeux sont si sensibles qu'ils ne peuvent supporter la lumière du jour. Les individus appelés Albinos (d'*album*, blanc) sont plus communs chez les nègres et parmi les nations de la race caucasienne.; ils ont tous les attributs d'une constitution grêle et délicate; ils vivent retirés et ne sortent guère que la nuit.

Mais, bien que les deux sexes soient également exposés à cette affection, il paraît certain qu'elle ne constitue jamais que des individualités morbides, et nullement, comme l'affirment plusieurs auteurs, une espèce humaine particulière et dégénérée.

Les taches de l'achrôme, même lorsqu'il est borné et accidentel, sont toujours de longue durée et souvent indélébiles. L'achrôme congénial est toujours indélébile, comme celui qui peut être le résultat des progrès de l'âge.

Dans les cas peu nombreux où la guérison s'opère, on voit disparaître par degrés insensibles la teinte blanche et fade des surfaces malades, et de même revenir leur coloration normale.

Diagnostic. — L'achrôme ne pourrait être confondu qu'avec la leuce ou lèpre blanche et quelques cas d'herpès.

Mais il se distingue de la leuce en ce que ses taches conservent toujours le niveau des téguments; en ce que sa teinte est blanche et non d'un vert glauque;

en ce que l'inflammation ne s'empare jamais de ses plaques pour en opérer l'élimination.

L'herpès s'en distingue également par ses plaques proéminentes, si souvent accompagnées de cuissons ou de démangeaisons plus ou moins vives, et couvertes la plupart du temps de productions pustuleuses ou squammeuses.

Pronostic. — Le pronostic de l'achrôme varie suivant son siége, son étendue ; suivant qu'il est accidentel ou congénial, simple ou compliqué ; suivant qu'il est vierge de tout traitement, ou qu'il a déjà été plus ou moins de fois inutilement combattu.

Espèces et variétés. — M. Alibert distingue deux espèces : l'achrôme vitiligue ou accidentel, l'achrôme congénial.

Traitement. — On conseille, suivant les cas, les diaphorétiques, les sucs amers ; les bains simples et médicinaux, les douches ; on a beaucoup préconisé les bouillons de vipère ; mais la plupart de ces moyens échouent : comment en effet traiter avec succès une maladie dont l'étiologie est des plus obscures, et dont la nature même est peut-être encore tout-à-fait inconnue ?

DOUZIÈME GROUPE.

DERMATOSES HÉTÉROMORPHES.

Nous voyons à regret un groupe d'affections hétéromorphes ou *incertæ sedis* terminer cette grande et belle famille des dermatoses, dont toutes les parties nous ont présenté jusqu'ici des rapports si naturels.

Mais ce groupe ne manque à aucune science, et vient pour ainsi dire donner un démenti à la perfectibilité humaine ; à lui seul, cependant, appartiennent ces faits peu connus ou mal définis. Les devons-nous à ce que la nature n'a pas toujours des intentions bien arrêtées, ou bien à ce que nous perdons de vue quelques-uns des rapports qui lient ses actes entre eux ? Cette dernière supposition nous paraît la plus vraisemblable.

Quant au groupe qui nous occupe, nous pensons qu'on aurait pu restreindre le nombre de ses genres : d'abord en réunissant l'ichthyose au groupe des dermatoses dartreuses (rapprochement que justifieraient de nombreuses analogies) ; 2° en retranchant le genre onygose et le faisant rentrer dans le cadre des phlegmasies ordinaires.

Pour être susceptible de perfectionnement, la classification de M. Alibert n'en est pas moins une des plus philosophiques applications de la méthode naturelle à l'étude d'un ordre de maladies rendues si importantes par leur nombre et leur fâcheuse influence sur nos rapports extérieurs.

Grâce aux travaux de cet illustre professeur, la dermatologie, naguère encore la science de quelques médecins privilégiés, est devenue aujourd'hui familière au plus grand nombre des praticiens, et les nombreux élèves qui suivent chaque année les cliniques de l'hôpital Saint-Louis ont vu disparaître comme par enchantement les difficultés qui les arrêtaient à chaque pas dans cette étude toute spéciale, et qui tenaient le plus souvent à des classifications systématiques et défectueuses.

PREMIER GENRE.

ICHTHYOSE. *Ichthyosis* (1).

Dermatose non contagieuse, le plus souvent hérédi-

---

(1) Le nom d'ichthyose vient de ιχθυς, poisson, et a été imposé à la dermatose qui nous occupe à cause de la ressemblance grossière qu'offre, dans certains cas, la peau des malades avec l'enveloppe écailleuse de certains poissons.

taire et congéniale, principalement caractérisée par des lames épidermiques grisâtres ou nacrées et d'une épaisseur extrêmement variable.

Ces squammes, qui acquièrent parfois la dureté de la corne ou de l'ivoire, impriment aux régions cutanées qu'elles affectent des modifications remarquables, leur donnent l'aspect de la peau de certains reptiles ou poissons, et présentent, dans beaucoup de cas, le curieux phénomène d'une chute et d'une reproduction périodique.

Causes. — L'étiologie de l'ichthyose est des plus obscures : le plus souvent due à l'hérédité, on assure qu'elle peut encore être l'effet d'une compression longtemps répétée, ou de l'usage habituel d'eaux malsaines et d'aliments putréfiés.

Symptômes et marche. — L'ichthyose, dont l'apparition et le développement ne provoquent jamais aucun trouble sympathique, débute ordinairement par un état de rudesse et de furfuration dans les régions qui doivent en être le siége ; on voit en même temps ces parties prendre une teinte plus foncée, devenir sèches et âpres au toucher, et perdre plus ou moins complétement toute faculté de perspiration.

Peu à peu ces divers phénomènes se prononcent davantage, et après un laps de temps qui varie chez chaque individu, la dermatose se montre sous sa forme écailleuse et véritablement caractéristique.

L'épiderme hypertrophié présente un nombre plus ou moins considérable de squammes le plus souvent brunes ou grisâtres et comme terreuses, d'autres fois brillantes et nacrées.

Ces lames, que l'on a comparées tantôt aux écailles de la carpe, tantôt à celles qui recouvrent la peau de certaines espèces de serpents, sont constamment irrégulières et *jamais imbriquées*, généralement petites, d'une épaisseur variable, larges à leur base et acuminées au sommet; leur figure est celle des aires tracées par les sillons naturels de l'épiderme; du reste, leur organisation se rapproche en tous points de celle de cette membrane, et elles ne paraissent évidemment qu'une superposition de couches épidermiques hypertrophiées.

L'ichthyose peut être bornée à une région peu étendue, comme se montrer simultanément ou successivement sur différentes parties du corps : son siége le plus ordinaire est la surface externe des membres et tous les points où le derme possède une texture dense et serrée; on ne la rencontre presque jamais dans les régions où la peau jouit de plus de finesse et de sensibilité, et où elle se trouve habituellement lubrifiée par la matière sébacée, comme aux aines et aux aisselles, etc.

L'ichthyose ne se montre pas non plus à la paume des mains ni à la plante des pieds, sans que l'on puisse regarder cette exception que comme le résultat de l'organisation particulière de ces parties.

L'ichthyose, quels que soient son étendue et le nombre de ses écailles, ne détermine jamais aucun trouble organique: plus commun chez les hommes que chez les femmes, on l'observe dans tous les pays et dans toutes les classes de la société; son existence paraît souvent compatible avec une bonne santé habituelle et une forte constitution; elle n'apporte d'autre gêne qu'un sentiment de séchcresse et d'aridité et une raideur plus ou moins prononcée dans les mouvements, lorsqu'elle se trouve au voisinage des articulations.

Dans quelques cas, l'ichthyose se présente sous un aspect différent de celui que nous venons d'exposer : quelque temps après la naissance, la teinte de la peau s'obscurcit sur un plus ou moins grand nombre de points, et l'on voit se former des taches jaunes ou brunes sur lesquelles ne tardent pas à se développer des productions cornées affectant les plus bizarres dispositions : c'est ainsi qu'on en voit d'aplaties, de canaliculées, de cylindriques, d'acuminées, de droites ou recourbées en forme d'ergot, de verruqueuses, etc.

Ces différentes productions cornées peuvent exister isolément ou se trouver réunies sur le même individu ; leur développement se fait avec lenteur ; elles sont également sujettes à des chutes et à des renouvellements périodiques ; dures et élastiques, elles rendent sous la main qui les presse un bruit quelquefois très-fort et que l'on a comparé à celui du serpent à sonnettes.

Leur nombre est extrêmement variable : quelquefois il n'en existe qu'une seule, qui peut prendre alors des dimensions considérables ; dans d'autres cas, leur nombre est prodigieux ; leur réunion autour des articulations peut en rendre les mouvements gênés et difficiles ; du reste, elles sont sans influence sur l'économie, et les malheureux qui en sont atteints, objets d'horreur pour tous ceux qui les environnent, n'en possèdent pas moins souvent une santé robuste.

L'ichthyose, quelle que soit sa forme, est constamment d'une longue durée, et souvent même se prolonge autant que la vie du malade. Dans beaucoup de cas elle perd de son intensité, et quelquefois même elle disparaît complétement à la fin de l'automne pour revenir aux premières approches du printemps ; dans quelques cas rares, et surtout lorsque l'ichthyose est accidentelle, cette disparition automnale n'est suivie d'aucun retour ; mais, tant que dure la maladie, les squammes, continuellement détachées soit par le frottement des vêtements, soit par l'application des topiques, se renouvellent aussitôt sous l'influence d'une force de reproduction en apparence inépuisable.

Le derme, mis à nu par la chute des productions de l'ichthyose, ne paraît nullement altéré, et cependant il est impossible de ne pas admettre une lésion quelconque des couches productrices de l'épiderme, puisque cette sécrétion surabondante, qui constitue essentiellement la dermatose qui nous occupe, est évidemment un état morbide.

Une terminaison heureuse est annoncée par la chute des écailles ou la disparition du furfur, et le retour de la peau à son état de souplesse, de sensibilité et de perspiration.

L'ichthyose, dans les cas rares où elle guérit, ne laisse après elle aucune trace de son existence.

L'ichthyose est le plus souvent une affection simple et idiopathique ; elle peut être accidentelle ou congéniale ; les individus qui en sont atteints peuvent être, en outre, affectés soit d'autres maladies cutanées, soit de lésions organiques internes.

Diagnostic. — L'ichthyose se distingue de l'exfoliation épidermique consécutive à certaines dermatoses, par l'état de sécheresse et d'âpreté des parties qui en sont le siége : ces régions ont une teinte grisâtre et terreuse, et n'offrent, du reste, aux yeux de l'observateur aucune autre altération appréciable que cet état écailleux de l'épiderme.

Pronostic. — Bien que l'ichthyose existe le plus ordinairement avec l'exercice libre et régulier des principales fonctions, cependant sa résistance si fréquente à tous les traitements et la possibilité de sa transmission héréditaire, en font une affection grave et contre laquelle doivent s'exercer les thérapeutistes.

Espèces et variétés. — M. Alibert admet trois espèces : 1° l'ichthyose nacrée ; 2° l'ichthyose serpentine ; 3° l'ichthyose cornée (1).

Traitement. — Suivant que l'ichthyose est accidentelle ou congéniale, récente ou invétérée, on conseille avant tout l'éloignement des conditions qui ont pu favoriser son développement, ensuite l'emploi des substances qui agissent plus particulièrement sur le système dermoïde, comme les sudorifiques, les préparations soufrées ou ferrugineuses, les acides minéraux, etc.

Extérieurement, on conseille les applications émollientes ; les bains, les douches et les fumigations soit simples, soit médicamenteux ; les pommades sulfureuses, mercurielles, iodurées, etc. ; mais il faut avouer que tous ces moyens et beaucoup d'autres échouent dans la plupart des cas, et que l'on est encore à trouver l'agent thérapeutique efficace contre l'ichthyose.

(1) Les espèces de Willan sont au nombre de deux : l'ichthyosis simplex, l'ichthyosis cornua.

DEUXIÈME GENRE.

TYLOSE (Alibert) ; *Cor aux pieds, Oignon, Durillon.* Τυλωσις,

Dermatose caractérisée par de petites tumeurs dures, plates ou arrondies, formées par une superposition de lames épidermiques, et ayant leur siége le plus ordinaire soit à la paume des mains ou à la plante des pieds, soit aux orteils sur leur face dorsale, et plus souvent dans leurs intervalles : ces callosités, résultat ordinaire d'une pression long-temps répétée, déterminent par leur présence une gêne souvent insupportable, et sont elles-mêmes susceptibles de s'enflammer et de devenir plus ou moins douloureuses.

Causes. — Le tylosis est toujours le résultat d'une pression long-temps répétée sur un même point, soit par des chaussures trop étroites ou trop courtes, soit par des plis ou de trop fortes coutures dans les bas, soit enfin par le contact habituel d'un corps dur et résistant.

Symptômes et marche. — Le tylosis suit, en général, dans son développement, une marche lente et progressive : sa présence n'est douloureuse que lorsqu'il a déjà pris un certain volume, à moins toutefois qu'il ne repose sur quelque rameau nerveux ou sur une

saillie osseuse qui l'expose à des frottements continuels.

Cette affection présente plusieurs variétés importantes à noter : c'est ainsi qu'elle se montre sous la
forme de tumeurs aplaties, superficielles, dépassant
peu le niveau des téguments; ces tumeurs, que l'on
rencontre le plus communément autour des talons, à
la face inférieure des orteils, sous la tête du premier
métatarsien, aux paumes des mains, renferment
quelquefois, entre les lames épidermiques qui les constituent, une sérosité roussâtre qui leur donne au toucher un sentiment de souplesse et de rénitence plus
ou moins marqué; mais bientôt cette sérosité disparaît, les couches épidermiques se multiplient, leur
consistance se prononce chaque jour davantage, et la
tumeur, qui d'abord ne causait qu'une gêne supportable, devient de plus en plus sensible et douloureuse
(durillon).

Dans d'autres cas, le tylosis, outre le durillon dont
nous venons de parler, présente une seconde partie
centrale de forme conique, plus ou moins profondément enfoncée à travers le derme jusqu'aux parties
fibreuses ou aux os les plus voisins : cette portion,
regardée comme la racine du tylosis, est généralement
déprimée, grisâtre, et contraste avec la blancheur nacrée que la macération due à la transpiration habituelle des parties donne au bourrelet qui l'envi-

ronne : cette forme du tylosis (cor proprement dit : tylosis gompheux (1), Alibert) se rencontre principalement sur les têtes des os, sur les jointures des phalanges, sur leur face latérale, ou bien à leurs extrémités.

Enfin, lorsque le tylosis existe sur une partie molle et œdématiée, il présente dans son milieu un mamelon rouge et entouré de petites pellicules plus ou moins faciles à détacher les unes des autres (tylosis bulbeux, Alibert).

— Les différentes formes que nous venons d'exposer, et surtout les deux premières, peuvent se trouver réunies chez le même individu ; du reste, leur nombre, leur volume et leur disposition sont extrêmement variables.

— Le tylosis est généralement regardé comme une production tout-à-fait inorganique, et simplement formée par une réunion de lames épidermiques. Cependant quelques auteurs prétendent que l'on doit distinguer, dans ces tumeurs, deux parties : l'une superficielle, sèche, extérieure et sans aucune apparence d'organisation ; l'autre centrale, plus profonde, demi-transparente et pénétrant à travers l'é-

(1) Gompheux vient du grec γόμφος, clou, et a été imposé à cette forme du tylosis à cause de la douleur pongitive qui l'accompagne presque constamment.

paisseur du derme jusqu'aux tissus fibreux sous-jacents (Lagneau).

M. Breschet affirme avoir vu, au microscope, des
vaisseaux traverser en différents sens la partie profonde de certains tubercules du tylosis.

Peut-on admettre, avec M. Alibert, que l'humeur
synoviale abandonne, dans certains cas, son réservoir
naturel pour venir se mêler à la matière du tylosis
qui occupe le voisinage des articulations ?

Est-ce à ce déplacement qu'il faut attribuer l'an-
kylose fréquente de ces mêmes articulations ?

Le derme sur lequel repose le tylosis est souvent
rouge et enflammé ; quelquefois même cette inflammation va jusqu'à déterminer la formation d'un abcès ; il arrive souvent alors que le pus entoure la racine du cor, finit par la détacher des parties sous-jacentes, et devient ainsi un moyen naturel de guérison.

Les tumeurs du tylosis, surtout lorsque l'on n'a
pas la précaution de retrancher leurs callosités ou
parties exubérantes, gênent toujours beaucoup dans
la progression ; elles agissent à l'instar de corps étrangers qui seraient placés entre les pieds et la chaussure.
Dans beaucoup de cas, le tylosis est lui-même le
siége de douleurs lancinantes plus ou moins vives ; ces
élancements sont surtout fréquents pendant les grandes chaleurs et à l'approche des changements atmosphériques.

24

Du reste, le siége de la tumeur et la constitution du sujet influent beaucoup sur son degré de sensibilité.

La volonté du malade peut influer beaucoup sur la durée du tylosis : cette affection cède presque toujours assez promptement lorsqu'on évite avec soin toutes les causes capables de favoriser ou d'entretenir son développement.

Le tylosis ne guérit presque jamais par résolution : sa terminaison ordinaire est sa séparation naturelle ou provoquée des parties qui l'environnent.

Lorsque la tumeur est ancienne et profondément enchâssée dans le derme, elle laisse après elle une coloration bleuâtre et une dépression plus ou moins persistante.

Le tylosis peut être simple ou se compliquer de gerçures, du gonflement et de l'inflammation des parties qui le supportent, d'abcès, etc.

Son *diagnostic* est trop simple et trop facile pour qu'il soit nécessaire de rappeler ici ses caractères différentiels.

Son *pronostic* varie suivant le nombre et le volume des tumeurs, leur siége, leur degré de sensibilité, suivant leur plus ou moins d'ancienneté, leur état de simplicité ou de complication.

Espèces et variétés. — M. Alibert admet trois espèces de tylosis : 1° le tylosis gompheux ; 2° le tylosis calleux ; 3° le tylosis bulbeux.

Traitement.—On conseille d'abord les chaussures larges et longues, l'éloignement des courroies ou autres corps durs et capables d'irriter la peau.

Quant aux méthodes curatives, elles consistent : 1° dans l'extirpation ; 2° dans la cautérisation ; 3° dans l'excision incomplète et répétée, en y joignant les émollients et les résolutifs ; enfin, à soustraire le tylosis à toute compression par l'emploi méthodique des emplâtres agglutinatifs. On a également tenté de les user à l'aide de différentes espèces de limes ; quant à nous, la troisième série de moyens nous paraît préférable et seule capable d'amener, sans aucun danger, une guérison durable.

TROISIÈME GENRE.

VERRUE. *Verruca.*

Dermatose caractérisée par de petits tubercules indolents et mamelonnés, plus ou moins arrondis, sessiles ou pédiculés, d'une nature comme filandreuse, et dont le siége le plus ordinaire est aux mains et au visage : ces tubercules pénètrent souvent, par des espèces de racines, jusqu'au tissu cellulaire sous-cutané ou sous-muqueux, et existent presque toujours en grand nombre chez le même individu.

Causes. — L'enfance, une peau fine et délicate, l'exercice des professions qui obligent à manier des substances dures et pulvérulentes, paraissent favorables au développement de la verrue.

On attribue cette dermatose aux irritations répétées de la peau par les agents extérieurs, à une certaine disposition herpétique, à une transmission héréditaire ; souvent à un état particulier et tout-à-fait inconnu de l'économie.

Symptômes et marche. — La verrue n'étant le siége d'aucune douleur, son premier développement a souvent lieu à l'insu de celui qu'elle affecte : elle se présente à l'observateur sous deux aspects différents qu'il importe de noter : tantôt c'est une petite tumeur inégale, dure et âpre au toucher, peu élevée au-dessus des téguments, auxquels elle tient par une large base (verrue commune, Alibert; ακρωθινιον des anciens). Cette espèce se rencontre principalement sur les mains; on la trouve encore à l'origine des membranes muqueuses.

Dans d'autres cas, la verrue est portée sur un pédicule allongé; son corps présente un renflement plus ou moins sillonné à l'extrémité libre du pédicule (poireau); quelquefois même ce renflement n'existe pas, et l'extrémité libre de la verrue se trouve aussi

grêle que sa base : (ακροκορδων des anciens) ; cette espèce est plus commune au cou et au visage que partout ailleurs.

La verrue se développe généralement avec lenteur :
elle met presque toujours plusieurs mois pour son
entier accroissement ; son volume ne dépasse guère
celui d'un gros pois ; le plus souvent discrète, elle
n'est le siége d'aucune sensation douloureuse et ne
cause quelque gêne que lorsqu'elle se développe dans
le pli d'une articulation ou entre les doigts.

Le nombre des verrues varie chez chaque individu ;
elles sont tantôt rougeâtres, tantôt d'un blanc mat :
ailleurs, leur couleur ne diffère en rien de celle de la
peau. Les unes sont molles au toucher ; d'autres dures et comme cartilagineuses.

Quant à leur organisation, elle est loin d'être toujours identique : formées le plus souvent par une
superposition de couches épidermiques, elles ressemblent dans d'autres cas à des poches membra-
neuses, flasques et vides ; quelquefois ce sont deux
lames de peau réunies par leur face intérieure ; on
en voit qui ne peuvent se rompre sans laisser écouler
une certaine quantité de sang ; quand on les coupe
près de leur base, elles présentent une surface bleuâtre sur laquelle ne tardent pas à pointiller une ou
plusieurs gouttelettes sanguines.

24.

Ce phénomène serait-il dû au gonflement conique des couches superficielles du derme?

La verrue abandonnée à elle-même a généralement une durée indéfinie : dans quelques cas, cependant, surtout lorsqu'elle est accidentelle, elle paraît susceptible de résolution : elle se termine souvent par suppuration.

Lorsque les verrues sont anciennes, elles laissent après elles une légère teinte bleuâtre plus ou moins persistante.

Diagnostic. — La verrue pourrait être confondue avec certaines végétations analogues dues au virus cancéreux ou syphilitique; mais dans le premier cas la participation ordinaire de la peau à l'altération morbide et l'existence de douleurs lancinantes, dans le second le siége des tumeurs presque toujours aux organes de la génération et la connaissance des signes commémoratifs, empêcheront que l'erreur ne puisse se prolonger.

Pronostic. — La verrue est plutôt une affection désagréable que dangereuse; quelquefois, cependant, lorsqu'elle est souvent irritée par des piqûres ou des cautérisations incomplètes, elle peut tendre à dégénérer et à revêtir les caractères des affections carcinomateuses.

Espèces et variétés. —M. Alibert distingue deux

espèces de verrue : 1° la verrue vulgaire ou sessile ; 2° la verrue achrocordon ou pédiculée.

Traitement.— On conseille : 1° les frictions avec le sel ammoniaque, la poudre de sabine, l'hydrochlorate de soude, l'eau de chaux ou de Goulard, l'eau phagédénique, la solution de sublimé, les sucs de citron, d'oignon, de chélidoine, d'euphorbe, etc; 2° la ligature; 3° l'excision; 4° la cautérisation.

QUATRIÈME GENRE.

ONYGOSE (Alibert). *Onyxis des auteurs.* Ονυχος.

M. Alibert désigne ainsi l'inflammation de la matrice des ongles avec altération de ces organes.

Causes. — L'onygose est surtout commune chez les individus qui ont été long-temps sous l'influence du virus herpétique ou vénérien ; chez ceux qui manient habituellement des substances âcres et plus ou moins caustiques.

Ses causes les plus ordinaires sont les contusions, les chaussures trop étroites ou trop courtes, l'introduction sous l'ongle de quelque corps étranger, la négligence à les couper convenablement, enfin la malpropreté.

Symptômes et marche. — L'onygose débute souvent par les symptômes caractéristiques d'une vive inflammation ; un bourrelet d'un rouge pourpre se montre sur le croissant à concavité antérieure formé par la peau, et qui protége l'extrémité adhérente de l'ongle : ce bourrelet est plus élevé et plus sensible là où l'ongle semble adhérer davantage, et se trouve interrompu par des ulcérations saignantes et mamelonnées dans les points où l'ongle est déjà détaché, ou semble devoir se détacher bientôt.

Le doigt ou l'orteil est lui-même plus ou moins gonflé et douloureux ; l'inflammation parcourt rapidement ses périodes : la matrice *unguiculaire* ne tarde pas à devenir le siége d'une suppuration plus ou moins abondante ; un pus grisâtre et fétide s'échappe des parties affectées, et l'ongle, baigné par le pus qui l'environne et le soulève, se ternit, perd sa consistance et finit enfin par se détacher.

Dans d'autres cas, et surtout lorsque l'onygose se lie à quelque diathèse dartreuse ou syphilitique, les phénomènes inflammatoires sont beaucoup moins saillants ; le bourrelet dont nous venons de parler est plus petit, d'une teinte violacée ou d'un rouge obscur ; il est peu douloureux, et le doigt ou l'orteil ne participe pas généralement à la maladie de l'ongle. Il n'y a que fort peu ou même pas du tout de suppuration ; l'ongle conserve sa couleur, et sa chute paraît être le résultat d'une absorption trop active dans les liens qui l'unissent à la peau.

L'onygose peut également consister dans une végétation vicieuse de l'ongle à travers les parties molles
qui l'environnent; dans ce cas, la peau, continuellement irritée, devient le siége d'ulcérations et de fongosités très-douloureuses; le malade ne peut poser
son pied sur le sol; l'inflammation peut s'étendre à
tout l'orteil et déterminer une fièvre plus ou moins
forte; cette affection est extraordinairement douloureuse et peut se compliquer des accidents nerveux
les plus graves; dans plusieurs cas, elle s'est même
terminée par la gangrène et par la mort (ongle in-
carné).

Enfin, l'onygose peut être simplement caractérisée
par un vice de conformation; celui-ci est congénial
ou accidentel. L'ongle peut être incomplétement développé ou bifurqué; il peut s'atrophier, se recouvrir d'excroissances ou végéter irrégulièrement, soit
en s'allongeant immodérément, soit en se recour-
bant sur l'extrémité des doigts, comme cela se voit
souvent chez les phthisiques.

Mais nous devons ajouter que toutes ces altérations
doivent être rapportées au derme sur lequel l'ongle
repose, et non à l'ongle lui-même, que chacun sait
être tout-à-fait inorganique.

L'onygose a une durée qui varie suivant sa cause,
sa nature, son degré d'intensité, et selon les dispositions individuelles.

Elle se termine le plus ordinairement par la chute de l'ongle, qu'un autre ne tarde pas à remplacer dans la plupart des cas; mais il est rare que celui-ci affecte dans son développement la même régularité que celui qu'il remplace.

L'onygose peut être simple ou compliquée; son diagnostic ne peut jamais offrir la moindre difficulté.

Son *pronostic* varie suivant sa cause, sa nature; selon l'étendue de ses ravages, selon son état de simplicité ou de complication; suivant qu'elle est accidentelle ou le résultat d'une constitution viciée.

Espèces et variétés. — M. Alibert admet quatre espèces d'onygose : 1° l'onygose aiguë; 2° l'onygose chronique; 3° l'onygose par incarnation; 4° l'onygose par difformité.

Traitement. — Suivant que l'onygose est aiguë ou chronique, on conseille les évacuations sanguines locales, les applications émollientes et narcotiques, auxquelles on joint le repos le plus absolu et un régime convenable;

Ou bien les stimulants locaux et généraux, les préparations anti-dartreuses et anti-syphilitiques, lorsqu'elle s'est développée sous l'influence de l'un ou l'autre de ces deux virus.

L'onygose par incarnation réclame des soins chirurgicaux particuliers que l'on trouvera exposés dans tous les traités de pathologie externe.

Quant aux vices de conformation , s'ils ne causent qu'une gêne supportable , on doit les respecter ; dans le cas contraire , on y remédie par des moyens qui varient selon leur nature : c'est alors que l'on est souvent forcé d'en venir à l'arrachement de l'ongle, dans l'espérance de pouvoir conduire avec plus de régularité le développement de celui qui le remplacera.

CINQUIÈME GENRE.

DERMATOLYSIE (Alibert). De δέρμα, peau, et λυςις, dissolution, altération.

M. Alibert désigne ainsi une affection de la peau principalement caractérisée par l'extension anormale de cette membrane.

Les faits de dermatolysie ne sont pas encore assez nombreux pour que l'on puisse tracer son histoire d'une manière complète : aussi M. Alibert, se taisant sur l'étiologie de cette singulière affection, se contente-t-il de rapporter plusieurs observations détachées qu'on lira avec le plus grand intérêt dans sa *Monographie des Dermatoses*, surtout celle de l'habitant des environs de Gisors.

M. Alibert indique une dermatolysie palpébrale, faciale, cervicale, ventrale, génitale, suivant que la maladie se trouve aux paupières, à la face, au cou, au ventre, aux parties génitales.

Mais parmi les cas cités par M. Alibert, plusieurs ne nous paraissent autre chose qu'une distension passive et purement mécanique de la peau, soit par des tumeurs graisseuses, soit par des grossesses répétées, ou un état d'ampliation anormale du tube digestif chez de grands mangeurs. Quant à la dermatolysie génitale, chacun sait qu'elle consiste dans un développement démesuré des nymphes ou petites lèvres : qui ne connaît (par oui-dire du moins,) le tablier de la Vénus hottentote? Cette singulière disposition paraît naturelle chez la plupart des femmes de certaines peuplades africaines ; du reste, elle nous semble être plutôt du domaine du système muqueux, qu'appartenir à la peau, et sa présence dans un traité de dermatologie serait peut-être difficile à justifier.

Plusieurs de ces extensions cutanées sont donc purement accidentelles, et n'exigent pour tout traitement que l'emploi de bandages appropriés : d'autres, comme la dermatolysie génitale, peuvent réclamer la résection. Du reste, l'examen attentif de la nature de la maladie, de ses causes, de son siége, pourrait seul servir de base à un traitement rationnel.

SIXIÈME GENRE.

NÆVE (Alibert) ; *nævus maternus des auteurs,* Signes, envies, taches de naissance, taches de vin du vulgaire.

Ce genre comprend le nævus proprement dit, les tumeurs érectiles, et les anévrysmes variqueux ou tumeurs fongueuses.

Le nævus est congénital, le plus ordinairement permanent, et principalement caractérisé par des taches de dimension variable, généralement bien circonscrites, ne dépassant guère le niveau des téguments, d'une surface assez égale, et dues, en apparence, à l'altération du réseau muqueux de Malpighi. (Breschet.)

L'étiologie du nævus est des plus obscure ; on en accusait autrefois l'influence des constellations ; plus tard et de nos jours encore, le vulgaire l'attribue à des terreurs éprouvées pendant la grossesse, à des désirs non satisfaits, etc. : le fait est que sa cause est encore à trouver.

Les taches du nævus peuvent être étendues ou lenticulaires et circonscrites ; leur couleur varie depuis la teinte café au lait jusqu'à celle de bistre, de brun très foncé, ou même de noir : la teinte pâle offre la plus grande analogie avec

celle du pannus lenticulaire et du pannus hepa-
ticus. Elles sont tantôt glabres, tantôt couvertes
d'un duvet tomenteux, tantôt de poils soyeux,
ou d'espèces de soies résistantes et pénicellées.

Elles ont pour caractère spécifique de varier
peu sous l'influence des modifications subies par
la respiration ou la circulation.

Ces taches ne font généralement pas de progrès en étendue : mais souvent leur teinte devient de plus en plus foncée; elles ne sont le
siége d'aucune douleur et ne paraissent susceptibles de dégénérescence que lorsqu'elles sont
fréquemment et imprudemment irritées.

Les tumeurs érectiles et les anévrysmes variqueux sont, au contraire, toujours plus ou moins
élevés au dessus du niveau des téguments; les
vaisseaux sanguins dilatés et diversement en-
lacés les uns avec les autres, forment tantôt des
granulations qu'on a comparées à des grappes
de groseilles ou de cassis, à des mûres, à des
fraises, à des framboises; tantôt des tumeurs
plus ou moins volumineuses et dont la ressemblance avec une foule d'objets existe bien plus
souvent dans l'imagination et la volonté des individus que dans la configuration de la tumeur
elle-même.

Ces tumeurs se montrent aux lèvres, aux ailes
du nez, aux paupières, aux joues, à l'œil, au

pavillon de l'oreille, à la langue, au cou, à la poitrine, aux parties génitales, etc.

Alibert cite, dans sa monographie, un cas remarquable de nævus chez une jeune demoiselle dont presque toutes les parties du corps étaient couvertes de poils noirs, épais, durs, hérissés, cotonneux et ressemblant beaucoup à ceux des chiens barbets : la peau sur laquelle s'élevaient ces poils était aussi noire que celle des nègres et tranchait d'une manière remarquable avec la blancheur des parties restées intactes.

On trouve dans le même auteur, à côté de cette observation celle du jardinier Delaître, surnommé La Taupe, à cause d'une tumeur granuleuse qui défigurait son visage et dont la couleur se rapprochait de celle de la peau d'une taupe.

Les altérations du système capillaire cutané, appelées par Graafe angiectasie, sont dues tantôt à la prédominance du système artériel, tantôt à celle du système veineux : rouges et vermeilles dans le premier cas, elles se montrent dans le second violacées, brunes et noirâtres : congéniales comme le nævus, elles paraissent susceptibles de dégénérescence; elles deviennent souvent le siége d'hémorrhagies plus ou moins abondantes; elles peuvent s'enflammer, suppurer, et revêtir parfois tous les caractères des affections carcinomateuses.

Reconnaissons cependant que dans beaucoup de cas ces différentes affections constituent plutôt des espèces d'infirmités que des maladies; les auteurs s'accordent à donner le conseil de les abandonner le plus souvent à elles-mêmes, et de ne pas se laisser éblouir par quelques cas de guérison obtenus par la compression, ou à l'aide d'une irritation artificielle, etc. Outre que la science ne possède aucun moyen sûr de triompher de ces sortes d'affections, la crainte de leur voir subir une fâcheuse dégénérescence sous l'influence de ceux que l'art met en usage et qui sont presque tous pris dans la classe des irritants, doit rendre extrêmement circonspect tout praticien ami de sa réputation et de l'humanité.

NOTICE SUR L'ACARUS DE LA GALE

CHEZ L'HOMME.

Sans la nouvelle découverte de M. Renucci, faite en 1834 au traitement externe de l'hôpital Saint-Louis, l'acarus scabiei serait encore, aux yeux du plus grand nombre, un être purement imaginaire, et pour quelques uns le sujet d'un doute philosophique.....

Les travaux des anciens me paraissent cependant avoir mis dans tout son jour l'existence de ce singulier parasite.

Entrevu par Avenzoar ou Abinzoar, médecin arabe du XII⁰ siècle, qui en parle le premier et le désigne sous le nom de Soab, il est décrit en 1557 dans les œuvres de Scaliger, sous ceux de garapate, pedicello, scirro, brigand, etc., que différents peuples lui donnaient de son temps.

Nous voyons Ingrassias, Joubert, Gabucinus, soupçonner son existence.

En 1596, Aldrovande nous décrit la manière dont il sillonne l'épiderme.

En 1634, Moufflet constate l'existence de l'acarus dans la gale, le désigne sous son nom allemand *Seuren*, et fait observer que c'est à côté de la vésicule, et non dans son intérieur, au milieu de la sérosité, que l'on doit chercher l'animalcule.

Plus tard, Hauptmann et Haffeureffer, médecins allemands, nous en donnent : le premier, une mauvaise figure qui le représente avec six pattes et quatre crocs ; le second, une description incomplète : on l'appelait de leur temps, acarus, ciron, pedicello, lebendige, seuren.

En 1682, Muller en donne une figure plus correcte que celle d'Hauptmann.

En 1687, le docteur Bonomo, ou Bononio, le décrit plus complètement, et joint une figure assez correcte à sa description.

Morgagni crut aussi l'avoir retiré des vésicules de la gale ; mais ce fut Linnée qui, le premier, le classa et en donna les caractères spécifiques ; il le rangea parmi les insectes aptères, genre acarus, l'appela d'abord *acarus humanus subcutaneus ;* puis acarus scabiei.

Plus tard, ce célèbre naturaliste le confondit avec la mite de la farine, et refusa constamment de reconnaître son erreur ; ce fut Degeer qui la releva en nous donnant de l'acarus scabiei une description très exacte, et en nous laissant de cet animalcule la figure la plus correcte que nous ayons jusqu'à ces derniers temps.

Degeer regarde l'acarus comme la cause de la gale, et lui assigne les caractères suivants :

Mite un peu arrondie, blanche, à pattes roussâtres, courtes, surtout les postérieures : ces quatre pattes postérieures munies d'un long poil; les quatre tarses antérieurs en tuyau et terminés par un petit renflement en forme de vessie; tête en forme de museau court, cylindrique, arrondi au bout et garni de quelques poils; surface du corps comme raboteuse et parsemée de plusieurs poils.

Plus tard, Fabricius le plaça dans la classe des suceurs (antliata), et enfin Latreille créa pour lui un nouveau genre qu'il désigna sous le nom de sarcopte, et auquel il donne les caractères suivants : *Corps aptère, sans distinction de tête ni d'anneaux; organes de la manducation formant un avancement antérieur ou un suçoir sans palpes apparents; huit pattes courtes.*

Malgré l'opinion de tant d'hommes célèbres, malgré ces nombreux témoignages appuyés sur des observations faites avec de bons instruments d'optique, sur d'excellentes descriptions et sur des dessins si parfaits (ceux de François Redi et Degeer), que, de nos jours, à peine quelques corrections ont dû y être apportées, on trouva cependant beaucoup d'incrédules : c'est avec étonnement que nous voyons figurer parmi eux l'immortel Lorry. D'autres naturalistes voulurent bien croire à l'existence de l'acarus; mais en le regardant comme un simple accident de la gale, et nullement comme sa cause.

Tel se trouvait l'état de la science sur le sujet qui nous occupe, lorsqu'en 1812, M. Galès, pharmacien à l'hôpital Saint-Louis, entreprit de nouvelles recherches. Plus de trois cents galeux soumis à ses expériences le mirent à même de prouver jusqu'à l'évidence l'existence de l'acarus chez le plus grand nombre d'entre eux; mais le dessin qu'il en donna dans sa thèse ayant paru ressembler à la mite du fromage, chacun crut à une gasconnade, et de nouveaux observateurs s'engagèrent sur le même terrain (1).

(1) Il est certain, pour quiconque jugera sans prévention le travail de M. Galès sur l'acarus, que cet auteur a réellement trouvé et bien vu le sarcopte de la gale; sa description en est une preuve : comment se fait-il alors que le dessin qu'il y joint ait pu donner lieu, par son incorrection, à une si fâcheuse interprétation? Peut-on admettre que, pressé par le temps, et moins favorisé au moment où il se décida à le faire peindre, il lui fut impossible de rencontrer l'animalcule, et qu'en désespoir de cause il se décida alors à lui substituer l'insecte de la farine et du fromage? Quoi qu'il en soit, cette remarque, qui peut être pour nous une explication, ne sera jamais pour personne un motif d'excuse.

Moins heureux que lui, la plupart conclurent de l'inutilité de leurs recherches, que l'insecte n'existait pas. M. Biett cependant, ébranlé par l'autorité des savants qui affirmaient l'avoir vu, conserva un doute philosophique et en appela à de nouvelles expériences; et M. Raspail, après avoir démontré en 1829 que le mémoire de Galès était une pure mystification, ajoute qu'on doit bien se garder d'en conclure que l'insecte signalé dans la gale par les observateurs les plus consciencieux, n'existe pas, et que dans un autre climat, et peut-être dans une autre espèce de gale, il serait possible de le retrouver.

On voit par tout ce qui précède, que la question était loin d'être tranchée lorsque M. Renucci se présenta à l'hôpital Saint-Louis.

Natif de Corse, et exercé depuis plusieurs années à extraire l'acarus sur les galeux de son pays, ses premières tentatives faites à la consultation de M. Alibert furent couronnées d'un plein succès. L'animalcule, amené sur la pointe d'une épingle, et mis sur l'ongle du pouce, le parcourut dans plusieurs sens; chacun put le voir à l'œil nu; il paraissait blanc et globuleux.

Cette découverte se répandit rapidement et piqua vivement la curiosité des naturalistes : chacun voulut s'assurer par lui-même de cette existence si souvent contestée. On fit de nouvelles recherches, et par suite de nouveaux acarus furent trouvés. Les principales expériences se firent dans les salles de M. Eméry, dans le service duquel sont admis la presque totalité des galeux de l'hôpital Saint-Louis. Elles eurent lieu en présence de M. Raspail, de plusieurs praticiens distingués, des médecins de l'hôpital, de la plupart des élèves internes et externes.

Plusieurs réunions d'observateurs se succédèrent, et il fut prouvé que l'insecte découvert par M. Renucci était bien le sarcopte de la gale décrit et dessiné par François Redi et Degeer, et que les plus incrédules devaient se rendre à l'évidence.

On ne tarda pas non plus à découvrir la cause des résultats si différents auxquels sont arrivés les naturalistes qui nous ont précédés dans la recherche de l'acarus. C'est pour avoir oublié le conseil que nous donne Moufflet, de chercher l'acarus à côté de la vésicule et non dans son intérieur, que la plupart d'entre eux n'ont obtenu aucun succès, et que d'autres n'ont dû qu'au hasard de l'avoir quelquefois rencontré (1).

____

(1) L'acarus se trouve à une distance variable de la vésicule, quelquefois tout près, et une petite élevure blanchâtre est alors le seul indice de sa présence, plus souvent dans un point éloigné, et auquel on arrive par un léger

Les naturalistes modernes ne sont pas encore tout à fait d'accord sur la place que l'on doit assigner à l'acarus dans un cadre entomologique. M. Dugès le place dans l'ordre des acariens (classe des arachnides), qui renferme la mite du fromage et une foule de petits insectes qui vivent en parasites sur d'autres animaux. Caractères distinctifs : *tête soudée au tronc ; huit ambulatoires.*

M. Raspail a rétabli le genre sarcopte de Latreille, et lui assigne les caractères suivants : *Corps un peu arrondi, comme comprimé sur ses deux faces, et imitant la tortue ; blanc, strié, hérissé sur le dos de papilles rigides, huit pattes : les quatre antérieures placées à côté de la tête et comme palmées, les quatre postérieures distantes ; les quatre pattes antérieures au moins sont munies d'ambulacrum.*

Notre insecte a été placé dans ce genre, sous le nom de sarcopte de l'homme (*sarcoptes hominis*). La nature de cette Notice ne nous permet pas de donner tous les détails de son organisation ; du reste, ils varient un peu suivant chaque auteur. Le lecteur peut lire à cet égard les excellents

sillon que l'insecte laisse après lui : c'est toujours à l'extrémité libre de ce sillon qu'il existe.

articles de MM. Raspail et Dugès dans le *Bulletin de Thérapeutique*, tome VII; celui de M. Beaude, dans le *Journal des Connaissances médicales*, 15 septembre 1834, et surtout la brochure de M. Albin-Gras, où ces différents travaux se trouvent analysés et joints à des considérations d'entomologie comparée et à une foule d'autres détails des plus intéressants.

Il paraît évident que l'acarus n'est jamais le résultat d'une génération spontanée : il pond de petits œufs oblongs, blancs, transparents, et ayant, selon M. Dugès, le tiers de la longueur de l'animalcule.

Quant au rôle de l'acarus dans la gale, il ne reste plus guère de doute à son égard, après les expériences de M. Albin-Gras : cet élève s'est inoculé la gale à plusieurs reprises, avec des acarus appliqués sur la peau des bras.

Déjà le frère de M. Renucci nous avait affirmé avoir guéri un jeune enfant galeux en faisant enlever avec soin, par une personne fort habile à prendre l'acarus, tous ceux qui existaient sur le corps.

On se rappelle que MM. Lugol et Moronval ont vainement essayé d'inoculer la gale avec la sérosité contenue dans les vésicules. Je sais qu'il existe des cas assez nombreux où, malgré une éruption scabieuse des mieux caractérisée, on n'a pu trouver un seul acarus ; mais si l'on réfléchit à l'extrême petitesse de l'insecte sur lequel on opère, à la nécessité de notions précises et à la grande habitude d'investigation qu'il faut avoir pour arriver à sa découverte, on sera porté à croire qu'il existait également dans ces cas, en apparence exceptionnels, et qu'il aura échappé aux regards de l'observateur.

DES EAUX MINÉRALES

APPLIQUÉES AU TRAITEMENT DES MALADIES DE LA PEAU.

Les eaux minérales fournissent à la thérapeutique des maladies cutanées, des secours trop variés et trop efficaces, pour ne pas en faire l'objet d'un chapitre tout spécial; et bien que la nature de cet ouvrage ne nous permette pas d'entrer à leur sujet dans autant de détails que nous aurions désiré en présenter au lecteur, nous nous attacherons à résumer tous les faits qui peuvent faire connaître soit la composition chimique et les qualités des eaux elles-mêmes, soit leur action bien constatée sur l'économie animale.

Nous adoptons en grande partie, dans cette notice sur les eaux minérales, la division établie par M. Isidore Bourdon, dans son élégant et spirituel ouvrage ayant pour titre : « *Le Guide aux eaux minérales.* »

Quant aux applications thérapeutiques, chaque division principale ne réunissant que des eaux analognes par leur composition et leurs propriétés, ce sera seulement à la fin de chacune d'elles que nous les exposerons au lecteur.

PREMIÈRE DIVISION — EAUX SULFUREUSES.

CARACTÈRES DES EAUX SULFURFUSES.

Elles tiennent en dissolution de l'acide hydro-sulfurique, ou un hydro-sulfate sulfuré et quelques principes salins. On les reconnaît facilement à l'odeur d'œufs pourris : par leur contact avec l'air, elles déposent du soufre, du chlore et des acides sulfureux et nitreux, qui décomposent l'acide hydro-sulfurique et s'emparent de son hydrogène. Elles précipitent en noir les dissolutions de plomb, de cuivre et d'argent; en rouge orangé, celles d'antimoine; en jaune serin, celles de l'acide arsénieux.

Premier ordre. — SULFUREUSES THERMALES.

EAUX DE BARÈGES.

¶ Ces eaux jouissent d'une réputation méritée et des plus étendue : elles sont si homogènes et leurs principes constitutifs se trouvent dans des proportions tellement favorables qu'elles se montrent toujours d'une limpidité parfaite et sont très difficiles à troubler : aussi, peut-on facilement les conserver longtemps et les transporter à de grandes distances sans leur faire éprouver d'altération notable.

On les reconnaît à leur odeur éminemment sulfureuse : elles doivent leur activité au chlorure de sodium, au sulfate de soude, à la soude carbonatée, à la silice. Voici, d'après M. Orfila, leur composition chimique :

Sur 20 litres d'eau prise à la source dite *Royale* (température 26°), ce chimiste a trouvé : « environ deux mètres » dix centimètres cubes de gaz acide carbonique, douze » mètres cubes de gaz acide hydro-sulfurique (hydrogène » sulfuré), cinq décigrammes d'hydro-chlorate de magnésie » sec (muriate), cinquante-cinq centigrammes de chlorure » de sodium (sel commun), autant de sulfate de magnésie, » vingt et un décigrammes de sulfate de chaux, quinze cen- » tigrammes de soufre, deux décigrammes de silice; de » plus, une petite quantité de matière animale. » Cette dernière est la *Barégine* : substance gélatiniforme, dont la présence paraît communiquer aux eaux de Barèges une action toute particulière et les rend très difficiles à imiter.

On distingue à Barèges six sources principales, ayant chacune leur température et des propriétés jusqu'à un certain point différentes; ce sont :

1. La Chapelle ou la Grotte : source assez abondante; température, 24 à 25° R.;

2. Le Bain neuf ou Royal ; température, 29° R. ;

3. L'entrée, souvent tempérée par les dérivations de la Chapelle; température, 31° R.

4. Le bain du fond dont la température est de 28° R. ;

5. Le bain Polard, source en grand renom dans le traitement des maladies invétérées et dont la température est de 30° R. ;

6. Enfin, la Tempérée ou De Dassieu, source très fréquentée et dont la température est de 27° R.

Ces bains se prennent à l'extérieur, sous forme de bains, de douches, de lotions; intérieurement, la dose est de trois à quatre verres par jour.

EAUX CHAUDES OU AIGUES-CHAUDES.

Elles sont loin de jouir de la même réputation et d'être douées de propriétés aussi énergiques que les précédentes. Elles sont situées dans une gorge de la vallée d'Ossau, commune de Laruns (Basses-Pyrenés), arrondissement d'Oloron, canton d'Arudy.

Ces eaux sont limpides, transparentes, presque sans odeur; elles n'ont fourni à l'analyse qu'une petite quantité de sulfure de sodium, quelques traces d'alcali libre ou carbonaté, un peu de sulfate de chaux et un peu de silice.

On connaît aux Eaux Chaudes les six sources suivantes :

1. Lou-Rey (le roi), dont la température est de 27° R.;

2. L'Arresec (le moulin à scie), dont la température est de 20° R.;

3. La source Baudot; température, 20° R.

4. L'Esquisette (la Clochette), température, 28° R. Cette source est la plus considérable de toutes et la plus recherchée;

5. Lou-Clot (le trou); température, 29°;

6. Enfin, la source de Mainvielle, dont la température n'est que de 9° R.

La température de ces différentes sources est loin de justifier le nom d'eaux chaudes donné à leur réunion : elles ne sont, du reste, guère fréquentées que par les gens du pays : elles se prennent en boisson, et à l'extérieur sous forme de bains, douches, lotions; on peut en boire jusqu'à huit et dix verres par jour.

EAUX DE LUCHON.

Ces eaux, appelées encore eaux de Bagnères de Luchon, paraissent avoir été fréquentées autrefois par les Romains, et sont situées au pied des Pyrenées, dans la vallée de Luchon, département de la Haute-Garonne. Elles sont limpides et incolores, d'une saveur et d'une odeur sulfureuses; elles fournissent à l'analyse : « une grande quantité de sul-
» fure de sodium, un peu de sulfate de soude et de sulfate
» de chaux, un peu de muriate de soude, des traces d'acide
» hydrochlorique, de la silice, du carbonate de soude. »

On connaît aux eaux de Luchon les huit sources suivantes:

1. La Grotte supérieure; température, 48° R.;

2. La Grotte inférieure ou Romaine; température, 48° R.;

3. La source Richard; température, 40° R.;

4. La source Ferras; température, 27° R.;

5. La Reine; température, 39° R.;

6. La source aux Yeux; température, 31° R.;

7. La source blanche; température, 20 à 24 R.;

8. La source froide ou la douce; température, 17° R.

Toutes ces sources, disposées en forme de fer à cheval, varient beaucoup, comme on le voit, dans leur température;

une seule, la source blanche, a ses eaux habituellement louches. Plusieurs de ces sources laissent sublimer du soufre sur leurs parois, ce qui prouve la grande quantité de principes dont elles sont imprégnées. Elles se prennent en boisson, à la dose de plusieurs verres par jour, en bains ordinaires et de vapeur, sous forme de douches, de lotions, en demi-bains, en fomentations, en injections.

Les eaux de Lucques, en Italie, présentent avec les précédentes une grande analogie de principes et par suite de propriétés : elles réunissent un grand nombre de sources dont la température varie de 30° à 40° degrés R. Elles se prennent sous toutes les formes.

Les eaux de Saint-Sauveur ont l'odeur et la saveur de celles de Barèges : aussi, leur composition est-elle fort analogue ; seulement, les éléments s'y trouvent dans des proportions beaucoup plus faibles : il n'y a qu'une source dont la température est de 29° R. Ces eaux ne se prennent guère qu'à l'extérieur, et se trouvent entre Cauterets et Barèges.

EAUX D'AIX EN SAVOIE.

Les eaux d'Aix en Savoie, ont une origine qui remonte jusqu'au temps des Romains. Elles ont une grande réputation : d'une odeur hydrogénée, d'une saveur douçâtre, bientôt suivie de cet arrière goût d'amertume particulier aux eaux sulfureuses, elles sont onctueuses au toucher, et fournissent à l'analyse : du gaz acide hydro-sulfurique ; du gaz acide carbonique, du carbonate de chaux, du carbonate de magnésie, du sous-carbonate de soude, de l'hydro-chlorate de soude, ou mieux, du chlorure de sodium (sel commun), du sulfate de soude, de la silice.

Les eaux d'Aix présentent, aux quantités près, la même composition que les eaux de Barèges : elles contiennent cependant, de plus que ces dernières, des sels de chaux et différents carbonates : on y a aussi découvert de la barégine, dont la présence explique facilement leur onctuosité.

On distingue à Aix deux sources minérales : la première, nommée on ne sait pourquoi source d'Alun, puisqu'elle ne contient aucun atome de ce sel; la seconde, dite la source de soufre. Celle-ci a pour température 35° R.; l'autre, 29° R. seulement. Toutes les deux sont sulfureuses ; mais la source d'Alun a moins d'odeur que la seconde et paraît moins chargée de principes sulfureux : c'est aussi la moins fréquentée.

Ces eaux se prennent intérieurement et extérieurement : à l'intérieur, on est souvent obligé de les couper soit avec le lait, soit avec diverses infusions. L'usage externe est plus souvent borné aux bains et aux douches.

<h2 style="text-align:center">EAUX BONNES.</h2>

Les Eaux-Bonnes, situées dans le département des Basses-Pyrénées, dans le pays qui vit naître Henri IV, possèdent depuis quelques années une réputation des plus étendue. Elles sont claires, douces et onctueuses, chargées de quelques flocons de barégine. L'odeur de soufre qu'elles exhalent est légère et a été comparée à celle des œufs cuits plutôt qu'à celle des œufs couvés : elles n'ont que peu de cette amertume naturelle aux eaux hydrogénées, aussi, sont-elles bues sans beaucoup de répugnance. Elles fournissent à l'analyse : du gaz acide carbonique, du gaz acide hydro-sulfurique (hydrogène-sulfuré), des hydro-chlorates de soude et de magnésie, des sulfates de magnésie et de chaux, du carbonate de chaux, du soufre et de la silice.

Leur composition se rapproche, comme on le voit, de celle des eaux précédentes, mais elles sont beaucoup plus douces qu'elles et que les eaux de Barèges et moins chargées de principes sulfureux.

On distingue à Bonnes cinq sources principales : 1° la source Vieille; 2° la source Nouvelle ; 3° la source d'en Bas ou de la Douche; 4° la source d'Ortech ; 5° la source de Pean. De ces sources, la quatrième est abandonnée ; la seconde est exclusivement consacrée au service de la chaudière et a pour température 24° R.; la première , celle qui alimente la buvette a pour température 25° R.; la dernière n'a que 10° R.

Les Eaux Bonnes se prennent intérieurement et extérieurement sous forme de bains et de douches. La dose, à l'intérieur, en est pour ainsi dire illimitée : on peut la porter impunément jusqu'à vingt verres par jour, ce qu'explique leur basse température et leur peu d'énergie.

Nous devons dire, pour terminer ce qui a trait aux eaux de Bonnes, qu'elles ont l'inconvénient de se décomposer facilement par leur exposition à l'air.

EAUX DE LOUÈCHE OU DE LEUK.

Les eaux de Louèche, situées près du village de Bade, dans le Valais, jouissaient déjà d'une grande célébrité dans les seizième et dix-septième siècles. Elles ont offert à l'analyse à M. Morell de Berne : du muriate et du sulfate de soude, du sulfate de chaux, des carbonates de fer, de chaux et de magnésie.

Cette analyse, dans laquelle ne figure ni du soufre à l'état libre, ni aucun gaz sulfureux, ne semble pas annoncer des propriétés bien actives. Cependant, une pièce d'argent qu'on y laisse séjourner pendant trois jours reste dorée pendant plusieurs années ; et la *poussée,* cette éruption qui se montre le plus ordinairement du huitième au dixième jour du traitement, sont des phénomènes qui ne peuvent dépendre d'eaux complètement inertes.

Quoi qu'il en soit, on distingue à Louèche six principales

sources : 1° la source Saint-Laurent, qui alimente le bain des nobles et celui des pauvres, et dont la température est de 42° R. ;

2. La source *vomitive* avec une température de 30° R. ;

3. La source d'or, où jaunissent les monnaies d'argent ;

4. La source des lépreux, avec une tempér. de 37° R. ;

5. La source des cinq fontaines ;

6. Enfin la source dite de la guérison.

Les eaux de Louèche sont principalement réservées pour l'usage externe ; on en boit fort peu. La longue durée des bains, jointe à la température élevée de ces eaux thermales, ne pourrait-elle pas expliquer en grande partie le développement de cette éruption que, sous le nom de *poussée*, on prétend faire passer pour un phénomène remarquable et particulier aux eaux de Louèche.

EAUX D'AX.

Ces eaux, situées dans le département de l'Ariège, à deux lieues de Tarascon, sont limpides, très onctueuses au toucher, un peu amères et d'une odeur d'œufs couvés ; elles présentent à l'analyse : du sulfure de sodium, de la soude carbonatée, des sulfates de soude, de chaux et de magnésie, du muriate de soude, de la silice et beaucoup de barégine. Elles ont, comme on le voit, la plus grande analogie avec les eaux de Barèges.

Des sources nombreuses et abondantes alimentent trois établissements : 1° le Couloubret ; 2° le Teix ; 3° l'établissement du Breil ou de l'Hôpital.

Les eaux d'Ax se prennent intérieurement et extérieurement sous forme de bains et de douches ; à l'intérieur, la dose est de trois à six verres d'eau dans la matinée : on les coupe souvent avec le lait ; mais, il faut le dire, malgré des propriétés d'une incontestable activité, ces eaux sont peu fréquentées.

EAUX DE CAUTERÊTS.

Les eaux de Cauterets, situées dans le département des Hautes-Pyrénées, au bourg du même nom, ressemblent par l'odeur, la saveur et la composition, aux autres eaux sulfureuses des Pyrénées. Cependant, ces propriétés diffèrent un peu dans chaque source : on compte jusqu'à dix de ces dernières, qui sont :

1. La source de Pose, avec une température de 36° R. ;

2. et 3. Celles des Espagnols et de César, avec température, 39° R, ;

4. Celle de la Raillère, avec température, 31° R. ;

5. Celle des OEufs, avec température, 45° R. ;

6. Celle du Pré, avec température, 38° R. ;

7. Celle de Plaa ou du petit Saint-Sauveur, avec température, 28° R. ;

8. Celle de Maouhourat, avec température, 40° R. ;

9. Celle du Bois, avec température, 35° R. ;

10. Enfin celle de Ricumiset, dont la température est de 24° R.

La source la plus célèbre et la plus fréquentée est celle de la Raillère ; c'est aussi celle dont l'eau est la plus douce, la plus onctueuse, la plus homogène, et, à ce qu'il paraît, la plus efficace. Du reste, la différence de température et même d'énergie qui existe entre les nombreuses sources de Cauterets permet à ce lieu d'offrir l'équivalent des principales eaux des Pyrénées.

La barégine existe en abondance dans les eaux de Cauterets ; on trouve également dans les principales sources l'acide hydro-sulfurique , l'acide carbonique, des hydro-sulfates et des hydro-chlorates de soude et de magnésie, des sulfates de magnésie et de chaux, différents carbonates.

Les eaux de Cauterets se prennent intérieurement et extérieurement : à l'intérieur, on peut en prendre jusqu'à un litre et même un litre et demi par jour, soit pure; soit coupée avec le lait ou une décoction mucilagineuse.

A l'extérieur, c'est sous forme de bains chauds ou tempérés, de douches, d'injections et de lotions. L'époque des eaux est depuis le mois de juin jusqu'en septembre.

EAUX D'ENGHIEN.

Les eaux d'Enghien, situées dans la vallée de Montmorency, à quatre lieues de Paris, sans avoir l'énergie de quelques unes de celles dont nous venons de parler, n'en présentent pas moins à l'analyse : du gaz acide hydro-sulfurique, de l'acide carbonique, des sulfates de chaux et de magnésie, du carbonate de chaux, de l'hydro-chlorate de magnésie, de la silice, et un peu de matière colorante extractive; on y a trouvé de l'hydro-chlorate de soude. L'absence de la barégine dans les eaux d'Enghien constitue entre elles et les eaux des Pyrénées une véritable différence. Leur température est aussi très basse : 11° R. seulement. Aussi est-on obligé d'élever artificiellement leur température pour l'usage externe.

Ces eaux se prennent à l'intérieur pures ou coupées avec le lait ou une décoction mucilagineuse, jusqu'à la dose de six à huit verres par jour; extérieurement, on les donne sous forme de bains, douches, lotions, etc.

On distingue à Enghien la source Cotte, celle de la Rotonde, celle du Réservoir et celle de la Pêcherie.

EAUX DE SCHINZNACH.

Les eaux de Schinznach, situées à une lieue du village de ce nom, dans le canton d'Argovie (Suisse), sont claires et limpides à leur sortie du sol, d'une saveur amère et d'une odeur sulfureuse très prononcée. Par leur contact avec l'air, elles se troublent, prennent une teinte verdâtre, et se couvrent d'une légère pellicule parfois irisée. Elles ont fourni à l'analyse (M. Bauhof) : du gaz hydrogène sulfuré, du gaz acide carbonique, des sulfates de soude, de chaux et de magnésie, des hydro-chlorates de soude et de magnésie, des carbonates magnésiens et calcaires, de l'oxide de fer. La température de ces eaux est de 17° R. ; elles se prennent en boisson, à la dose de plusieurs verres par jour, pures ou coupées avec le lait, et sous forme de bains ; le plus souvent on réunit les deux modes. Ces eaux paraissent douées de beaucoup d'énergie et exercent principalement leur action sur le système circulatoire.

Deuxième ordre. — EAUX SULFUREUSES.

Bien qu'on ne puisse dénier à ces eaux le caractère sulfureux, puisque dans certaines conditions elles laissent déposer du soufre, et que l'action des réactifs dénote dans chacune d'elles la présence de ce principe, soit à l'état libre, ou bien d'hydrosulfate, ou d'hydrogène sulfuré, etc., elles sont toutes bien inférieures à celles dont nous venons de parler, sous le rapport de la quantité des principes, et partant beaucoup moins énergiques ; la présence de la barégine a été constatée dans la plupart d'entre elles : aussi sont-elles douces au toucher et vraiment onctueuses. Nous nous contenterons d'en dire quelques mots en les rangeant par ordre alphabétique, à l'exemple de notre spirituel confrère, M. J. Bourdon.

EAUX D'ARLES.

Situées plaine de Céret (Pyrénées - Orientales) ; leur établissement paraît remonter au temps des Romains. On compte à Arles quatorze sources distinctes ; presque toutes ont pour température 50° R. ; la fontaine de Manjolet n'a que 30° R. : aussi sert-elle de buvette. Les eaux d'Arles se décomposent facilement par leur contact avec l'air ; on les prend en boisson, et sous forme de bains, douches, etc.

EAUX D'ARTIGUE LONGUE.

Situées à Bagnères de Bigorre; elles se composent de deux sources avec température de 15° R. pour l'une, et 30° R. pour l'autre. On les prend comme les précédentes, et elles paraissent posséder les mêmes propriétés.

EAUX DE BAGNOLS.

Les eaux de Bagnols, situées près du village de ce nom, dans le département de la Lozère, sont claires, limpides, d'une odeur d'œufs pourris, et évidemment sulfureuses. On assure qu'elles contiennent un peu de fer, en outre des principes ordinaires des eaux sulfureuses; on y trouve également de la barégine. Leur température est de 36° R. On les prend en boisson depuis un demi-litre jusqu'à deux litres par jour ; on les emploie aussi sous forme de bains et de douches. La saison des eaux est depuis le 1ᵉʳ juillet jusqu'au 1ᵉʳ septembre.

EAU DE BARBOTAN.

Situées près de Casaubon (Gers). Leur température est de 25 à 30° R. On y trouve aussi des boues dont on fait usage : les unes et les autres contiennent des principes sulfureux.

EAUX DE BILAZAI.

Département des Deux-Sèvres. Une source seule est sulfureuse. Température, 20° R. On les prend en boisson et sous forme de bains, etc.

On cite encore les eaux de Cadéac, fort peu connues, situées dans le département des Hautes-Pyrénées.

Celles de Cambo (Basses-Pyrénées), une source sulfureuse ; température , 18° R. On les prend en boisson.

Celles de Castellamare (royaume de Naples), dont les propriétés sulfureuses et même l'action médicinale peuvent être mises en doute.

Celles de Castéra - Verdusan (Gers), une source sulfureuse ; température, 20° R.

Celles de Bagnoles (Orne), exhalant l'odeur d'œufs pourris, quoiqu'elles ne contiennent pas d'acide hydro-sulfurique : elles ont donné à l'analyse qu'en a faite Vauquelin : de l'acide carbonique, de l'hydrochlorate de soude, des atomes de sulfate de chaux et d'hydrochlorate de chaux et de magnésie : on en prend graduellement jusqu'à un litre par jour. On les emploie aussi sous forme de bains et de douches : leur température est de 20° R.

Celles de Digne (Basses-Alpes) sont limpides, d'une saveur douçâtre, légèrement saline, d'une odeur d'œufs pourris : leur température est de 28 à 30° R. On y distingue quatre sources : elles donnent à l'analyse de l'acide hydrosulfurique, de l'acide carbonique, des sous-carbonates de chaux, de magnésie et de fer, du sulfate de magnésie, de chaux et d'alumine, de l'hydrochlorate de soude. On les prend en boisson et sous forme de bains, douches et étuves. On peut en boire jusqu'à six verres tous les matins.

Celles d'Escaldas (Pyrénées-Orientales) sont peu saturées de principes sulfureux et salins ; elles sont fournies par : 1. la grande source, température, 33° R. ; 2. la source Mertal, température, 27° R. ; 3. la source de la Tartère de Margail, température, 26° R. On les prend à l'intérieur et sous forme de bains.

Celles de Gamarde (Landes), près Dax : à peu près les mêmes propriétés que celles d'Enghien.

Celles de Gréoulx (Basses-Alpes) paraissent peu actives,

bien que renfermant une quantité notable de gaz hydrosulfurique : elles exhalent une odeur de *haricots cuits.* Deux sources les fournissent : celle de Gréoulx a pour température 31° R. ; celle Guibert, tout récemment découverte, n'a que 19° R. On en fait usage sous toutes les formes.

Celles de Labassère (Hautes-Pyrénées), de la Roche-Posay (Touraine), de la Preste (Pyrénées-Orientales) , de Molitg (*id.*), d'Olette (*id.*), toutes plus ou moins sulfureuses et ayant de 25 à 30° R. de température.

Celles de Pfeffers (en Suisse) sont très fréquentées, et contiennent, outre les principes sulfureux, beaucoup de barégine : une seule source avec température, 30° R. On en fait usage en bains, en boisson et en douches.

Les eaux et boues de Saint-Amand (Nord) exhalent l'odeur d'œufs pourris, et jouissent depuis longtemps d'une grande réputation. L'une a pour température 20° R., et contient du sulfure de sodium, de l'hydrogène sulfuré, différents sels à base de soude et de chaux. On la prend sous toutes les formes.

Les boues, auxquelles on attribue une foule de cures merveilleuses, ne paraissent autre chose qu'un terrain gras, fin, et continuellement abreuvé par l'eau sulfureuse. On y trouve du gaz acide carbonique, du gaz acide hydrosulfurique, de l'eau, de la matière extractive, de la matière végéto-animale, du carbonate de chaux, du carbonate de magnésie, du soufre et de la silice. On les emploie sous forme de bains, et seulement pendant les grandes chaleurs : on plonge le malade dans le bassin.

On cite encore les eaux Saint-Honoré (Nièvre), dont l'odeur et le goût attestent la présence de principes sulfureux qui n'a pas encore été démontrée par les chimistes.

Celles de Schlangenbad (en Nassau), de Siradan et Sainte-Marie (Hautes-Pyrénées), dont la composition est inconnue ; celles de Thuez, dont la température est de 20 jusqu'à 62° R., et qui présentent, dit-on, beaucoup d'analogie avec les autres eaux sulfureuses du département des Pyrénées-Orientales ; celles d'Uriage (Isère), dont l'origine remonte fort loin, et qu'on administre en boisson et sous forme de bains ; celles de Vernet (Pyrénées-Orientales), qui jaillissent de quatre sources toutes sulfureuses avec une température de 41 à 44° R. On les administre sous forme de bains.

Celles d'Iverdon (canton de Vaud), qui sont claires, transparentes, d'une odeur fort pénétrante et manifestement sulfureuses. On les emploie en boisson et sous forme de bains.

ACTION DES EAUX SULFUREUSES.

Les eaux hydrosulfureuses jouissent de toutes les propriétés excitantes à un degré plus ou moins prononcé. Leur emploi est par conséquent contre-indiqué toutes les fois qu'il existe une surexcitation du système circulatoire, et à plus forte raison quand ce système se trouve le siège d'une lésion organique. On doit également y renoncer dans tous les cas où l'économie se trouve *sous l'influence d'une inflammation aiguë*. Leur activité est en raison de leur température, mais se trouve aussi, et même principalement, subordonnée à la quantité de principes sulfureux qu'elles contiennent.

Leur utilité, dans le traitement des dermatoses chroniques, est depuis longtemps en dehors de toute contestation; mais toutes ne peuvent être employées indifféremment contre la même affection, et l'usage de quelques unes demande, comme on a dû le voir, des précautions particulières.

Les eaux sulfureuses doivent surtout leurs propriétés au

sulfure de sodium ou hydrosulfate de soude avec excès de soude.

A leur tête se trouvent les eaux de Barèges, qui ne redoutent la rivalité d'aucune autre ; les eaux presque froides d'Enghien, etc., et toutes celles qui sont rangées dans le second ordre et qui ne tiennent en dissolution qu'une faible quantité de principes actifs, sont loin de laisser espérer des effets aussi prompts et aussi salutaires.

Leur action médicatrice, quand elle a lieu, s'exerce le plus souvent sur le système urinaire ; sur le gros intestin, sur la peau : aussi, la plupart des guérisons coïncident-elles avec des urines ou des sueurs abondantes, avec la diarrhée ou des éruptions en plaques assez analogues avec la scarlatine.

Avant de terminer ce qui est relatif aux eaux minérales hydrosulfureuses, nous devons noter le dégagement du gaz azote, comme phénomène qui leur est commun et qui constitue un de leurs caractères distinctifs.

EAUX MINÉRALES GAZEUSES.

CARACTÈRES DES EAUX GAZEUSES.

Elles doivent leur acidité à l'acide carbonique ; elles contiennent, en outre, différents sels et surtout des carbonates de chaux et de magnésie ; elles sont transparentes, douées d'une odeur piquante et d'une saveur fraîche acidule ; susceptibles de mousser à la pression ordinaire de l'atmosphère, elles rougissent l'infusion de tournesol. Elles précipitent l'eau de chaux en blanc (dépôt floconneux de carbonate de chaux) ; leur exposition à l'air facilitant le dégagement de l'acide carbonique, elles laissent alors déposer, sous forme d'un sédiment blanc jaunâtre, des carbonates de chaux, de magnésie et de fer, que l'acide carbonique tenait en dissolution.

Premier ordre.

EAUX DE VICHY.

Les eaux de Vichy, situées dans le département de l'Allier, sont claires et limpides, sans odeur et d'un goût de lessive peu marqué ; dans quelqnes sources, cette saveur se montre légèrement aigrelette : la grande quantité de gaz acide car-bonique qu'elles renferment, les maintient dans un état constant de bullosité.

Lés eaux de Vichy ont donné à l'analyse qu'en a faite M. Longchamp, les résultats suivants :

Sur un litre d'eau minérale, 85 centigr., gr.xvij d'acide carbonique libre.;

5 gram. gr.lxl de bi-carbonate de soude ;

5 décigr. gr.x de muriate de soude.;

4 décigr. gr.viij de sulfate de soude ;

De plus, un peu de chaux, de magnésie et de silice, quel-ques traces de fer et d'une matière végéto-animale.

On distingue à Vichy les sept sources suivantes :

1. La grande Grille, avec tempér., 34° R.;

2. Le puits Chômel, avec tempér., 32* R.;

3. Le grand Bassin des bains, avec tempér., 85° R.;

4. La fontaine des Acacias, avec tempér., 24° R.;

5. La fontaine de l'Hôpital, avec tempér., 28° R.;

6. La source Lucas, avec tempér., 25 R.;

7. La fontaine des Célestins, avec tempér., 18° R.

Les principes contenus dans l'eau de Vichy ne se trouvent pas également répandus dans toutes les sources. Ainsi, pour le gaz acide carbonique, il faut mettre en première ligne la fontaine du petit Boulet ou des Acacias. Viennent ensuite et par ordre : les sources Lucas, des Célestins et du grand Bassin,

Le bi-carbonate de soude est plus abondant dans la source des Célestins et celle Lucas que dans les autres ; c'est, du reste, avec l'acide carbonique le principe qui prédomine dans l'eau de Vichy.

La source la plus ferrugineuse est celle des Acacias. La répartition est à peu près égale pour le muriate et le sulfate de soude. La source des Célestins est néanmoins celle qui en contient le plus, comme aussi le plus de silice.

Les eaux de Vichy se prennent le plus souvent en boisson ; on les donne aussi extérieurement, sous forme de bains. La dose est de plusieurs verres par jour. C'est avec le bi-carbonate de soude extrait de l'eau de Vichy que sont composées les pastilles dites de Vichy ou de Darcet. A Vichy, la saison des eaux ouvre le 15 mai et ferme le 15 septembre.

EAUX DE CONTREXEVILLE.

Les eaux de Contrexeville, dans le département des Vosges, à quelques lieues de Bourbonne-les-Bains, sont d'une limpidité parfaite, inodores, d'une saveur astringente et ferrée, un peu acidule et comme savonneuse. Parfois, leur surface se couvre d'une pellicule blanchâtre, et, comme la plupart des eaux ferrugineuses, elles laissent déposer un sédiment onctueux et ocracé. Ces eaux sont froides et un peu gazeuses : elles donnent à l'analyse : du muriate de soude, du sulfate de chaux et de magnésie, un peu d'acide carbonique, qu retient en dissolution quelques atomes de fer.

Les eaux de Contrexeville ne se prennent qu'en boisson à la dose de plusieurs verres par jour.

EAUX DU MONT-DORE.

Ces eaux, situées dans le département du Puy-de-Dôme, en Auvergne, sont limpides, incolores et inodores : toutes, excepté cependant une seule source dont l'eau est aigrelette, ont un goût de sel ou de lessive. La grande quantité de gaz acide carbonique qui s'en échappe les maintient dans un état constant de bullosité. Elles donnent à l'analyse : de l'acide carbonique, du carbonate, du muriate et du sulfate de soude, un peu de silice, d'alumine et de fer, quelques atomes de carbonate de chaux et de magnésie.

On distingue au Mont-Dore sept sources principales :

1. La source de César ou de la grotte, tempér., 33° R.;
2. La source Caroline, dont la température est de 36° R.;
3. Le grand Bain, avec une température de 33° R.;
4. La source Ramond, tempér., 33° R.;
5. La source Rigby, tempér., 31° R.;
6. La Madeleine, tempér., 34° R.;
7° La Ste-Marguerite, tempér., 40° R.;

Les eaux du Mont-Dore se prennent en bains, en douches, en boisson et même en bains de pieds : la dose, à l'intérieur, est de deux à trois verres le matin à jeun, soit pure ou coupée avec le lait ou tout autre liquide adoucissant. Ces eaux possèdent des propriétés très actives. (Saison des eaux du 15 juin au 15 octobre.)

EAUX DE PYRMONT.

Ces eaux situées dans le royaume de Westphalie ont des propriétés physiques qui varient dans les différentes sources. La plupart sont gazeuses, salées, aigrelettes et transparentes à divers degrés. Leur température varie de 10 à 13° R. Elles donnent à l'analyse : du bi-carbonate de soude, des sulfates de soude et de magnésie, du carbonate de fer, du carbonate de chaux, du muriate de soude, du gaz acide carbonique; il est même peu d'eaux minérales aussi riches en acide carbonique.

On distingue parmi les sources de Pyrmont 1. la fontaine

sacrée, 2. la fontaine bouillante, 3. l'aigrelette, 4. la nouvelle source, 5. la source des yeux, 6. la source aérienne.

Les eaux de Pyrmont se prennent surtout en boisson. On doit les boire froides; la dose est de plusieurs verres par jour. On les administre aussi à l'extérieur, sous forme de bains, etc. La saison des eaux est du 1er juin au 15 septembre.

EAUX DE SAINT-NECTAIRE.

Ces eaux situées département du Puy-de-Dôme, près de Clermont, sont limpides, d'une saveur salée, mêlée d'un petit goût alcalin qui n'a rien de désagréable; au moment où on les puise à la source, elles sentent un peu l'hydrogène sulfuré. Elles donnent à l'analyse les résultats suivants : trois fois le volume de l'eau d'acide carbonique, du muriate et du sulfate de soude, du bi-carbonate de soude en notable quantité, du bi-carbonate de magnésie, quelques traces d'alumine et d'oxide de fer; de plus, une matière glaireuse analogue à celle que l'on trouve dans les eaux de *Plombières* et de *Néris*.

Parmi les sources de St. Nectaire, on distingue : 1. la grande source ou le gros bouillon, 2. la vieille source, 3. la source de la voûte, la source du chemin, 5. celle de la côte, et 6. celle du village.

La composition de l'eau n'est pas tout à fait identique dans chacune de ces sources : leur température varie de 19 à 32° R.

Les eaux de St. Nectaire se prennent en boisson, à la dose de trois à cinq verres par jour: mais le plus souvent on les emploie à l'extérieur, sous forme de bains, de douches, etc. (La saison des eaux est limitée par les mois les plus chauds de l'année.)

EAUX DE SULTZMATT.

On les trouve dans le département du Haut-Rhin', près de Ruffac. Elles sont froides, limpides, douces au toucher, aigrelettes et pétillantes ; elles donnent à l'analyse : du gaz acide carbonique, des carbonates de soude et de chaux, un peu de bitume.

On distingue à Sultzmatt 1. la fontaine acide, 2. la fontaine purgative, 3. celle de cuivre, 4. celle d'or, 5. celle d'argent, et 6. celle dite sulfureuse. (On doit se garder de prendre à la lettre ces différentes dénominations et surtout de croire qu'elles indiquent le plus souvent un des caractères des sources qu'elles désignent : car ici, par exemple, la fontaine dite purgative n'exerce pas plus d'action sur le tube digestif, que la fontaine sulfureuse ne renferme de particules soufrées : cette observation doit s'appliquer d'une manière générale.)

Ces eaux se prennent en boisson, à la dose de quatre à huit verres par jour : on les donne aussi sous forme de bains ; mais alors il faut les faire chauffer.

EAUX DE LOSDORF.

Les eaux de Losdorf (en Suisse) sont claires et d'une couleur perlée, inodores et d'une saveur un peu piquante et aigrelette. Leur température est de 8° R. seulement. Elles donnent à l'analyse : de l'acide carbonique libre, des carbonates de chaux et de magnésie, des sulfates de chaux, de soude et de magnésie, du muriate de magnésie.

On les prend à l'extérieur, sous forme de bains, mais plus souvent en boisson, à la dose de plusieurs verres par jour. On est obligé de chauffer l'eau pour l'usage des bains et elle exerce à l'intérieur une action légèrement purgative.

EAUX DE BUSSANG.

L'eau de Bussang, située dans le département des Vosges, est froide (9° R.), limpide, pétillante, d'un goût piquant et aigrelet, et d'une saveur un peu astringente. Elle présente à l'analyse : du gaz acide carbonique, du bi-carbonate de soude et un peu de carbonate de fer.

On distingue la fontaine d'en haut et la fontaine d'en bas : l'eau de Bussang se prend exclusivement en boisson, à la dose de trois à six et même huit verres par jour.

EAU DE SELTZ.

Qui ne connaît tout ce qu'offre d'agréable en boisson, l'eau de Seltz-Nassau : limpide, inodore et froide, d'une saveur piquante, aigrelette et salée ; elle présente à l'analyse : des carbonates de soude, de chaux et de magnésie, du sulfate de soude, du muriate de soude, un peu de fer et de silice, beaucoup d'acide carbonique.

Cette eau est exclusivement réservée pour l'usage intérieur : on la prend pure ou coupée, à la dose de plusieurs pintes dans les vingt-quatre heures. On ne puise l'eau à la source pour l'expédier, que pendant cinq mois de l'année.

EAU VÉSUVIENNE-NUNZIANTE.

Cette eau, nouvellement connue, est claire et transparente lorsqu'elle sort de la source, et finit par déposer et se troubler dans l'état de repos et en contact avec l'air ; elle est d'une saveur acidule et un peu martiale ; son odeur ressemble un peu à celle du pétrole. Sa température est de 24° R. Elle donne à l'analyse les résultats suivants : 1. du gaz acide carbonique libre ; 2. des bicarbonates de soude, de potasse, et de magnésie ; 3. des carbonates de chaux et de fer ; 4. des sulfates de soude, de potasse, et de magnésie ;

5. du chlorure de soude et de potasse ; 6. de l'hydrochlorate de magnésie ; 7. du phosphate de chaux ; 8. de la silice et du peroxide de fer ; on indique encore quelques traces de peroxide de titane.

Ces eaux se prennent en boisson, à la dose de plusieurs verres par jour, et extérieurement sous forme de bains, de douches, etc.

EAUX DE SPA.

L'eau de Spa (Pays-Bas) est transparente, gazeuse, acidule, un peu ferrugineuse ; sa température est de 8° R. Elle donne à l'analyse : du gaz acide carbonique, du sulfate et du muriate de soude, des carbonates de soude, de chaux, et de magnésie ; un peu d'oxyde de fer, de silice, et d'alumine.

Les sources distinguées à Spa, sont : Le Pouhon ou puits carré ; la Géronstère ou le puits rond ; la Sauvenière ; la Groesbeck, et les deux Tonnelets.

On se baigne peu à Spa : les eaux s'y prennent principalement en boisson à la dose de plusieurs verres, pures ou coupées avec le vin, ou édulcorées ; on les prend aussi sous forme de bains, de douches, etc.

La saison est du 15 mai jusqu'au 15 octobre.

EAUX D'EVAUX.

On les trouve dans le département de la Creuse, près d'Aubusson ; leur température varie de 21 à 47° R. ; elles sont limpides, légèrement salées, d'une odeur d'œufs pourris quand on les a fait chauffer. Elles donnent à l'analyse : du bicarbonate de soude, du sulfate de soude, du muriate de soude, des carbonates de chaux et de magnésie, de la silice, du gaz acide carbonique libre, quelques traces de gaz hydrogène sulfuré.

On distingue à Évaux : 1. le puits de César ; 2. la fontaine du Jardin ; 3. le petit Cornet. Ces eaux se prennent en boisson depuis deux verres jusqu'à deux pintes par jour ; à l'extérieur sous forme de bains et de douches

L'époque des eaux est au printemps et à l'automne.

EAUX MINERALES GAZEUSES.
Deuxième ordre.

Parmi ces eaux, dont la composition est la même que celle des eaux précédentes et qui n'en diffèrent que par des proportions plus faibles dans les principes actifs, nous distinguerons :

La source d'Alfter ou Rœsdorf, dans le comté de Salm ; elle donne à l'analyse : du muriate et du sulfate de soude, un peu de fer carbonaté, de l'acide carbonique et différents carbonates alcalins.

Les sources froides et peu gazeuses de *Bar*, en Auvergne.

Celles de *Besse* (Puy-de-Dôme) qu'on trouve acidules et un peu ferrugineuses.

Celles de *Boulou* (Pyrénées-Orientales), qui sont gazeuses, acidules, un peu salées, et ferrugineuses ; l'eau qu'elles fournissent est très chargée d'acide carbonique.

Les deux sources froides et acidules de Camarès (Aveyron), qui donnent à l'analyse : du gaz acide carbonique, du bicarbonate de soude, du bicarbonate de fer ; cette eau se prend à l'intérieur depuis deux jusqu'à quinze verres par jour.

La source du Cap-Vern (Hautes-Pyrénées), dont la température est de 20° R. Cette eau doit sa propriété légèrement laxative à la présence du sel de magnésie. On la prend en boisson et extérieurement.

Les eaux de Châteauneuf (Puy-de-Dôme), dont la température varie de 10 à 20° R. Ces eaux sont fournies par douze sources, dont les principales sont : le *Grand-Bain*, le *Petit-Rocher*, le *Bain-Tempéré*, le *Bain-Auguste*, le *Bain-Chaud*: Elles sont acidules et à peu près composées comme les précédentes. On en fait le plus souvent usage à l'extérieur sous forme de bains, de douches, etc.

Les deux sources froides de Chateldon (Puy-de-Dôme) : on les appelle source des Vignes et source de la Montagne; elles donnent à l'analyse des bi-carbonates de soude et de magnésie, du chlorure de sodium, quelques traces de fer. On les prend en boisson depuis trois jusqu'à quinze et dix-huit verres par jour.

Les eaux de Châtel-Guyon (Puy-de-Dôme), avec une température de 24° R., et une composition à peu près identique à celle des eaux précédentes; elles se prennent à l'intérieur, à hautes doses, et exercent une action légèrement purgative.

Nous citerons pour mémoire : 1. les sources de Clermont-Ferrand, dont la température est 20° R. ; 2. la source de Collioure (Pyrénées-Orientales), qui est à la fois gazeuse, acidule et ferrugineuse; 3. celle dite fontaine de Laverne (Pyrénées-Orientales), dont la température est de 14° R. ; 4. celle de Err (même département), qui est en même temps gazeuse et ferrugineuse; 5. celle de Foncaude (près de Montpellier), froide et gazeuse ; 6. celle de Fonfort (Allier), acidule et gazeuse ; 7. celle de Forceral (Pyrénées-Orientales); 8. celle de Foussanges (Gar); 9. de Geilneau; 10. de la Chaldette; cette dernière donne à l'analyse des bi-carbonate de soude et de magnésie, une matière onctueuse analogue à la barégine; l'eau est limpide, d'une saveur salée et un peu astringente; la température varie de 24 à 27° R. On la prend à l'intérieur et extérieurement sous forme de bains, de douches, etc.

On trouve encore les eaux acidules et ferrugineuses de

Laifour (Ardennes); celle de la Madeleine (Hérault), qui renferme, selon M. Anglada, outre du gaz acide carbonique, de l'azote et de l'oxigène; celle de Lamalou (Hérault), dont la température varie de 28 à 36° R., et qui se prend en boisson et sous forme de bains; celle de Langeac (Haute-Loire); de Laroque (Pyrénées-Orientales); de Lecapus (Hérault); *de le sail de Causan* (Loire); de Médague (Puy-de-Dôme); ces dernières sont acidules, ferrugineuses et froides comme les précédentes; celles de Merlange (Seine-et-Marne), légèrement acidules; les sources de Montbrison (Loire), gazeuses et froides; on distingue dans cet endroit la source de Saint-Ladre, la Romaine et celle de la Rivière; l'eau du *Mont-Cornador* (Puy-de-Dôme; les deux sources acidules et ferrugineuses de Montuer (Pyrénées-Orientales); l'eau acidule et froide de Petersberg (Suisse); l'eau de Pougues (Nièvre), froide, claire, gazeuse et acidule : elle donne à l'analyse du gaz acide carbonique, des carbonates de fer, de soude, de chaux et de magnésie, et peu de muriate de soude. Ces eaux se prennent en boisson depuis trois jusqu'à dix verres par jour, et à l'extérieur sous forme de bains, etc.

Nous devons encore citer : 1. les eaux de Rennes (Aude), froides et acidules; 2. de Saint-Alban (Loire), gazeuses et un peu ferrugineuses; leur température est de 15° R : on les prend en boisson; 3. celles de Saint-Galmier (Loire), de Saint-Gervais (Hérault), de Saint-Mart (Puy-de-Dôme), froides et aigrelettes; 4. celles de Saint-Martin-de-Fenouilla (Pyrénées-Orientales), qui sont très chargées de bi-carbonate de soude, de gaz acide carbonique, et contiennent une assez grande quantité de carbonate de fer; 5. les eaux de Saint-Myon (Puy-de-Dôme), froides, aigrelettes et gazeuses; de Saint-Pardoux (Allier), froides, limpides et aigrelettes; de Sainte-Marguerite (Puy-de-Dôme); de Sainte-Marie (Cant tal), qui sont gazeuses et ferrugineuses ; de Sainte-Marie (Puy-de-Dôme, simplement acidules ; de Sainte-Reine et Prémeaux (Côte-d'Or), froides et gazeuses ; de Sorède (Pyrénées-Orientales), acidules et froides ; la source de Campagne (Aude), dont la température est de 20° R., et qui contient un peu d'acide carbonique et de fer ; la source de Tambour (Puy-de-Dôme) ; les eaux froides gazeuses et ferrugineuses de Watweiler (Haut-Rhin) ; les eaux de Vals (Ardèche) ; de Vernière (Puy-de-Dôme) ; enfin celle de Vic-sur-Cère (Cantal) ; cette dernière est fournie par quatre sources dont la température n'est que de 10° R. ; elle est légèrement acidule et donne à l'analyse : des bi-carbonates de chaux et de fer, du chlorure de sodium, beaucoup de gaz acide carbonique. Elle se prend en boisson et extérieurement.

ACTION DES EAUX MINÉRALES GAZEUSES.

Si notre intention n'avait pas été d'offrir dans cette notice une analyse succincte de toutes les eaux minérales, nous en eussions retranché les eaux acidules gazeuses, que l'on a fort rarement occasion d'employer dans le traitement des maladies cutanées. Ces eaux, qui doivent principalement leurs propriétés à la présence du gaz acide carbonique, agissent tantôt à l'instar des boissons acidules froides et se montrent tempérantes, tantôt au contraire excitent plus ou moins l'estomac et réagissent sur le système nerveux cérébral comme le font certaines boissons alcooliques gazeuses, par exemple les vins mousseux. Elles ont pour effet secondaire d'augmenter la sécrétion de l'urine, ainsi que le font plusieurs solutions salines. Ces eaux se prennent ordinairement en boisson soit pures ou coupées avec le lait ou le sérum ; elles facilitent en général la digestion et se donnent très souvent avec le vin pendant les repas.

EAUX FERRUGINEUSES.

CARACTÈRES DES EAUX FERRUGINEUSES.

Outre le carbonate et le sulfate de fer qu'elles tiennent en dissolution, à l'aide d'un excès d'acide carbonique, elles renferment encore plusieurs autres substances salines. On les distingue à leur saveur styptique métallique, analogue à celle de l'encre. Elles précipitent en bleu par l'hydrocyanate de potasse et de fer, en violet foncé et presque noir par l'infusum de noix de galles.

Celles des eaux ferrugineuses qui renferment du carbonate de fer ont moins de saveur, se troublent par l'ébullition, laissent déposer le carbonate et perdent la faculté de précipiter par les réactifs dont nous venons de parler.

Celles, au contraire, qui ne contiennent point de carbonate, mais du sulfate de fer, conservent cette propriété, même après avoir bouilli.

Premier ordre.

EAUX DE FORGES.

Ces eaux, situées dans le département de la Seine-Inférieure (près de Gournay), sont limpides, d'une saveur ferrugineuse, inodores, et laissent déposer des sédiments ocreux jaunes et rouges ; elles donnent à l'analyse : de l'acide carbonique, des carbonates de chaux et de fer, du muriate de soude, des sulfates de chaux et de magnésie, de la silice et de l'hydro-chlorate de magnésie.

On distingue trois sources : 1° celle de la Reinette ; 2° la Royale ; 3° la Cardinale : toutes trois sont également froides et paraissent offrir quelques différences dans la composition de leurs principes. La source Cardinale est celle qui possède les propriétés les plus énergiques.

Les eaux de Forges se prennent en boisson, à la dose de plusieurs verres par jour. La saison est depuis le mois de juillet jusqu'au 15 septembre.

EAUX DE CRANSAC.

Situées à six lieues de Rhodez (Aveyron), elles sont froides, limpides, inodores, d'une saveur amère et styptique ; elles donnent à l'analyse : des sulfates de chaux, de magnésie et d'alumine, des sulfates de manganèse et de fer et de l'hydrochlorate de magnésie.

On distingue quatre sources : deux connues sous le nom de Richard, deux autres sous celui de Bézelgues ; leur température est de 5 à 8° R.; on les prend en boisson, depuis trois jusqu'à dix verres par jour.

EAUX FERRUGINEUSES.
Deuxième ordre.

Les trois sources d'Aumale (Seine-Inférieure), désignées sous les noms de Bourbon, Savari et Malou, n'ont qu'une température de 8° R. et présentent à l'analyse : de l'acide carbonique, de l'acide hydro-sulfurique, des carbonates de fer et de chaux et de l'hydro-chlorate de chaux. On en prend jusqu'à deux pintes par jour. Saison des eaux, du 1er juin au 15 septembre.

On cite encore les eaux de Chapelle-Godefroy (Aube), fournies par deux sources froides et ferrugineuses.

Celles de Dinan (Côtes-du-Nord), fournies par la source de la *Collinaie*. Ces eaux sont froides, promptes à se troubler, très ferrugineuses et leur lit est composé d'épais sédiments ocreux.

Celles de *Langenschwalbach*, qu'on nomme aussi Schwalbach, par abréviation (duché de Nassau); elles sont fournies par trois sources principales : 1° la source de Fer et d'Acier ou le Stahlbrunnen ; 2° la source de Vin ou le Wonborn ; 3° la source Pauline ; toutes trois sont un peu gazeuses et fortement ferrugineuses. Ces eaux, fort excitantes, se prennent en boisson et en bains.

On cite encore la source *Jonas* (au sud-ouest de Bourbon-l'Archambault), dont l'eau paraît jaunâtre, est astringente et d'une saveur analogue à celle de l'encre; elle donne à l'analyse outre le carbonate de fer, des muriates et des carbonates de soude et de chaux. On la prend en boisson et sous formes de bains et de douches.

EAUX DE PASSY.

Situées près Paris, au village de ce nom, ces eaux fournies par cinq sources, deux anciennes et trois nouvelles, sont froides, limpides, et d'une saveur astringente, ferrugineuse ; elles offrent à leur surface une pellicule roussâtre et laissent déposer un sédiment orangé ; elles donnent à l'analyse : du sulfate de chaux, du proto-sulfate de fer, du sulfate de magnésie, du chlorure de sodium, de l'alun, du carbonate de fer, de l'acide carbonique, et une quantité inappréciable de matière bitumineuse. L'eau de Passy exposée au soleil, laisse déposer beaucoup de fer, et les sels qu'elle renferme subissent une altération ; elle donne alors sous le nom d'eau épurée, les résultats analytiques suivants : sulfates de chaux et de magnésie, hydrochlorates de magnésie et de soude, carbonates de chaux et de magnésie, quelques parcelles d'une matière végéto-animale et d'oxide de fer. Ces eaux se prennent en boisson depuis quatre verres jusqu'à deux pintes par jour. L'eau épurée se prend à plus haute dose que l'eau naturelle. La saison est depuis le mois de mai jusqu'au mois d'octobre.

EAUX DE PROVINS.

Fournies par une source unique, connue sous le nom de fontaine de Sainte-Croix, ces eaux, situées dans le département de Seine-et-Marne, sont louches, présentent à leur surface une pellicule irisée, et se troublent dans les temps de pluie ou d'orage : leur odeur est ferrugineuse, leur saveur douçâtre et styptique. Elles donnent à l'analyse : carbonate de chaux, fer oxidé, magnésie, manganèse, silice, hydrochlorate de chaux, acide carbonique, quantité inappréciable de matière grasse. Elles se prennent en boisson depuis une demi-bonteille jusqu'à deux ou trois par jour. La saison est depuis le 1ᵉʳ juin jusqu'au 1ᵉʳ octobre.

L'eau de Vals (Ardèche) est froide, limpide, acidule et fournie par six sources : la Madeleine, la Marie, la Marquise, la Dominique, la Saint-Jean et la Camuse. Elle donne à l'analyse : acide carbonique libre, carbonate de fer et de soude, hydrochlorate de soude, alun et sulfate de fer. On la prend en boisson depuis le mois de juin jusqu'à la fin de septembre à la dose de quatre à quinze verres par jour.

Nous citerons encore les eaux d'Andely (Eure), les sources-fontaines d'Angoulême et Carrère à Bagnères de Bigorre, les sources la Comtesse et la Marquise d'Alais (Gard), et dans le département de l'Orne la fontaine de Barthélemy (Alençon), la fontaine du Caré (à Saint-Mard de Coulonges), la fontaine Dufey (commune de Couterne), la fontaine de l'Epine ou de la Roche (Mortagne), la fontaine de Gauville, la fontaine du Breuil (Moulins-la-marche), la fontaine de Laferrière-Béchet, la fontaine d'Iray, la fontaine Duhamel (commune de Brulle-Mail), la fontaine de Béchetière, celle de la Herse (Bellème), celle de Lavré, celle de Saint-Evroult en Ouche, celle de Ranes, celle de Saint-

Santin (Laigle), la fontaine d'Octavie (commune de la Sauvagère).

On trouve encore des eaux minérales ferrugineuses à Brucourt (Calvados), à Sernières (*id.*), à la Rivière (Calvados), près Lizieux, à Rouen (Seine-Inférieure), à Bléville (*id.*), à Gournay (*id.*) : la source minérale de ce lieu porte le nom de Saint-Eloi ou de fontaine de Jouvence; à Reims (Marne), à Roye (Somme), à Fontenelle (Vendée), à Nancy (Meurthe), à Pont-de-Vel (Ain), à Beauvais, Trye-le-Château et Verberie (Oise), à Dieulefit (Drôme), à Attancourt (Haute-Marne), à Luxeuil (Haute-Saône), à Plombières (Vosges), à Cambo (Basses-Pyrénées), à Saint-Amand (Nord), à Boulogne-sur-Mer (Pas-de-Calais), à Castéra-Verdusan (Gers), à Seneuil (Dordogne), à Saint-Gondom (près Gien), à Ferrières (près Montargis), à Segray (près Pithiviers, Loiret), à Beaugency (Loiret), à la Plaine (Loire-Inférieure), à Vertou (*id.*), à Pornic (*id.*), à Sermaise (Marne), à Mont-Lignon (Seine-et-Oise), à Lannion (Côtes-du-Nord), à Saint-Denis-sur-Loir (Loir-et-Cher), à Château-Lavallière (*id.*), à Niederbrunn (Bas-Rhin), à Uriage (Isère), à la Rivière (près Bourbonne-les-Bains).

— On trouve encore de nombreuses sources ferrugineuses dans le département des Pyrénées-Orientales ; on en trouve aussi à Rennes (Aude), à Spa (Pays-Bas), à Tongres (provinces rhénanes), à Scarbourough (Angleterre), à Cheltenham (*id.*). Ces dernières contiennent, outre l'oxide de fer, du bicarbonate de soude, du muriate de soude, plusieurs sulfates alcalins, et assez d'acide carbonique pour mériter d'être rapprochées des eaux gazeuses.

ACTION DES EAUX MINÉRALES FERRUGINEUSES.

Leurs propriétés sont celles des substances ferrugineuses

elles-mêmes ; elles activent la circulation, relèvent les fonctions de l'estomac et du tube digestif, et conviennent par conséquent dans tous les cas d'atonie accidentelle ou de faiblesse originelle : les scrofules cutanées, tous les cas de dermatoses, avec complication de *lymphatisme*, réclament leur emploi ; on doit les proscrire quand la maladie de la peau coïncide avec un état d'irritation des voies digestives. Leur action est rarement aidée par l'influence climatérique, puisqu'elles existent presque toutes dans des climats froids ou tempérés. Elles sont elles-mêmes d'une température très-basse ; il faut donc compter seulement, lorsqu'on les administre, sur l'absorption des principes ferrugineux qui entrent dans leur composition, et qui ont, du reste, l'énergie nécessaire pour donner rapidement dans tous les cas où elles sont véritablement indiquées les résultats les plus avantageux.

EAUX MINÉRALES SALINES.

On range dans cette classe les eaux qui contiennent une plus grande quantité de substances salines que les autres. Elles se conduisent différemment avec les réactifs, selon le principe salin qui prédomine dans leur composition ; ainsi la présence d'un carbonate verdit le sirop de violettes et fait effervescence lorsqu'on ajoute à l'eau quelques gouttes d'acide sulfurique. La présence d'un sulfate le fait précipiter par l'eau de baryte ; celle d'un hydrochlorate par le nitrate d'argent ; celle d'un nitrate est démontrée, lorsque après avoir décomposé l'eau par la potasse et séparé le précipité par le filtre, le liquide obtenu et évaporé jusqu'à siccité donne un produit qui fuse sur les charbons ardents ; la présence d'un sel magnésien est démontrée si, après avoir traité par un excès d'ammoniaque et séparé le liquide du précipité par le filtre, on fait naître un précipité par la potasse.

La présence d'un sel cuivreux, si elles laissent déposer du cuivre sur une lame de fer, ou si elles bleuissent par l'ammoniaque. Les sels de chaux sont caractérisés par un précipité blanc que détermine l'acide oxalique. Si après les avoir fait évaporer, le résidu trituré avec la chaux vive laisse dégager de l'ammoniaque, c'est qu'elles renferment un ou plusieurs sels ammoniacaux.

Premier ordre. — EAUX SALINES THERMALES.

EAUX DE BAGNÈRES.

Ces eaux, situées dans le départemeni des Hautes-Pyrénées et qu'il ne faut pas confondre avec celles de Bagnères de Luchon, sont limpides, inodores, d'une saveur styptique et austère; leur température varie de 29 à 47° R. Elles donnent à l'analyse des hydrochlorates de soude et de magnésie, des sulfates de chaux et de magnésie, des carbonates de magnésie, de soude, de chaux et de fer, de la silice.

Elles sont fournies par un grand nombre de sources qui se rendent dans quinze établissements ou bains principaux, qui sont :

1. Salut;
2. Les bains Carrère-Lannes ;
3. Les bains Cazaux ;
4. Les bains Pinac ;
5. Les bains Lassère ;
6. Les bains Mora ;
7. Les bains Théas ;
8. Les bains Lagutière ;
9 Le petit Barèges ;
10. Les Thermes de santé ;
11. Versailles ;
12. Le Grand-Pré ;

_ 13. Belle-Vue;

_ 14. Le Petit-Prieur;

_ 15. _ La Fontaine nouvelle.

Ces eaux se prennent en boisson depuis un demi-litre jusqu'à deux litres par jour, et extérieurement sous forme de bains, de douches, de bains de vapeur et de fumigations, La saison des eaux est depuis le mois d'avril jusqu'au mois d'octobre.

Avant de terminer ce qui est relatif aux eaux de Bagnères, nous devons dire qu'elles sont loin d'être identiques dans toutes les sources; ainsi quelques unes de ces dernières offrent tous les caractères des eaux hydrosulfurées, tandis que d'autres se rapprochent beaucoup des eaux ferrugineuses; mais leur mélange dans chacun des établissements détruit ces caractères tranchés et leur conservent une composition et des propriétés analogues.

EAUX DE SCHLANGENBAD.

Situées entre les duchés de Hesse et de Nassau, ces eaux douces et onctueuses, dont la température est de 20 à 22° R., sont fournies par trois sources qui alimentent les bains *aux douches*, les *bains spacieux*, et ceux de *la maison neuve*.

Les sels magnésiens paraissent prédominer dans leur composition; on voit souvent surnager à leur surface une matière grasse que l'on a comparée à la barégine.

Ces eaux, ainsi que le limon qu'elles laissent déposer, ne sont guère employées que pour l'usage externe.

EAUX DE BOURBONNE-LES-BAINS.

Situées dans le département de la Haute-Marne : elles sont incolores, limpides, inodores, excepté toutefois lorsqu'on les agite, car alors elles dégagent une légère odeur d'hydrogène sulfuré; elles ont une saveur fortement salée et amère; leur température varie de 32 à 46° R. Elles donnent à l'analyse : des hydrochlorates de chaux et de soude, du sulfate et du sous-carbonate de chaux, du sulfate de magnésie, une faible quantité de brôme et de fer, et une matière extractive particulière.

On distingue les principaux réservoirs suivants :

La Fontaine de la Place ;

Le grand Puits ;

Le premier et second Puits de l'hôpital militaire ;

La source de Marant.

On assure que ces eaux ont pour caractère commun, avec celles hydrosulfureuses, de dégager de l'azote. Elles se prennent en boisson depuis trois verres jusqu'à un litre et demi par jour; extérieurement, sous forme de bains, de douches, d'affusions, etc.

La saison des eaux est depuis le mois de mai jusqu'au mois d'octobre.

EAUX DE SAINT-GERVAIS EN SAVOIE.

Placées près de Genève, elles sont gazeuses, d'une odeur sulfureuse, d'une saveur salée, légèrement amère, et d'une température qui varie de 33 à 45° R. Elles donnent à l'analyse : de l'acide carbonique, des sulfates de chaux et de soude, du carbonate de chaux, des hydrochlorates de soude et de magnésie, et du pétrole.

On distingue sept sources principales :

1. La source du Bonnant ;

2. La source du Bon-Homme ;

3. La source Gontard ;

4. La source du Mont-Blanc ;

5. La source Coindet ;

6. La source de Bonne-Ville ;

7. La source Bonne-Foi.

Ces eaux se prennent en boisson depuis deux verres jusqu'à deux pintes par jour ; on les donne aussi sous forme de bains et de douches.

EAUX DE PLOMBIÈRES.

Dans le département des Vosges, elles sont limpides, incolores, presque sans saveur, onctueuses au toucher, d'une odeur légèrement fétide et un peu sulfureuses ; leur température varie de 11 à 50° R. Elles donnent à l'analyse : du carbonate de soude, du sulfate et muriate de soude, de la silice, une matière animale analogue à la barégine.

Les sources de Plombières sont nombreuses ; les principales sont :

1. Le Grand-Bain ou le Bain des Romains (température 49° R.) ;
2. Le Bain des Dames (41° R.) ;
3. La source du Chêne ou du Crucifix (40° R.) ;
4. Le Trou des capucins (même température) ;
5. La source de l'Étuve de Bassompierre (37° R.) ;
6. La source de l'Enfer (52° R.) ;
7. La source Muller (24° R.) ;
8. La source Simon (25° R.),
9. La source savonneuse du Jardin des capucins (11° R.) ;
10. Une deuxième source savonneuse (12° R.) ;
11. Deux nouvelles sources du Jardin royal (18 et 22° R.) ;
12. La source des bords de L'Eau-Gronne.

Ces eaux se prennent en boisson, soit pures ou coupées avec de l'eau savonneuse ou du lait. La dose à l'intérieur est de quatre à vingt verres par jour ; on en fait également usage sous forme de bains et de douches.

La saison la plus favorable est depuis le mois de mai jusqu'à la fin de septembre.

EAUX DE BOURBON-LARCHAMBAULT,

Près de Moulins (Allier) : eau gazeuse, incolore, d'une odeur d'œufs pourris, d'une saveur variant selon la température qui à la source est de 48 à 50° R. Elles donnent à l'analyse : des hydrochlorates de soude, de chaux et de magnésie, des sulfates de soude, de chaux et de magnésie, du deuto-carbonate de fer, de la silice, de l'acide carbonique, quelques atomes d'acide hydrosulfurique et d'une substance végétale savonneuse.

Cette eau se prend en boisson depuis quelques verres jusque à deux litres par jour; extérieurement, sous forme de bains et de douches.

Comme à Saint-Amand, on emploie les boues des bassins, qui contiennent de la soude, du savonnule végétal, de la silice, et un peu de carbone.

La saison des eaux est du mois de mai au mois d'octobre.

EAUX DE BALARUC.

Dans le département de l'Hérault, près de Frontignan : eau limpide, onctueuse, salée, d'une odeur d'œufs pourris; d'une température de 38° R. Elles donnent à l'analyse : des muriates de soude, de chaux et de magnésie, du gaz acide carbonique, des carbonates de chaux et de magnésie, du sulfate de chaux et un peu de fer.

On distingue à Balaruc quatre bains principaux, qui sont :
1. Le bain de la Source (temp. : 42° R.).
2. Le bain de l'Hôpital.
3. Le bain de la Cuve (38° R.).
4. Le bain de vapeurs.

Cette eau se prend à l'intérieur à la dose d'une à deux pintes par jour ; on la donne aussi sous forme de bains et de douches. Le transport lui enlève beaucoup de ses qualités, et probablement aussi de ses propriétés ; elle devient, après un long voyage, fade et nauséabonde : on n'y découvre plus, dit-on alors, ni fer, ni gaz acide carbonique. Du reste, les principes minéraux y sont tellement abondants, qu'ils se déposent par le seul effet du contact de l'air et de la lumière.

EAUX NÉRIS.

Cette eau, située dans le département de l'Allier, est fournie par quatre sources ou puits, qui sont :
1. Celui de la Croix (temp. : 40° R.) ;
2. Celui de César ou le grand puits (41° R.) ;
3. Le puits carré ou tempéré (16 à 17° R.) ;
4. Le puits innominé (42 à 43° R.).

Les eaux de Néris donnent à l'analyse des gaz azote, oxigène, acide carbonique et hydrosulfurique, du sous-carbonate de soude, du sulfate de soude et de l'hydrochlorate de soude, du carbonate de chaux, de la silice, et une matière animale particulière.

On les prend en boisson depuis deux jusqu'à douze verres par jour ; on les donne aussi sous forme de bains et de douches ; on emploie quelquefois les bains du limon qu'elles déposent.

EAUX DE LUXEUIL.

Département des Vosges, six lieues de Vesoul. Deux sources froides : l'une savonneuse, l'autre ferrugineuse, en outre de l'eau thermale ; cette dernière donne à l'analyse : de l'acide carbonique, des sous-carbonates de fer et de chaux, de l'hydrochlorate de soude et une terre calcaire. L'eau thermale est limpide, onctueuse, et d'une saveur astringente. Température : de 29 à 30° R.

On distingue à Luxeuil sept bains principaux : 1. le bain des femmes ; 2. celui des hommes ; 3. le bain neuf : 4 le grand bain ; 5. le petit bain ou le bain des pauvres ; 6. le bain des capucins ; 7. le bain gradué. L'eau se prend à l'intérieur et sous forme de bains et douches.

EAUX D'AIX EN PROVENCE.
(Bains de Sextius)

Ces eaux, connues dès avant notre ère, sont claires et limpides, d'une odeur légèrement hydrosulfurée et d'une saveur douçâtre ; elles sont onctueuses au toucher et laissent sur la peau l'impression d'un velouté des plus agréable ; leur température varie de 27 à 29° R. Elles donnent à l'analyse : des *carbonates* de chaux et de magnésie, du *sulfate* calcaire.

On les prend en boisson depuis deux verres jusqu'à seize par jour ; on les donne également en bains, en étuves sèches ou humides, en fomentations, en douches, en injections.

La saison des eaux est depuis le mois de mai jusqu'au mois de septembre.

EAUX DE BAINS.

Cette eau, située dans le département des Vosges (près de Plombières), est incolore, inodore lorsqu'elle est froide, d'une odeur d'œufs pourris lorsqu'elle est chaude, et d'une température qui varie de 23 à 42° R.

Cette eau donne à l'analyse : du sulfate et de l'hydrochlorate de soude, du sulfate et du carbonate de chaux, des traces de silice et de magnésie.

Elle est fournie par sept sources principales, qui se réunissent dans trois bassins ou établissements : 1. le bain vieux ; 2. le bain neuf ; 3. la fontaine des vaches.

On l'administre à l'intérieur depuis trois jusqu'à douze verres par jour ; on l'emploie aussi sous forme de bains, de douches et d'étuves. Cette eau parait douée de peu d'énergie et devoir principalement ses propriétés à la chaleur. L'époque des eaux est du mois de juin au mois d'octobre.

EAUX DE BADEN. (Suisse.)

Cette eau est claire et limpide, un peu salée, mais nauséeuse, d'une faible odeur de soufre, savonneuse au toucher, et jouit de la propriété de rougir le linge. Sa température varie de 33 à 42° R.

Elle donne à l'analyse : des gaz acide carbonique et hydro-sulfurique, des sulfates de soude, de magnésie et de chaux, de l'hydro-chlorate de soude, des sous-carbonates de magnésie, de chaux, de fer et de manganèse.

Cette eau jaillit d'un grand nombre de sources qui viennent se réunir 1. aux grands bains, 2. aux petits bains, 3. au Stadhof.

On la donne en boisson à la dose de plusieurs verres par jour, et principalement à l'extérieur sous forme de bains et de douches, etc.

Il existe à Baden deux bains publics et gratuits : 1. le Sainte-Vérène, 2. le Frey-Bad. La saison des eaux est du mois de juin au mois de septembre.

EAUX DE BOURBON-LANCY.

Département de Saône-et-Loire. Peu fréquentées de nos jours ; d'une température variant de 33 à 50° R. Elles sont fournies par sept sources principales : la plus abondante de toutes est connue sous le nom de Lymbe ou du Grand-Puits. Ces eaux donnent à l'analyse : des gaz oxygène, azote et acide carbonique, des hydro-chlorates de soude et de magnésie, des sulfates de soude et de chaux, des carbonates de chaux et de fer, de la silice.

On les donne en boisson à la dose de trois ou quatre verres par jour ; en bains, à la température de 30 à 32° R.;

en douches, à 38° R. ; quelquefois aussi en étuves. Il y a deux saisons des eaux : l'une au printemps. la seconde à l'automne.

EAUX D'USSAT.

Situées près de Tarascon (Arriége). Elles sont inodores, presque sans saveur, onctueuses et gazeuses. Leur température varie de 27 à 30° R. Elles donnent à l'analyse : de l'acide carbonique, de l'hydro-chlorate de magnésie, du sulfate de magnésie et de chaux, des carbonates de magnésie et de chaux, de plus une matière animale analogue au frai des grenouilles.

Ces eaux, fournies par plusieurs sources, ne se prennent que sous forme de bains et de douches, encore ces dernières sont-elles fort rarement employées ; on fait également usage, à l'extérieur, du limon qui se dépose, et qui est en grande partie formé par la matière animale dont nous avons parlé. La saison des eaux est du mois de juin au mois d'octobre.

Deuxième ordre.

Une simple énumération suffirait presque ici, car les eaux dont nous allons parler n'ont le plus souvent qu'une efficacité fort contestable. Comme plusieurs d'entre elles sont cependant encore très fréquentées, nous suivrons jusqu'à la fin la marche que nous nous sommes tracée, et dirons en peu de mots ce qu'il est essentiel de connaître pour se rappeler chacune des eaux minérales salines du second ordre.

1. L'eau d'Availles ou Absac (Charente). Principe dominant : muriate de soude. Elle s'emploie surtout à l'intérieur à la dose de plusieurs verres le matin à jeun.

2. L'eau d'Albino (Italie). Source saline. On n'emploie guère que les boues, comme celles de Saint-Amand.

3. L'eau d'Avène (Hérault), dont la température est de 23° R. Elle paraît dépourvue de principes actifs.

4. Les eaux de Bath (Angleterre) ont quelque analogie avec celles de Néris ou de Bourbonne : on y a démontré la présence de l'iode ; leur température est assez élevée. On les emploie principalement sous forme de bains, etc.

5. Les eaux de la Bourboule (Puy-de-Dôme) sont fournies par six sources, dont la température varie de 30 à 40° R. Elles donnent à l'analyse : du gaz acide carbonique libre, du gaz azote, des sels de soude et de magnésie, de la silice, du muriate de chaux et du sulfate de soude. On distingue la source du grand Bain, et la source des fièvres.

Ces eaux se prennent à l'intérieur à la dose de plusieurs verres par jour, et sont également employées sous forme de bains, etc.

La saison des eaux est depuis le mois de mai jusqu'à la fin de septembre.

6. Les eaux de Chaudes-Aigues (Cantal) connues depuis fort longtemps, bien qu'aujourd'hui négligées et pour ainsi dire réservées à des usages purement domestiques. Elles donnent à l'analyse : du muriate et du carbonate de soude, de la magnésie, un peu de chaux et d'oxyde de fer.

7. L'eau d'Ax (Landes), dont la température varie de 20 à 48° R., mais qui ne renferme qu'une quantité presque insignifiante de principes actifs.

8. L'eau d'Epsom (Angleterre), limpide, amère, salée et contenant trois centièmes de sulfate de magnésie retiré par évaporation et connu sous le nom de sel d'Epsom.

8. L'eau minérale froide d'Heilbrunn (Bavière), donne à l'analyse plusieurs sels à base de soude, de l'iode, du fer, du brôme, du gaz hydrogène carboné, etc. On la prend à l'intérieur à la dose de plusieurs verres par jour (trois ou quatre) ; on peut aussi l'employer sous forme de bains en élevant convenablement sa température.

10. L'eau de Jouhe (Jura) est froide, salée, comme sta-

gnante et comme marécageuse : on l'emploie fort rarement.

11. L'eau de Lamotte (Isère) est saline et d'une température de 45° R., sa saveur est alcaline et sa limpidité parfaite: on l'emploie intérieurement et extérieurement.

12. L'eau du Monestier (Hautes-Alpes) est transparente, saline, d'une température de 30° R., et fournie par quatre sources.

13. L'eau de Neffiach (Pyrénées-Orientales) est limpide et salée : sa température n'est que de 16° R. Elle donne à l'analyse: de l'acide carbonique, des sulfates de soude et de chaux, des muriates de soude et de magnésie, du sulfate de magnésie. On la prend en boisson à la dose de plusieurs verres par jour.

14. L'eau de Pouillon (Landes) est transparente et inodore, d'une température de 16° R. Elle donne à l'analyse : des muriates de soude et de magnésie. On la prend à l'intérieur à la dose de plusieurs verres par jour.

15. L'eau de Pullna (Bohême) donne à l'analyse : des sulfates de soude, de magnésie, et de chaux ; des carbonates de chaux, de magnésie, et de fer ; des muriates de soude et de magnésie. L'eau de Pullna contient presque deux fois autant de sels que l'eau de Sedlitz. Elle est principalement employée comme purgative ; la dose est : deux à trois verres le matin à jeun ; pour les enfants, un ou deux demi-verres suffisent.

EAUX DE RENNES.

Connues sous le nom de Rennes-les-Bains (Aude) ; ces eaux sont fournies par cinq sources, dont trois thermales et deux froides : 1. le Bain de la Reine (tempér. 33· R.) ; 2. le Bain Fort (41° R.) ; 3. le Bain Doux dit des Ladres (32° R.)

On peut affirmer que les qualités de ces eaux varient dans chacune des sources, bien qu'elles soient toutes claires et

limpides; ainsi : l'eau du Bain de la Reine est salée et astringente; la seconde est légèrement amère; l'amertume de la
troisième est au contraire très prononcée, elle est onctueuse
et exhale une odeur d'œufs pourris.

Des deux sources froides, l'une dite du Cercle est acidule et évidemment ferrugineuse; la seconde, celle du Port,
n'est que fade.

Les trois sources thermales donnent à l'analyse des hydro-chlorates de chaux, de magnésie et de soude, du sulfate de chaux, des carbonates de chaux, de magnésie et de
fer. Celle du bain Fort renferme, de plus, un peu de gaz
acide carbonique, et celle du bain Doux, de la silice et un
peu d'acide hydro-sulfurique.

Des deux sources froides, celle du Cercle contient, outre
les principes ci-dessus indiqués, des sulfates de magnésie et
de fer.

Ces eaux se prennent en boisson, à la dose de plusieurs
verres par jour, soit pures, soit coupées avec le lait, et extérieurement sous forme de bains et de douches, etc.

La saison des eaux est du mois de mai au mois d'octobre.

On cite encore les eaux de Saint-Laurent (Ardèche), dont
la température est de 35° R.

Celles de Saint-Paul de Fenouilhèdes (Pyrénées-Orientales), avec une température de 21° R.

Celles de Salces (Pyrénées-Orientales) avec une température de 14 à 15° R.

Celles de Sambuse (Landes), avec température de 25° R.

Toutes quatre, plus ou moins salines, se prennent en boisson, à la dose de plusieurs verres, le matin à jeun, et
extérieurement sous forme de bains et de douches, etc.

EAUX DE SEDLITZ OU TZETLITZ (Bohême).

Cette eau est froide, limpide, pétillante, salée, amère,

et donne à l'analyse de l'acide carbonique, des sulfates de chaux, de soude et de magnésie, des carbonates de chaux et de magnésie, une petite quantité de matière résineuse. Chacun sait l'usage de l'eau de Sedlitz.

Vient ensuite l'eau de Seydschatz (Bohème), analogue à la précédente, mais non gazeuse, plus forte, plus salée et plus purgative.

Celle de Soden (Allemagne), fournie par sept sources, dont la température n'est que de 14 à 16° R. Elle donne à l'analyse des carbonates de fer, de chaux et de magnésie, des muriates de potasse et de soude, et du sulfate de chaux.

Celle de Sylvanès (Aveyron), limpide, d'une odeur sulfureuse, d'une saveur salée et ferrugineuse, et dont la température est de 30 à 32° R. Elle donne à l'analyse de l'acide hydro-sulfurique, des sulfates et des hydro-chlorates de soude et de magnésie, du carbonate de fer et un peu d'acide carbonique libre.

Elle se prend en boisson, à la dose de plusieurs verres par jour, soit pure ou coupée avec du lait : on l'emploie aussi sous forme de bains, de douches et d'injections. On fait également usage à l'extérieur de la boue grasse et onctueuse qu'elle dépose.

La saison des eaux est du mois de mai au mois de septembre.

Celle de Tautavel (Pyrénées-Orientales), qui renferme principalement des sulfates de chaux et de magnésie, et se prend à la dose de plusieurs verres par jour ; ce qui prouve son peu d'énergie est l'énorme quantité que quelques personnes en ont prise impunément.

Celle de Vacqueyras (Vaucluse), encore nommée de Gigondas et de Montmirail ; elle est claire et limpide, froide (14° R.), saline, d'une odeur hydro-sulfureuse, et donn à l'analyse, outre des gaz acide carbonique et hydrogène sulfuré, différents sels de chaux, de soude et de magnésie.

Elle se prend sous toutes les formes ; à l'intérieur, la dose est de trois à quatre verres et même dix verres et plus par jour.

On la donne aussi sous forme de bains, de douches, de lotions, d'injections, etc.

La saison des eaux est du 1er juin au 15 septembre.

ACTION DES EAUX MINÉRALES SALINES.

L'action des eaux minérales salines, sur l'économie animale, varie selon les quantités de sels qu'elles renferment, selon qu'elles sont fluides ou thermales, selon qu'elles sont prises en boissons ou employées en même temps intérieurement ou extérieurement.

Les eaux froides sont les moins actives, et ne sont employées qu'en boisson ; quand elles ne renferment que des doses modérées de sels, leur action se porte principalement sur le système biliaire et sur les voies urinaires, dont elles augmentent rapidement les sécrétions ; avec des quantités de sels plus considérables, et données à la dose de plusieurs verres, elles deviennent de véritables purgatifs, mais elles ne purgent qu'en irritant, en excitant la soif, et doivent être par conséquent défendues aux personnes nerveuses et irritables.

Prises en petite quantité, elles sont simplement excitantes et toniques.

———

Les eaux thermales sont beaucoup plus efficaces que les précédentes. On les donne en boisson en même temps que sous forme de bains et de douches, etc. Bien que différentes dans leur action et leur activité, les effets généraux qu'elles produisent ne doivent pas moins s'en rapporter à la tonicité et à l'excitation.

EAUX MINÉRALES COMPLEXES.

Nous pensons que ces eaux, composées de manière à ne pouvoir être rangées dans aucune des classes précédentes, doivent occuper le dernier ordre et former cette classe des *incertæ sedis* qui termine toute classification et semble un démenti donné à la perfection des connaissances humaines. Suivant que les principes sulfureux ou salins, ou les gaz acidules domineront dans leur composition, elles donneront avec les réactifs des résultats analogues à ceux que nous avons déjà exposés en parlant de ces différentes eaux à caractères tranchés, aussi n'avons-nous rien à ajouter ici à cet égard.

EAUX DE CARLSBAD.

Ces eaux situées près de la ville de ce nom (Bohême) sont fournies par huit sources principales :

1. Le Sprudel, ou la source jaillissante ;
2. L'Hygie (source de santé ou de salut) ;
3. Le Mühlbrunn (ou source du moulin) ;
4. Le Bernardsbrunn (ou source de St. Bernard) ;
5. Le Neubrunn (ou nouvelle source) ;
6. Le Theresienbrunn (ou fontaine de Marie-Thérèse) ;
7. Le Schlossbrunn (ou fontaine du château) ;
8. Le Spitalbrunn (ou la fontaine de l'hôpital).

La température de ces différentes sources varie depuis 40 jusqu'à 60° R.

Les eaux de Carlsbad donnent à l'analyse : du sulfate de soude en grande abondance, du carbonate de soude, de l'hydro-chlorate de soude, des carbonates de chaux et de magnésie, de la silice et du gaz acide carbonique, des car-

bonates de fer, de strontiane et de manganèse, du phosphate d'alumine, du fluate de chaux et lithine. Ces diverses substances sont présentées ici dans l'ordre de leur importance et de leurs quantités respectives.

Ces eaux donnent lieu à des cristallisations salines d'une
telle abondance, qu'on est obligé de les perforer plusieurs
fois chaque année pour éviter la destruction des conduits et
des réservoirs.

Les eaux de Carlsbad se prennent en boisson et extérieurement sous forme de bains, douches, injections, lotions, etc. : à l'intérieur, la dose varie depuis six verres jusqu'à treize et même vingt et vingt-cinq par jour.

L'eau de Carlsbad naturelle n'est pas transportable : en-
fermée dans un vase, elle ne tarde pas à déposer un épais
sédiment, en même temps qu'elle se voile d'une pellicule
grisâtre : en outre, elle contracte bientôt un goût et une
odeur désagréables qu'elle n'a pas à la source. On en tire
depuis plusieurs siècles une grande quantité de sulfate de
soude (sel de Glauber; sel de Carlsbad). La saison des eaux
est depuis le mois de juin jusqu'à la fin de septembre.

EAUX DE WIESBADEN.

Les eaux de Wiesbaden ou Visbad (Allemagne) sont fournies par seize sources, dont quatorze thermales et deux froides. La température des sources thermales s'élève dans
quelques unes jusqu'à 52° R. La plupart sont simplement
salines et donnent à l'analyse différents sels à base de soude,
de chaux, de fer et de magnésie : deux cependant ont l'o-
deur d'acide hydro-sulfurique et peuvent être employées
comme les autres eaux sulfureuses.

Les eaux de Visbad se prennent rarement en boisson : on
nfait plus souvent usage sous forme de bains et de douches.
La saison des eaux est celle des chaleurs.

EAUX DE BADE.

Les eaux de Bade (Souabe) sont fournies par un grand nombre de sources thermales dont la température est dans quelques unes de 45 et même 60° R. Elles ont une odeur d'œufs pourris et donnent à l'analyse de l'acide hydro-sulfurique, des hydro-chlorates de magnésie et de chaux, de l'acide sulfurique sans doute uni à la soude.

On en fait un usage fréquent à l'intérieur ; on les prend aussi sous forme de bains ordinaires et de vapeur, de douches.

EAUX DE TOEPLITZ.

Ces eaux, situées en Bohême, sont inodores, transparentes, verdâtres, légèrement salées : elles donnent à l'analyse : du sulfate et du muriate de soude, des carbonates de soude et de chaux, de l'oxide de fer, de l'acide carbonique à l'état gazeux et de la silice : elles présentent, comme on le voit, une certaine analogie avec les eaux de Carlsbad : elles sont fournies par plusieurs sources dont la température varie de 40 à 50° R. Elles se prennent en boisson, sous forme de bains ordinaires et de vapeur, de douches, etc. La saison est du mois de juin au mois d'octobre.

EAUX DE MARIENBAD.

Ces eaux situées en Bohême, sont fournies par six fontaines principales : 1. les Salzbrunnen, ou Kreutzbrunnen (sources salées) ; 2. le Stahlbrunnen (ou source d'acier) ; 3. le Carolinenquellen (ou source de Caroline) ; 4. l'Ambrosiusquellen (ou source d'Ambroise) ; 5. les Marienbrunnen (ou sources des maris) ; 6. le Ferdinandsbrunnen ou source de Ferdinand.)

Les eaux de Marienbad sont froides, cristallines et inodores, mais un peu salées, légèrement astringentes et gazeuses; elles participent à la fois de celles de Sedlitz et de Spa, et donnent à l'analyse : beaucoup de sels neutres pur-gatifs, du fer, de l'acide carbonique, etc. Ces divers prin-cipes sont inégalement répartis dans les sources que nous avons citées; aussi, la cinquième et la sixième sont-elles sui-vies de préférence, surtout pour l'usage intérieur.

Les eaux de Marienbad se prennent en boisson et exté-rieurement sous forme de bains et de douches; à l'intérieur, la dose est de quatre à huit verres par jour. On prend éga-lement les bains gazeux et les bains de Lunou de Marienbad: leur température n'est jamais élevée au delà de 20 à 26° R. Cette chaleur suffit pour rendre les uns et les autres très excitants.

EAUX D'AIX-LA-CHAPELLE.

Les eaux d'Aix-la-Chapelle (Prusse), sont limpides, d'une odeur sulfureuse, d'une saveur alcaline salée et d'une tem-pérature de 46° R. Elles donnent à l'analyse : du gaz azote, de l'acide carbonique, de l'acide hydro-sulfurique, des car-bonates de soude, de chaux et de magnésie, du sulfate et de l'hydro-chlorate de soude, un peu de silice.

Ces eaux ont cela de remarquable que par le refroidisse-ment, elles perdent leur odeur et leur saveur sulfureuses, ainsi que leur transparence, et deviennent laiteuses comme celles de Bagnols. Elles ont, comme on le voit, une certaine analogie de composition avec les eaux de Barèges, dont elles sont loin, du reste, de posséder l'énergie : elles sont four-nies par sept sources principales qu'on distingue en *hautes* et *basses*. Elles se prennent intérieurement et extérieure-ment. La dose, en boisson, varie beaucoup : on les prend pures ou coupées avec le lait : à l'extérieur, on les donne sous forme de bains, douches, etc. Lotions, injections, etc. On peut en faire usage dans toutes les saisons.

EAUX D'ÉGER.

Ces eaux situées dans le voisinage de celles de Carlsbad et de Marienbad, sont fournies par quatre sources principales : 1. le Franzensbrunnen (ou la source de François) ; 2. le Sals-quellen (ou la source saline) ; 3. le Sprudel froid.

Elles donnent à l'analyse : du gaz acide carbonique, du fer, d'abondants sels neutres, à base de soude, qui s'unis-sent au fer et à l'acide carbonique.

Ces différents principes sont inégalement répartis dans chacune des sources : ainsi, la première est chargée d'acide carbonique ; les principes salins dominent dans la seconde ; la troisième presque aussi chargée d'acide carbonique, con-tient moitié moins de fer que la première.

Ces eaux se prennent en boisson, à la dose de plusieurs verres par jour.

EAUX D'EMS.

Les eaux d'Ems (Nassau) sont claires et limpides, un peu salées et acidules : refroidies, elles prennent la saveur de l'eau de Seltz affaiblie : elles donnent à l'analyse : des car-bonates de chaux et de soude, du sulfate de soude, un peu de fer, quelques atômes d'un principe sulfureux et de gaz acide carbonique.

Les eaux d'Ems sont fournies par sept sources abondantes : 1. le Kraenchen avec température 38° R ; 2. le Kesselbrun-nen (23° R.), et le Woppenbrunnen (ou sources du chau-dron et des armes) ; 3. le Bubenquellen (ou source aux garçons) ; 4. le Mistelbrunnen ou Kurbrunnen (les sources moyennes) ; 5. le Marienbrunnen (source des maris) ; 6. le Springel ou Wilhemsbrunnen (source de Guillaume) ; 7. les sources Jumelles.

Outre les températures indiquées, il en existe une particulière à chaque source : elles varient depuis 17 jusqu'à 40° R. et même plus.

Les eaux d'Ems se prennent en boisson, à la dose de quatre à quinze verres par jour : extérieurement, on les donne sous forme de bains, de douches, etc. Ces eaux se boivent en toute saison : les bains se prennent pendant les mois les plus chauds de l'année.

Il existe dans nos possessions françaises du nord de l'Afrique, un assez grand nombre d'eaux minérales, sur la composition et l'efficacité desquelles nous n'avons jusqu'ici aucun document certain : les unes sont froides, d'autres sont thermales ; elles abondent surtout en substances salines et sulfureuses, et il est à désirer dans l'intérêt de la science et des nombreux colons qui habitent ces contrées, que les médecins du pays et principalement ceux qui le parcourent à la suite et sous la protection de nos braves soldats, les soumettent à l'analyse et s'efforcent d'en préciser les applications.

Il existe dans l'île d'Ischier ou de Pythécuse (royaume de Naples), plusieurs sources minérales précieuses, d'une température assez élevée et sur l'efficacité desquelles il ne peut s'élever aujourd'hui aucun doute.

Ainsi : 1. La source de Pontano (température, 27° R.), saline et gazeuse : ses eaux donnent à l'analyse des bicarbonates de soude et de magnésie, du muriate de soude, du fer, différents sels et du gaz acide carbonique.

2. Les sources de Fontano ou de Tornello (température, 45° R.), qui donnent à l'analyse, outre les principes précédents, du brôme et des sels à base de potasse.

3. Le bain de Lafontaine.

4. La source Castiglione (température, 30° R.), dont la saveur est salée et dont les principes constitutifs sont les mêmes que ceux des sources précédentes.

5. La source de Gurgitello (température, 50° R.), dont l'eau est salée et nauséabonde, onctueuse au toucher et un peu gazeuse : elle donne à l'analyse de l'hydriodate de potasse, des bicarbonates à diverses bases, du fer et du gaz acide carbonique.

6. La source de Coppone (température, 27° R.), qui a la saveur de l'eau de poulet (même composition que dessus).

7. La source de l'Occhio (Bagno-Fresco), dont la température est de 30° R.

8. La source de la Rita (température, 53° R.).

9. La source de Sainte-Restituta (température, 40° R.), qui est très saturée de principes salins.

10. La source de Saint-Montano (température, 40° R.), également saline.

11. La source de François Ier (température, 30° R.).

12. La source de Citara (température, 38° R.), saline et ferrugineuse.

13. La source d'Olmitello (température, 35° R.), d'une saveur salée et un peu alcaline.

14. La source de Nitroli (température, 24° R.).

EAUX MINÉRALES DE L'ILE DE CORSE.

Ces eaux peu connues et surtout peu fréquentées ne manquent cependant pas, assure-t-on, d'énergie : on cite entre autres :

1. La source d'Orezza qui est acidule et d'une saveur agréable.

2. Les deux sources de Saint-Antoine de Guagno (température de l'une, 20° R. ; celle de l'autre, 40° R.), dont l'eau est claire, incolore, d'une saveur douçâtre et d'une légère odeur d'acide sulfureux ; cependant le muriate de soude paraît être le principe dominant dans leur composition.

3. La source de Pietrapola.

4. La source de Caldanicia (température, 31° R.), dont les eaux sont salines et un peu sulfureuses. On assure qu'elles donnent à l'analyse des sels de chaux et de soude, de l'azote et de la barégine.

5. Les sources de Tallano et de Fuimorbo encore peu connues.

EAUX D'AUDINAC.

Ces eaux, situées dans le département de l'Arriège, sont limpides et à peu près inodores : elles donnent à l'analyse du gaz acide carbonique, des traces d'hydrogène sulfuré, du bicarbonate de fer, plusieurs sels à base de chaux, de soude et de magnésie ; leur température est de 17° R.

Elles sont fournies par deux sources : celle des bains (température 17° R.), et celle des cabinets (température, 14° R.). Elles se prennent en boisson à la dose de plusieurs verres par jour, ou extérieurement sous forme de bains, de douches, etc. : pour ce dernier mode, on est obligé de les faire chauffer comme à Enghien.

ACTION DES EAUX MINÉRALES COMPLEXES.

Elle participera nécessairement de la nature du principe qui dominera dans leur composition : ainsi leurs effets se rapprocheront tantôt de ceux des eaux sulfureuses, tantôt des résultats obtenus par les eaux gazeuses ou salines. On pourra tirer un parti avantageux de leur composition mixte dans certains cas pathologiques compliqués ; mais nous devons dire que jamais leur activité, et par suite leur efficacité, n'égale celle des eaux à caractères tranchés quand on les prend avec le mode convenable et dans les cas véritablement appropriés.

DES EAUX MINÉRALES

Nous avons dit au commencement de cette notice que les eaux minérales fournissaient à la thérapeutique des maladies cutanées des éléments nombreux et d'une efficacité incontestable ; mais, outre que leur emploi réclame dans beaucoup de cas certaines précautions particulières, on doit, pour les rendre véritablement utiles, non seulement les approprier aux constitutions des individus, mais encore à la nature des maladies elles-mêmes.

Les précautions sont relatives à la saison, à la température des eaux, au mode d'usage, aux doses, à l'état de pureté ou de mélange, à l'observation des divers préceptes hygiéniques, etc.

On sait que les eaux minérales, quelle que soit leur composition, et leurs divers degrés de température, ont pour effet primitif et général de déterminer dans l'économie une excitation plus ou moins vive, laquelle, du reste, dépend beaucoup plus de la constitution du malade et des doses du liquide que de l'*opposition thérapeutique* qui existe entre les éléments qui entrent dans leur composition et la nature de la maladie. Dans tous les cas, cette irritation est favorisée par l'usage simultané des eaux minérales à l'intérieur, en boisson, et sous forme de bains, de douches, etc.

On doit donc ne les employer qu'avec une extrême prudence chez tous les sujets nerveux et irritables, et les proscrire dans tous les cas où il existe une sur-excitation du système circulatoire, et à plus forte raison un état anévrysmatique, soit du cœur, soit des gros vaisseaux ; toutes les fois qu'un organe intérieur de quelque importance est le siège d'une inflammation vive et aiguë ; dans la plupart des cas de dermatoses récentes et accompagnées d'une injection active, et d'un état inflammatoire de la peau.

Réservons donc les eaux minérales pour le traitement des maladies chroniques, et si nous avons conservé en grande partie l'ordre de classification établi par M. Bourdon , c'est qu'il nous offre autant de groupes composés d'eau dont l'action est presque identique et ne varie que par ses degrés, et que cette disposition heureuse et pour ainsi dire naturelle, nous rend facile l'application thérapeutique que nous allons en faire.

Les eaux véritablement sulfureuses conviennent surtout dans les affections furfuracées, et quelques unes pustuleuses et vésiculeuses de la peau, comme 1° la porrigine (*porrigo,* Will.), les *herpes furfuraceus volitans et circinnatus (lepra, psoriasis, pytyriasis,* Will.), certains *varus (acne,* Will.), la mélitagre chronique (*impétigo,* Will.), la gale, etc.

Les eaux alcalines seront conseillées de préférence dans le traitement des affections squameuses et papuleuses, ainsi la dartre squameuse humide (*eczema ,* Will.), quelques varus , le prurigo (*prurigo, strophulus, lichen ,* Will.), l'ichthyose, etc. Les eaux alcalines possèdent particulièrement le précieux privilège de calmer la démangeaison, ce symptôme si constant et si souvent redoutable des maladies cutanées ; aussi, pour cela même, les emploie-t-on souvent momentanément dans une foule de cas où elles paraissent le moins appropriées à la nature de la maladie.

Les eaux acidules gazeuses ne nous intéressent que secondairement ; elles sont quelquefois utiles pour exciter les maladies cutanées , mais on ne doit pas balancer à y recourir concurremment avec d'autres mieux appropriées toutes

les fois qu'en outre de l'affection de la peau il existe, soit
une faiblesse originelle ou accidentelle du tube digestif,
soit quelque disposition aux affections calculeuses, etc.

Quant aux eaux composées, leur action sera d'autant plus
facile à prévoir, que leur composition se rapprochera davantage de celle de l'un des ordres précédents.

FORMULAIRE

Où se trouvent réunies les principales Préparations pharmaceutiques et les Substances médicamenteuses le plus généralement employées dans le traitement des maladies de la peau.

MÉDICAMENTS SIMPLES.

Ceux tirés du règne végétal sont presque tous choisis parmi les plantes amères, toniques et sudorifiques ; nous ne citerons ici que les principales, et nous joignons à chacune d'elles l'indication de la partie usitée et les doses auxquelles on l'emploie le plus ordinairement.

Pensée sauvage (*viola tricolor*). Part. us. : toute la plante; dos. : 3 décagr. (℥j), sur eau commune kilogr. ½ (℔j). — Décoction.

Pissenlit (*leontodon taraxacum*). Part. us. : toute la plante; dos. : comme dessus.

Saponaire (*saponaria officinalis*). Part. us. : feuilles ; dos. : décoct., de 15 à 30 gram. (℥ß à ℥j) pour eau commune kilog. ½ (℔j); suc. : de 3 à 6 décagr. (℥j à ℥jj); extrait : de 2 à 4 gram. (ℨß à ℨj).

Houblon (*humulus lupulus*). Part. us. : sommités ; dos. : décoct. 3 décagr. (℥j), sur eau commune kilogr. ½ (℔j); suc. : 6 à 12 décagr. (℥ij à ℥jv); extrait : 2 à 4 gram. (ℨß à ℨj).

Douce amère (*solanum dulcamara*). Part. us. : tiges ; dos. : décoct. 15 à 30 gram. (℥ß à ℥j), sur kilogr. ½ d'eau commune (℔j) ; extrait : 4 gram. (ℨj).

Petit chêne (*teucrium chamœdrys*). Part. us. : feuilles; dos. : décoct. 15 à 30 gram. (℥ß à ℥j), sur eau commune hilogr. ½ (℔j).

Trèfle d'eau (*menyanthes*). Part. us. : feuilles et tiges ; dos. décoct. et infus. 8 à 18 gram. (ℨij à ℨiv), sur eau commune kilogr. ½ (℔j); suc. : 60 à 90 gram. (ʒij à ʒiij); extrait : 2 à 4 gram. (ʒß à ʒj).

Bardane (*arctium lappa*). Part. us. : racine; dose : décoct. 15 à 30 gram. (ʒß à ʒj), sur eau commune kilog. ½ (℔j).

Patience (*rumex patientia*). Comme dessus.

Becabunga (*veronica becabunga*). Part. us. : herbes non fleuries; dos. suc. : 30 à 90 gram. (ʒj à ʒiij).

Gentiane (*gentiana lutea*). Part. us. : racine; dose décoct. : 4 à 8 gram. (ʒj à ʒij), sur eau commune kilogr. ½ (℔j); extrait : 10 à 15 décigr. (gr. xx à gr. xxx); teinture : 4 à 8 gram. (ʒj à ʒij); vin : 60 à 120 gram. (ʒij à ʒjv); poudre : 2 à 4 gram. (ʒß à ʒj).

Rhubarbe (*rheum palmatum*). Part. us. : racine; dos. décoct. ou infus. : 4 à 8 gram. (ʒj à ʒij) sur eau commune kilogr. ½ (℔j); teint. : 4 à 8 gram. (ʒj à ʒij); vin : 30 à 60 gram. (ʒj à ʒij); extrait : 2 à 4 gram. (ʒß à ʒj); poudre : *id.*

Quinquina. Part. us. : écorce; poudre fébrifuge : 15 à 30 gram. (ʒß à ʒj); tonique : 2 à 4 gram. (ʒß à ʒj); macér. et infus. : 8 à 30 gram. (ʒij à ʒj) sur eau commune kilogr. ½ (℔j); décoct. : 8 à 30 gram. (ʒij à ʒj) sur eau commune kilogr. ½ (℔j); vin : 30 à 90 gram. (ʒj à ʒiij) ext. sec, sel de lagaraye : 5 à 15 décigr. (gr. x à xxx); ext. mou : 5 décigr. à 8 gram. (gr. x à ʒij); sirop : 15 à 30 gram. (ʒß à ʒj).

Cresson de fontaine (*sisymbrium nasturtium*). Part. usit. : toute la plante; suc. : 60 à 90 gram. (ʒij à ʒiij).

Cochléaria (*cochlearia officinalis*). Part. us. : feuilles; suc. : 30 à 90 gram. (ʒj à ʒiij); teint. : 15 à 30 gram. (ʒß à ʒj); inf. : 15 à 30 gram. (ʒß à ʒj) sur eau commune kilog. ½ (℔j); sirop : 60 à 90 gram. (ʒij à ʒiij); conserve : 15 à 30 gram. (ʒß à ʒj).

Garou (*daphne mezereum*). Partie usit. : écorce; dos. déc. : 4 à 8 gram. (ʒj à ʒij) sur eau commune kilogr. i (℔ij), qu'on laissera bouillir jusqu'à réduction à 750 gram. (℔jß); ramollie dans le vinaigre, on peut s'en servir pour former un exutoire.

Gaïac (*guaiacum officinale*). Part. usit. : bois et écorce; dose décoct. : 3 à 6 décagr. (ʒj à ʒij) sur eau commune kilogr. j (℔ij); teint. : 15 à 60 gram. (ʒß à ʒij); ext. : 1 à 2 gram. (gr. xviij à gr. xxxvj), poudre : 1 à 4 gram. (gr. xviij à ʒj).

Squine (*smilax schina*). Part. us. : racine; dos. décoct. : 60 à 0 gram. (ʒij à ʒiij) sur eau commune kilogr. j (℔ij), qu'on laissera bouillir jusqu'à réduction d'un tiers; poudre : 2 à 4 gram. (Ʒß à Ʒj); ext. : 1 à 4 gram. (gr. xviij à Ʒj).

Sassafras (*laurus sassafras*). Part. us. : bois et écorce; dos. décoct. : 15 à 60 gram. (Ʒß à Ʒij) sur eau commune kilogr j (℔ij); poudre : 2 à 4 gram (Ʒß à Ʒj); teint. : gutt. ij à viij; ext. : 1 à 4 gram. (gr. xviij à Ʒj).

Salsepareille (*smilax salsaparilla*). Part. us. : racine; dos décoc. : 15 à 60 gram. (Ʒß à Ʒij) sur eau commune kilog. ½ (℔j); sirop : 15 à 60 gram. (Ʒß Ʒij); extrait : ½ gram. à 2 gram. (gr. ix à Ʒß).

On fait avec ces plantes, séparées ou réunies ensemble, des infusions, des décoctions, des sucs dépurés, des sirops, des vins médicamenteux, des teintures, des extraits, etc.

Les décoctions et les sucs dépurés sont, avec juste raison, beaucoup plus souvent employés aujourd'hui que les sirops et les extraits, dont les propriétés sont le plus ordinairement douteuses et parfois même tout à fait nulles.

Quant aux teintures et aux vins médicinaux faits avec la gentiane, la rhubarbe, le quinquina, etc., ils jouissent d'une action encore plus énergique que les décoctions et les sucs dépurés; ce surcroît d'activité tient à la nature même de l'excipient, et à la grande quantité de principes médicamenteux qu'il enlève aux plantes pendant la macération.

Voici, en peu de mots, en quoi consiste ces différents modes de préparations :

L'infusion : se fait en versant de l'eau bouillante sur les médicaments dont on veut obtenir les principes. Cette opération doit être préparée dans des vases clos pour éviter le dégagement des parties volatiles. On appelle *infusum* le liquide obtenu par ce moyen.

La décoction : consiste à soumettre les substances médicamenteuses à l'action prolongée de l'eau bouillante; le temps de cette action dépasse rarement une heure; les principes fixes et inaltérables par la chaleur sont les seuls qui puissent être obtenus ainsi. On appelle *decoctum* le liquide résultant de cette opération.

Les sucs dépurés : se préparent en broyant dans un mortier de bois une certaine quantité de plantes encore vertes et fraîches, et en exprimant le suc en le clarifiant par la simple filtration après quelques instants de repos. Je sais qu'il existe d'autres procédés de clarification, mais celui que j'indique ici est le plus commode et celui qui expose le moins les principes médicamenteux aux inconvénients de la décomposition.

Les sirops : sont le résultat de la cuisson du sucre dissout avec le produit, soit de l'infusion, soit de la décoction, soit des sucs exprimés ou de l'eau distillée de certains végétaux. Les sirops sont simples ou composés, c'est à dire contenant une seule ou plusieurs substances médicamenteuses.

Les vins et les teintures : s'obtiennent en soumettant à leur action dissolvante, par la macération, les substances médicamenteuses. Parmentier conseille également de préparer le vin médicinal en versant simplement, dans du vin rouge ou blanc, une quantité donnée d'alcool chargé de principe médicamenteux.

Enfin, les extraits sont le produit mou ou sec de l'évaporation d'un liquide obtenu, soit par la simple expression des végétaux, ou bien en traitant par l'eau ou l'alcool les substances végétales ou animales.

Nous mettons en tête des médicaments tirés du règne minéral : le soufre ; le mercure ; l'iode et leurs différents composés ; le fer et ses préparations ; les acides sulfurique, nitrique, hydrochlorique ; quelques préparations de plomb, d'arsenic, d'or.

Les deux dernières surtout sont d'une activité dangereuse et réclament la plus grande prudence dans leur administration.

Nous ne devons pas oublier le nitrate d'argent qu'on a rarement occasion de faire prendre à l'intérieur, mais dont l'usage externe est très fréquent ; 2. la potasse ; 3. la soude, et surtout les sels dont ces alcalis constituent la base.

Parmi ces diverses substances, les unes sont employées intérieurement et extérieurement ; d'autres sont réservées pour l'usage externe.

On ne les donne presque jamais à l'état de nature ; elles sont ou en dissolution, comme pour les lotions ou les bains, ou vaporisées, comme pour les fumigations ou bains de vapeur, ou incorporées dans un corps gras, comme dans les pommades, etc.

La nature elle-même les présente souvent à l'état de dissolution : c'est ce qui a lieu pour les eaux minérales. Voyez la notice qui les concerne.

Quant au règne animal, excepté la gélatine, qu'on a souvent

occasion d'employer dans la thérapeutique des maladies cutanées (bains gélatineux, etc.), il ne nous fournit aucun autre principe doué d'une propriété spécifique constatée et sur laquelle on puisse compter.

MÉDICAMENTS COMPOSÉS.

Recueil des formules le plus généralement employées dans le traitement des maladies de la peau. Nous joignons ici à la médication de l'hôpital Saint-Louis, celle des praticiens qui ont écrit sur les dermatoses ou qui sont connus pour traiter spécialement cette branche importante de la pathologie.

TISANES.

Tisane anti-herpétique. (Gib.)

℞ Racine de salsepareille.   6 décagr.($\overline{3}$ ij.)
Écorce de racine de mézéréum. 4 à 8 gram. (3 j à 3 ij.)

Faites bouillir dans trois litres d'eau commune jusqu'à réduction d'un tiers, et ajoutez sur la fin de l'ébullition :

Semence de coriandre. } ãã 4 gram. (3 j.)
Racine de réglisse.

Tisane d'orme pyramidal. (Gib.)

℞ Écorce d'orme pyramidal.   30 gram. ($\overline{3}$ j.)
Eau commune.   1250 gram. (℔ij ß.)

Réduisez à deux livres par ébullition.

Cette tisane, qui a été fort recommandée contre les dartres, a beaucoup perdu aujourd'hui de sa réputation. Sa dose est d'un litre par jour; celle de la première est d'un à deux verres seulement dans les vingt-quatre heures.

Tisane sudorifique.

℞ Bois de gaïac râpé.
Racine de salsepareille hachée. } ãã 60 gram. ($\overline{3}$ ij.)
Squine coupée par tranches.

Faites macérer pendant douze heures, puis bouillir à vaisseau clos dans trois litres d'eau jusqu'à réduction d'un tiers; ensuite, ajoutez :

Bois de sassafras râpé. 12 gram. ($\mathfrak{Z}$ iij.)

Passez, après avoir laissé infuser pendant une heure.

Cette tisane, dont la dose est de plusieurs verres par jour, est employée avec avantage contre les syphilides et les inflammations chroniques de la peau.

Tisane de Vinache.

♃ Salsepareille.
Squine.
Gaïac râpé,   ãã 45 gram. ($\mathfrak{Z}$ j ß.)

Sassafras râpé.
Séné.   ãã 15 gram. ($\mathfrak{Z}$ ß.)

Sulfure d'antimoine pulverisé. 60 gram. ($\mathfrak{Z}$ ij.)

Mettez le sulfure d'antimoine dans un nouet de linge; faites-le bouillir avec la salsepareille, la squine et le gaïac dans :

Eau commune. 3 kilogram. (℔ vj.)

On peut, après avoir passé, ajouter :

Sirop de cuisinier. 125 gram. ($\mathfrak{Z}$ iv.)

Cette tisane, dont la dose est de plusieurs verres par jour, est conseillée contre les syphilides et les affections chroniques de la peau.

Traitement antisyphilitique.

1° Par la décoction de Zittmann.

♃ Racine de salsepareille incisée. 575 gram. ($\mathfrak{Z}$ xij.)
Eau de fontaine. 24 kilogr. (24 litres.)

Faites macérer pendant vingt-quatre heures dans un vase d'étain puis ajoutez dans un nouet :

Sucre d'alun ou poudre styptique de Mynscht, composée de : Sangdragon 8 gram. ($\mathfrak{Z}$ ij); Sulfate d'alumine et de potasse, 15 gram. ($\mathfrak{Z}$ ß).   45 gram. ($\mathfrak{Z}$ j ß.)
Protochlorure de mercure. 15 gram. ($\mathfrak{Z}$ ß.)
Sulfure d'antimoine sublimé. 4 gram. ($\mathfrak{Z}$ j.)

Faites bouillir jusqu'à ce qu'il ne reste plus que 8 litres (℔ xvj) de liquide; ajoutez vers la fin de la décoction :

Feuilles de séné.	12 gram. (℥ iij.)
Semences d'anis.	
—— de fenouil.	āā 15 gram. (℥ ß.)
Racine de réglisse.	

Modérez l'ébullition, passez et étiquetez la colature : *décocté fort.*
Ajoutez au résidu :

Racine de salsepareille incisée.	180 gram. (℥ vj.)
Eau de fontaine.	24 kilogr. (24 litres.)

Faites bouillir comme précédemment, et ajoutez vers la fin :

Écorce de citron.	
Canelle.	āā 12 gram. (℥ iij.)
Petite cardamome.	
Racine de réglisse.	

Passez et étiquetez la colature : *décocté doux.*

Le premier jour, le malade prend une purgation : le matin des jours suivants, il prend un demi-litre de *décocté fort*, bien chaud et garde le lit. L'après midi, il boit un litre de *décocté doux*, et le soir un demi-litre de *décocté fort*; ces deux derniers froids. Le cinquième jour, purgation.

Il reprend l'usage des deux décoctés pendant quatre jours, puis se purge de nouveau. Après huit jours de repos, on recommence le traitement s'il est nécessaire. Un régime sévère est prescrit pendant toute la durée de ce traitement : c'est ainsi qu'on n'accorde pour tous aliments, à certains malades, que quatre onces de pain et autant de viande par jour.

2° Par la tisane de Feltz.

℞ Salsepareille coupée.	60 gram. (℥ ij.)
Gomme arabique.	60 gram. (℥ ij.)
(Ou ichthyocolle).	15 gram. (℥ ß.)
Antimoine cru (ou sulfure d'antimoine) renfermé dans un nouet.	120 gram. (℥ iv.)
Eau commune.	6 kilogr. (6 litres.)

Après vingt-quatre heures de macération, faites bouillir jusqu'à réduction de moitié, le nouet restant suspendu sans toucher les parois du vase ; passez. Quelques praticiens ajoutent trois grains de sublimé.

On donne une livre et demi (750 gram.) de cette tisane par jour, divisé en trois verres : le premier à sept heures du matin, le second à deux heures, le troisième à neuf ou dix heures du soir.

5° Par la tisane de Pollini.

℞ Brou de noix vert, broyé.	500 gram. (℔ j.)	
Racine de salsepareille.		
Pierre ponce pulvérisée.	} ãã 120 gram. (℥ iv.)	
Persulfure d'antimoine (privé d'arsenic par une ébullition préliminaire).		

Renfermez les deux dernières substances dans un nouet, puis mettez-les avec les deux autres dans :

Eau commune. 10 kilogr. (10 litres.)

Faites bouillir jusqu'à réduction de moitié.

Un litre à prendre par jour, divisé en deux portions, l'une dans la matinée, l'autre dans la soirée.

Décoction de Zittmann modifiée. (Rayer.)

Décoction N° 1.

℞ Salsepareille.	375 gram. (℥ xij.)
Réglisse.	45 gram. (℥j ℔.)
Séné.	90 gram. (℥ iij.)
Anis.	15 gram. (℥ ℔.)
Sulfate d'alumine.	45 gram. (℥j℔.)
Mercure doux.	15 gram. (℥ ℔.)

Pour seize bouteilles.

Décoction N° 2.

℞ Résidu ci-dessus.		
Salsepareille.	190 gram. (℥ vj.)	
Réglise.	20 gram. (℥ v.)	
Écorce de canelle.		
Écorce de citron.	} ãã 12 gram. (℥ iij.)	
Semences de cardamome.		

Pour seize bouteilles.

Tisane de salsepareille. (Rayer.)

℞ Racine de Salsepareille.   60 gram. (℥ij.)

Faites macérer pendant douze heures dans :

Eau commune.   1250 gram. (℔ij ß.)

Laissez réduire à 1 kilogr. (℔ij) par l'ébullition.

Cette tisane agit comme sudorifique et convient dans les syphilides récentes : sa dose est de plusieurs verres par jour.

Tisane de salsepareille arséniée. (Rayer.)

℞ Tisane de salsepareille.   1 kilogr. (℔ij.)
Acide arsénieux.   3 milligr. (gr. 1/16.

Cette tisane exerce la même action que la précédente, mais jouit de beaucoup plus d'énergie : sa dose est de deux à trois verres par jour : elle convient dans les affections chroniques et surtout contre les syphilides invétérées.

Tisane muriatique. (Rayer.)

℞ Eau commune.   1 kilogr. (℔ij.)
Sirop simple.   60 gram. (℥ij.)
Acide mercurialique.   q. s.
Jusqu'à une agréable acidité.

Tisane sulfurique. (Rayer.)

℞ Eau commune.   1 kilogr. (℔ij.)
Acide sulfurique.   2 gram. (ʒ ß.)
Sucre blanc.   60 gram. (℥ij.)
Huile essentielle de citron.   2 gouttes.

Ces deux tisanes sont administrées comme tempérantes et se montrent souvent antiprurigineuses ; leur dose est une pinte dans les vingt-quatre heures. La suppression du sucre rend la seconde plus active et plus efficace.

Tisane antisyphilitique. (Biett.)

℞ Gaïac râpé.   30 gram. (℥j.)
Daphné mézéréum.   1 gram. (gr. xviij.)
Faites bouillir dans une pinte et demie d'eau, que l'on réduit

à une pinte, en ayant soin de n'ajouter le daphné mézéréum qu'à la fin de l'ébullition.

(Tous les jours une pinte.)

Tisane antisyphilitique. (Dupuytren.)

℞ Squine coupée.
Gaïac id.   } ãã 60 gram. (℥ ij.)
Salsepareille id.
Eau commune.   1500 gram. (℔ iij.)
Sirop de cuisinier.   125 gram. (℥ iv.)

Faites bouillir les racines dans l'eau jusqu'à réduction d'un tiers; passez et ajoutez le sirop.

Tisane d'Arnoud.

℞ Salsepareille incisée.   60 gram. (℥ ij.
Gaïac râpé.
Ecorce de buis.
— de garou.   } ãã 8 gram. (ℨ ij.)
Colle de poisson.
Eau commune.   1500 gram. (℔ iij.)

Cette tisane, qu'il faut préparer comme la précédente, possède ainsi qu'elle une propriété sudorifique bien caractérisée : leur dose est [de plusieurs verres dans les vingt-quatre heures. On les emploie surtout dans les syphilides anciennes et invétérées.

Tisane diaphorétique. (Gimelle.)

℞ Eau bouillante   1 kilogr. (℔ij.)
Bois de gaïac râpé.   } ãã 15 gram. (℥ ß)
Racine de réglisse sèche et coupée.
Fleurs sèches de sureau.   } ãã 8 gram. (ℨ ij.)
Id.   de coquelicot.

Versez l'eau sur toutes les substances, laissez infuser pendant vingt-quatre heures, passez en exprimant, filtrez au papier blanc, puis ajoutez :

Sirop de capillaire.   60 gram. (℥ ij.)

La dose est de quatre verres par jour.

Tisane de gaïac et de daphné mézéréum. (Vénériens.)

℞ Gaïac râpé. }
Daphné mézéréum coupé. } ãã   50 gram. (ʒj.)
Eau commune   1250 gram. (℔ijß.)

Faites bouillir jusqu'à réduction de 1 kilogr. (℔ij), puis passez et édulcorez à volonté. Cette tisane s'administre par tasses dans la journée, et convient surtout contre les syphilides anciennes et invétérées.

Tisane iodée. (Cullerier.)

℞ Iode. }
Iodure de potassium. } ãã 1 décigr. (gr. ij.)
Chlorure de sodium.   8 gram. (ʒij.)
Eau commune.   1 kilogr. (1 litre.)

Cette tisane s'administre par tasses dans la journée. Son usage convient dans le traitement de la syphilis et des scrofules.

Tisane anti-scrofuleuse. (Lugol.)

℞ Sel marin.   8 gram. (ʒij.)
Iode.   5 centigr. (gr. j.)
Décoction commune. 1 kilogr. (℔ij.)

Cette tisane s'administre par tasses dans la journée.

Tisane lusitanienne. (Fóy.)

℞ Gaïac râpé.   50 gram. (ʒj.)
Mézéréum coupé.   15 gram. (ʒß.)
Salsepareille coupée.   90 gram. (ʒiij.)
Sulfure d'antimoine renfermé dans
un nouet de linge.   60 gram. (ʒij.)
Eau commune.   6 kilogr. (6 litr.)

Laissez bouillir jusqu'à réduction d'un tiers, puis ajoutez :

Santal rouge concassé. }
Id.   blanc. } ãã 90 gram. (ʒiij.)
Réglisse concassé.   15 gram. ʒß.)
Bois de rose. }
Sassafras. } ãã 30 gram. (ʒj.)

Laissez infuser pendant quatre heures; passez et édulcorez à volonté. La dose de cette tisane est d'un demi-litre à un litre dans les vingt-quatre heures. Elle convient dans les affections cutanées, mais surtout dans les sypilides.

Tisane antiscrofuleuse. (Foy.)

℞ Décoction de quinquina. }
Eau de mer.   } ãã parties égales.

A donner par petites tasses dans la journée.

Tisane de salsepareille simple. (Vénériens.)

℞ Salsepareille.   60 gram. (℥ ij.)
Faites bouillir quelque temps dans :

  Eau commune.   1 kilogr. (℔ij.)

Ajoutez :

  Réglisse ratissée et coupée. 15 gram. (℥ ß.)

Retirez du feu, puis passez après une heure d'infusion. Cette tisane s'administre contre les dartres syphilitiques.

Tisane de salsepareille composée. (Vénériens.)

℞ Salsepareille fendue et contuse. 45 gram. (℥ jß.)
  Gaïac râpé.   } ãã   60 gram. (℥ ij.)
  Sassafras, id.   }
  Réglisse.   } ãã   12 gram. (ℨ iij.)
  Ecorce de mézéréum. }
  Eau commune.   1500 gram. (℔iij.)

Traitez le tout par une digestion de dix à douze heures, puis passez. Cette tisane est conseillée dans les mêmes cas que la précédente, et s'administre comme elle.

Tisane de scabieuse. (Hôpital Saint-Louis.)

℞ Scabieuse.   15 gram. (℥ ß.)
  Eau bouillante.   1 kilogr. (℔ij.)

Passez après deux heures d'infusion, et ajoutez :

  Acide nitrique.   50 gouttes.
  Sirop de guimauve,   90 gram. (℥ iij.)

Celle tisane s'administre par tasses dans la journée, et est conseillée contre la teigne.

Tisane tonique. (Foy.)

℞ Bière.	1 bouteille.
Teinture de quinquina.	30 gram. (℥j.)

Cette tisane s'administre par petites tasses dans la journée et convient aux enfants menacés de scrofule.

Tisane de Vigarous.

℞ Salsepareille coupée.   185 gram. (℥ vj.)
    Gaïac râpé.
    Antimoine cru renfermé dans un nouet.
    Aristoloche ronde ou longue.   ãã 45 gram. (℥jß.)
    Jalap.
    Polypode de chêne.
    Noix fraîches avec leur brou concass.   n° 12.
Faites bouillir le tout dans :
    Eau commune.   6 kilogr. (6 litr.)
    Vin blanc.   2 kilogr. (2 litr.)
    Jusqu'à réduction de.   5 kilogr. (℔x.)
Jetez la décoction bouillante sur :
    Séné mondé.   90 gram. (℥ iij.)
    Sassafras coupé.
    Iris de Florence. ãã   45 gram. (℥jß.)
    Anis vert.
Laissez infuser quatre heures, passez et faites fondre :
    Crême de tartre.   45 gram. (℥jß.)
Le marc, traité de nouveau avec :
    Vin blanc.   2 à 3 kilogr. (2 à 3 litres.)
    Eau commune.   3 à 4 kilogr. (6 à 8 litres.)

que l'on réduit d'un tiers, sert de boisson ordinaire.

Cette tisane, qu'on administre à la dose de deux à trois verres par jour de la première préparation, et de cinq ou six de la seconde, convient surtout dans le traitement des syphilides compliquées de scorbut.

Tisane de mézéréum, (Thomson.)

℞ Écorce de daphné mézéréum.   8 gram. (℈ ij.)
Eau.   1500 gram. (℔ iij.)
Racine de réglisse.   15 gram. (℥ ß.)

F. s. a. Par tasse dans la journée. Contre la syphilis.

Tisane de mézéréum composée. (Van Mons.)

℞ Écorce de mézéréum.   8 gram. (℈ ij.)
Tiges de douce-amère.   15 gram. (℥ ß.)
Racine de bardane.   60 gram. (℥ ij.)
Eau commune.   2 kilogr. (℔ iv.)

Faites bouillir jusqu'à réduction d'un quart, et versez bouillant
sur :   Racine de réglisse.   8 gram. (℈ ij.)

Passez. Une demi-tasse toutes les quatre heures. Contre la
syphilis.

Tisane sudorifique laxative. (Bouchardat.)

℞ Gaïac râpé.   30 gram. (℥ j.)
Salsepareille.   15 gram. (℥ ß.)
Sassafras.   4 gram. (℈ j.)
Réglisse.   6 gram. (℈ j. ß.)
Séné.   15 gram. (℥ ß.)
Eau.   q. s.

F. s. a. Comme antisyphilitique. (Traitement de la Charité.)

Tisane antiherpétique. (Du même.)

℞ Racine de bardane.
— de patience.
— de saponaire.   } āā 15 gram. (℥ ß.)
Écorce d'orme pyramidal.
Tiges de douce-amère.
Eau commune.   1 kilogr. (℔ ij.)

Faites bouillir jusqu'à la réduction d'un cinquième du liquide.
Passez et ajoutez à la colature :

Sirop de fumeterre.   60 gram. (℥ ij.)

A prendre par verres dans les vingt-quatre heures.

Tisane antisyphilitique. (Swediaur.)

℞ Racine de lobélie syphilitique.   160 gram. (℥ v.)
  Eau commune.   6 kilogr. (℔xij.)

Faites bouillir jusqu'à réduction d'un tiers. Passez et édulcorez au goût du malade. Cette tisane se donne aussi contre les
dartres.

Tisane antipsorique. (Bouchardat.)

℞ Racine de bardane. ⎫
   Id.   de patience. ⎬ āā   15 gram. (℥ ß.)
   Douce-amère. ⎭

Faites digérer pendant quatre heures dans :

   Eau chaude.   1 kilogr. (℔ij.)

Passez et ajoutez :

   Sirop de miel.   60 gram. (℥ ij.)

Par tasses dans la journée.

Tisane sudorifique. (Bouchardat.)

℞ Bardane. ⎫
  Patience. ⎭   āā 30 gram. (℥ j.)

Faites infuser dans :

   Eau.   1 kilogr. (℔ ij.)

Ajoutez : Sirop de sucre.   60 gram. (℥ ij,)
   Acétate d'ammoniaque. 50 gram. (℥ j.)

A prendre dans la journée.

Tisane de gaïac composée. (Chaussier.)

℞ Gaïac râpé.   45 gram (℥ j ß.)
  Raisins secs.   50 gram. (℥ j.)

Faites bouillir pendant une demi-heure dans :

   Eau commune.   2500 gram. (℔ v.)

Faites infuser :

   Sassafras. ⎫
   Racine de réglisse coupée. ⎭ āā 15 gram. (℥ ß.)

Passez. Une ou deux pintes par jour. Antisyphilitique.

Tisane de Salsepareille iodurée. (Magendie.)

♃ Iodure de potassium.	4 gram. (3 j.)
Tisane de salsepareille.	1 kilogr. (℔ ij.)
Sirop d'écorce d'orange.	60 gram. (℥ ij.)

Par verres dans les vingt-quatre heures. Contre la scrofule.

Tisane de chiendent ioduré. (Magendie.)

♃ Iodure de potassium.	2 gram. (3 ß.)
Tisane de chiendent.	1 litre (℔ ij.)
Sirop de menthe.	60 gram. (℥ ij.)

Par verres dans la journée. Contre la scrofule.

MIXTURES, POTIONS, ETC.

On désigne sous ce nom des médicaments liquides généralement très actifs, contenant peu de véhicule aqueux et devant s'administrer par petites portions. Souvent aussi ce nom est synonyme de potion. C'est, du reste, en l'interprétant dans les deux sens qu'on doit l'appliquer aux formules suivantes.

Mixture anti-herpétique. (Biett.)

♃ Sirop de pensées sauvages.	60 gram. (℥ ij.)
Sous-carbonate de soude. -	8 gram. (3 ij.)

Mêlez. (tous les matins à jeun une cuillerée à bouche.)

Autre anti-herpétique. (Biett.)

♃ Infusion de scabieuse.	500 gram (℔ j.)
Acide nitrique.	25 décigr. (gr L.)
Sirop de guimauve.	90 gram. (℥ iij.)

Mêlez. (Tous les matins à jeun deux et successivement jusqu'à six cuillerées à bouche de cette mixture.)

Autre anti-herpétique. (Hôpital Saint-Louis.)

♃ Infusion de roses rouges.	500 gram. (℔ j.)
Acide sulfurique.	12 décigr. (Ɔ j.)
Sirop de guimauve.	60 gram. (℥ ij.)

Mêlez. (De deux à huit cuillerées par jour.)

Mixture anti-prurigineuse. (Biett.)

℞ Sirop de pensées sauvages,	450 gram. (℥ xiv)
Sirop de Daphné mézeréum.	60 gram. (℥ ij.)
Sulfite sulfuré de soude.	8 gram. (ʒ ij.)

Mêlez. (Trois cuillerées à bouche tous les matins à jeun.)

Autre. (Biett.)

℞ Infusion de scabieuse.	1 kilogr. (℔ ij.)
Acide sulfurique	12 décigr. (℈ j.)
Sirop de guimauve.	60 gram. (℥ ij.)

Mêlez. (De quatre à six cuillerées par jour.)

Autre. (Hôpital Saint-Louis.)

℞ Eau d'orge.	1 kilogr. (℔ ij.)
Acide nitrique.	12 décigr. (℈ j.)
Sirop de guimauve.	60 gram. (℥ ij.)

Mêlez. (Tous les jours de six à huit cuillerées.)

Mixture diaphorétique. (Hôpital Saint-Louis.)

℞ Eau distillée de bourache. }	ãã 60 gram. (℥ ij.)
id. [de coquelicot. }	
Teinture de gaïac.	2 gram. (ʒ ß.)
Sirop de salsepareille.	30 gram. (℥ j.)

Mêlez. (A prendre par cuillerées à bouche toutes les heures.)

Mixture anti-syphilitique. (Richard.)

℞ Eau distillée	125 gram. (℥ iv.)
Sublimé corrosif.	25 centigr. (gr. v.)
Sel ammoniac.	5 décigr. (gr. x.)
Gomme arabique en poudre.	4 gram. (ʒ j.)
Sirop de guimauve.	30 gram. (℥ j.)

On fait dissoudre le sublimé dans un mortier de verre au moyen d'un peu d'eau et du sel ammoniac : on ajoute successivement la gomme arabique, le reste de l'eau et le sirop. La dose est d'une cuillerée chaque matin dans une tasse de lait. On donne cette mixture contre les syphilides et les affections du système lymphatique.

Mixture de mercure et d'antimoine. (Blanc.)

℞ Deuto-chlorure de mercure.   1 décigr. (gr. ij.)
Faites dissoudre dans alcool.   125 gram. (℥ iv.)
Puis ajoutez vin ammoniacal.   25 gouttes.

Mêlez. (Cette mixture se donne contre la syphilis à la dose de 15 gram. (℥ ß), répétée deux fois dans les vingt-quatre heures.

Mixture diaphorétique. (Formul. polonais.)

℞ Miel pur.   1 part.
Faites dissoudre dans infusion de fleurs de sureau.   5 part.
Puis ajoutez acétate d'ammoniaque liquide.   1 part.

Mêlez. (La dose est d'une demi-tasse toutes les heures. Il faut chaque fois agiter le mélange.)

Mixture iodée. (Closs.)

℞ Iode.   3 décigr. (gr. vj.)
Hydriodate de potasse.   4 gram. (ʒ j.)
Faites dissoudre dans eau commune.   60 gram. (℥ ij.)
Ajoutez teinture aromatique.   4 gram. (ʒ j.)

Mêlez. (La dose de cette mixture est trois cuillerées à café par jour dans une tasse d'eau froide. On la donne contre la scrofule

Mixture antisyphilitique. (Cazenave.)

℞ Sirop de daphné mézéréum   64 gram. (℥ ij.)
id.   balsamique de tolu.   125 gram. (℥ iv.)
Sous-carbonate d'ammoniaque.   16 gram. (℥ ß.)

Mêlez. Une cuillerée matin et soir.

Essence concentrée de salsepareille. (Bouchardat.)

℞ Salsepareille.   500 gram. (℔ j.)
Sassafras.   60 gram. (℥ ij.)
Alcool à 21°.   1 kilogr. (℔ ij.)

Filtrez la teinture après deux jours de digestion à 40°, ajoutez :

Eau bouillante.   1 kilogr. (℔ ij.)

Faites digérer un jour ; passez ; réunissez les deux liqueurs ; filtrez et ajoutez :

Sirop de sucre.   1 kilogr. (℔ij.)

Dose : de deux à six cuillerées par jour. Sudorifique et anti-syphilitique.

Suc d'herbes dépuratif. (Bouchardat.)

℞ Feuilles de chicorée.
    id.   de fumeterre.
    id.   de bourrache.   ̃ãã parties égales.
    id.   de cerfeuil.

Q. s. pour obtenir 125 gram. (℥jv) de suc d'herbes. A prendre en une fois le matin à jeun. Antiherpétique.

Potion antiscrofuleuse. (Bouchardat.)

℞ Chlorure de barium.   1 décigr. (gr. ij.)
  Eau distillée.   125 gram. (℥jv.)
  Sirop de sucre.   50 gram. (℥j.)

Mêlez. Deux à quatre cuillerées chaque jour.

SOLUTIONS.

On donne ce nom à l'opération par laquelle un corps solide se fond en totalité ou en partie dans un autre qui est liquide. La solution est dite complète ou incomplète selon que le corps est dissous en totalité ou en partie.

Il ne s'agit ici que des solutions d'usage interne.

Solution de Fowler. (Codex français.)

℞ Protoxide d'arsenic en poudre.   ̃ãã 15 décigr. (gr. xxx.)
  Proto-carbonate de potasse.
  Eau distillée   125 gram. (℥iv.)

Mettez à digérer au bain de sable dans un mortier jusqu'à ce que l'oxide soit dissous ; laissez refroidir ; ajoutez 8 gram. (Ʒij) d'esprit de lavande et suffisante quantité d'eau pour que la solution ne fasse qu'un demi-kilogr. (℔j) : de cette manière, la liqueur contient environ 4 décigr. (gr. viij) d'arsénite de potasse, et 2 centigr. (gr. ß) de protoxide d'arsenic par once.

Celte liqueur qu'on emploie contre les dartres rebelles et les carcines cutanées, se prend à la dose de quatre à six gouttes par jour et même plus progressivement.

Solution de Pearson.

℞ Arséniate de soude.　　　2 décigr. (gr. iv.)
　 Eau distillée.　　　　　125|gram. (℥ iv.)

Faites dissoudre le sel dans l'eau et conservez pour l'usage. Cette solution s'administre dans les mêmes cas que la précédente, mais comme son action est beaucoup moins active, on peut en porter la dose à 1 gram (gr. xviij) et même 4. gram (℈j) graduellement.

Liqueur de potasse.

℞ Sous-carbonate de potasse.　　12 décigr. (℈j.)
　 Décoction de chiendent.　　　 1 kilogr. (℔ij.)

(La dose de cette liqueur est de cinq à vingt gouttes par jour à l'intérieur.)

Solution iodurée simple. (Lugol.)

℞ Iode.　　　　　　　　　12 décigr. (℈j.)
　 Iodure de potassium.　　25 décigr. (℈ij.)
　 Eau distillée.　　　　　60 gram. (℥ij.)

Triturez dans un mortier de verre l'iode et l'iodure, puis ajoutez par parties l'eau distillée. (La dose est de quatre à huit gouttes par jour dans un verre d'eau sucrée simple.)

Solution d'hydriodate de potasse (Richard).

℞ Hydriodate de potasse.　　2 gram. (ℨß.)
　 Eau distillée.　　　　　30 gram. (℥j.)

Mêlez. (La dose de cette liqueur est de 20 à 60 gouttes par jour, divisées dans trois ou quatre tasses de véhicule.) On l'emploie contre le goître, les scrofules et les dartres.

Solution du docteur Strahl.

℞ Carbonate d'ammoniaque　　8 gram. (ℨij.)
　 Eau distillée.　　　　　190 gram. (℥vj.)
　 Sirop de guimauve.　　　60 gram. (℥j.)
F. s. a.

La dose de cette solution est une demi-cuillerée à une cuillerée à bouche toutes les deux heures; son auteur la donne comme un spécifique contre la scarlatine.

Solution d'arséniate d'ammoniaque (Biett).

℞ Arséniate d'ammoniaque. 4 décigr. (gr. viij.)
  Eau distillée. 250 gram. (℔ß.)

(La dose 12 décigr. (un scrupule) à 4 gram. ($ℨ$j) successivement.)

Cette solution est employée avec succès dans les dartres squameuses humides chroniques.

Solution d'hydriodate iodé de potasse (Richard).

℞ Hydriodate de potasse. 2 gram. ($ℨ$ß.)
  Iode. 5 décigr. (gr. x.)

  Eau distillée. 30 gram. ($ℨ$j)

Cette solution est employée à la même dose que la précédente et dans les mêmes cas.

Solution de Van-Swieten.

℞ Deuto-chlorure de mercure. 4 décigr. (gr. viij.)
  Alcool. 4 gram. ($ℨ$j.)
  Eau distillée. 500 gram. (℔j.)

La dose de cette liqueur, dont chacun connaît les propriétés antisyphilitiques, est d'une cuillerée à bouche dans un verre d'eau. On l'administre aussi dans le lait et la tisane de salsepareille; mais on croit généralement que le lait fait subir au sublimé une décomposition et le ramène à l'état de proto-chlorure.

Solution alcoolique de deuto-iodure de mercure
(Ricord).

℞ Deuto-iodure de mercure. 10 décigr. (gr. xx..)
  Alcool à 36°. 45 gram. ($ℨ$jß.)

Cette liqueur se donne à la dose de 10 à 20 gouttes et plus, progressivement, dans un verre d'eau distillée. Mêmes propriétés que le proto-iodure de mercure.

Solution de caméron ((Form. ang.).

℞ Nitrate de potasse   250 gram, (℔ß.)
  Vinaigre.   1625 gram. (℥ Lij.)
  Sucre.   q. s.
  Huile essentielle de menthe quelques gouttes.

Mêlez. La dose est de 90 à 250 gram. (℥ iij à ℔ß) par jour. Elle est conseillée contre le scorbut.

Solution d'iodhydrargirate d'iodure de potassium (Puche).

℞ Déuto-iodure de mercure   4 décigr. (gr. viij.)
  Iodure de potassium.   id.   id.
  Eau distillée.   250 gram. (℔ß.)

F. s. a. Son usage est surtout fréquent dans le traitement de la syphilis compliquée de serofule. On peut l'employer à l'intérieur ; mais on la réserve le plus souvent pour l'usage externe et en lotions.

Solution de muriate de baryte (Foy).

℞ Muriate de baryte.   4 gram. (3j.)
  Eau distillée.   20 gram. (3 v.)

F. s. a. Cette liqueur s'emploie à l'intérieur et à l'extérieur : dans le premier cas, la dose est de 10 à 20 gouttes chez les enfants, par jour ; on peut la porter jusqu'à 60 gouttes chez les adultes. On l'administre dans un véhicule mucilagineux comme anti-scrofuleux.

A l'extérieur, on l'emploie en lotions contre les ulcères chroniques, les dartres et les taches de la cornée.

Solutions de nitrate d'argent (Foy).

1° ℞ Nitrate d'argent.   3 centigr. (gr. ½.)
   Eau distillée.   50 gram. (℥j.)
F. s. a.

2° ℞ Nitrate d'argent.   2 décigr. (gr. jv)
   Eau distillée.   50 gram. (℥j.)
F. s. a.

5° ℞ Nitrate d'argent.   4 décigr. gr. viij.)
    Eau distillée.   50 gram. ((ʒj.)

F. s. a.

De ces trois solutions de nitrate d'argent, la première seule doit être employée à l'intérieur, à la dose de quelques gouttes par jour dans un liquide mucilagineux : elle conviendrait dans les mêmes cas que les préparations arsénicales.

Les deux autres sont réservées pour l'usage externe, et sont utiles pour aviver des tissus indolents, ou réprimer des végétations fongueuses.

Solution de sous-carbonate de potasse (Rosenstein.)

℞ Sous-carbonate de potasse.   50 gram. (ʒj.)
    Eau distillée.   500 gram. (℔j.)

F. s. a. De 20 à 100 gouttes par jour dans un liquide approprié, comme antiscrofuleux.

Solution prophylactique. (Hahnemann.)

℞ Extrait de suc dép. de belladone.   1 décigr. (gr. ij.)
    Eau distillée.   3 décagr. (ʒj.)

F. s. a. Deux gouttes quatre fois par jour aux enfants au-dessous de dix ans pour prévenir la scarlatine.

Solution anticancéreuse. (Kapeler.)

℞ Oxide blanc d'arsénic.   5 centigr. (gr. j.)
    Eau distillée.   500 gram. (℔j.)

F. s. a. Une goutte par jour, et progressivement une cuillerée à café, matin et soir, dans un véhicule approprié. Donné contre la carcine.

SIROPS ET ROBS.

Sirop dépuratif de Larrey.

℞ Salsepareille.   2 kilogr. (℔iv.)
    Baies sèches de sureau.   1 kilogr. (℔ij.)
    Gaïac.   500 gram. (℔j.)
    Squine }   āā 250 gram. (ʒviij.)
    Sassafras. }
    Follicules de séné. }   āā 60 gram. (ʒij.)
    Bourrache. }
    Sucre.   12 kilog. (℔xxiv.)
    Eau.   q. s.

ľ On ajoute par livre, au moment de l'employer, 25 centigr. (gr. v) de sublimé, autant d'hydrochlorate d'ammoniaque et autant d'extrait aqueux d'opium.

La dose est une à deux cuillerées par jour. On le conseille dans le traitement de la syphilis.

Sirop du même auteur. (Hôpit. de Paris.)

♃ Deutochlorure hydrargyré.		
Hydrochlorate d'ammoniaque.	ãã 1 gram. (gr. xviij.)	
Extrait gommeux d'opium.	id.	id.
Liqueur d'Hoffmann.	8 gram. (ℨ ij.)	
Sirop de salsepareille.	2 kilogr. (℔iv.)	

Ce sirop se donne à la même dose et convient dans les mêmes cas que le précédent.

Rob dépuratif. (Devergie aîné.)

♃ Racine de bardane.		
Id. de patience.	ãã 250 gram. (℔ß.)	
Feuilles de saponaire.		
Bois de gaïac râpé.	250 gram. (℔ß.)	
Feuilles de séné.	60 gram. (℥ ij.)	
Miel et sucre. ãã	1250 gram. (℔iiß.)	
Eau.	4 kilogr. (℔viij.)	

La dose est de deux à six cuillerées par jour. Il convient dans le traitement des affections chroniques de la peau, surtout lorsqu'il y a lieu de supposer l'existence du virus syphilitique.

Sirop mercuriel éthéré. (Rayer.)

♃ Sirop simple.	500 gram. (℔j.)
Ether mercuriel.	50 gram. (℥ j.)

Dose : de 4 à 15 gram. (1 à 4 gros) par jour progressivement, comme antisyphilitique.

Sirop antisyphilitique de Laffecteur.

(Remède secret : recette indiquée par M. Cadet de Gassicourt.)

℞ Salsepareille. 2250 gram. (℔ivβ.)

Gaïac.
Squine.
Sassafras. } āā 1500 gram. (℔iij.)

Quinquina jaune. 750 gram. (℔iβ.)
Fleurs de bourrache. 510 gram. (℥xij.)
Semences d'anis. 60 gram. (℥ij.)
Mélasse clarifiée. 8 kilogr. (℔xvj.)

Mettez les cinq premières espèces, convenablement préparées, dans une chaudière étamée, contenant 15 kilogr. (℔xxx) d'eau commune; faites bouillir jusqu'à évaporation des deux tiers du liquide après avoir laissé quarante-huit heures, et passez avec expression au travers d'une étamine : recommencez deux fois la décoction avec une nouvelle quantité d'eau et passez à travers une double étamine les trois *decoctum* réunis : ajoutez la mélasse ; laissez rapprocher jusqu'à consistance de sirop et passez à travers la chausse : après une nouvelle ébullition, faites infuser jusqu'à refroidissement complet les fleurs et semences dans un nouet : retirez, exprimez et remuez le sirop avec une spatule de bois.

Ce sirop s'administre à la dose de 30 à 90 gram. (℥j à ℥iij) par jour, soit pur, soit étendu dans une tisane appropriée. Il agit comme antisyphilitique et antipsorique.

Sirop de fumeterre. (Rayer.)

℞ Suc dépuré de fumeterre. 500 gram. (℔j.)
Sucre blanc. id. id.

F. s. a. Ce sirop sert le plus souvent d'excipient à une substance plus active.

Sirop de pensées sauvages. (Rayer.)

℞ Suc obtenu des feuilles et dépuré. 1000 gram. (℔ij.)
Sucre blanc id. id.

F. s. a. Ordinairement même usage que le précédent : l'un et l'autre jouissent de propriétés antipsoriques peu actives; ils conviennent aux enfants et peuvent être donnés à la dose de plusieurs cuillerées à bouche par jour, soit pur, soit dans une tisane appropriée.

Sirop alcoolique d'iodure de potassium iodé. (Puche.)

℞ Teinture d'iodure de potassium iodée.   15 gram. (℥ jv.)
Eau de menthe.   id.   id.
Sirop de sucre.   500 gram. (℔j.)

F. s. a. Dose de 15 à 30 gram. (℥ ß à ℥ j); donné comme antiscrofuleux et antisyphilitique.

Sirop de proto-iodure de fer. (Ricord.)

℞ Sirop sudorifique simple.   500 gram. (℔j.)
Proto-iodure de fer.   4 gram. (℈j.)

Dose : de deux à six cuillerées par jour ; comme antisyphilitique. On le prend pur ou dans une tisane appropriée.

Sirop de Bellet réformé. (Bouillon-Lagrange.)

℞ Nitrate de mercure pur et fait à froid.   6 gram. (℈jß.)
Eau distillée.   8 gram. (℈ij.)
Sirop de sucre froid.   500 gram. (℔j.)
Ether nitrique   2 gram. (℈ß.)

Mêlez. Dose : une cuillerée le matin à jeun dans un verre d'eau ou de tisane ; comme antisyphilitique.

Sirop de citrate de fer. (Trousseau.)

℞ Citrate de fer.   1 gram. (gr. xviij.)
Sirop de sucre.   250 gram. (℔ß.)

F. s. a. La dose est d'une à deux cuillerées dans les vingt-quatre heures : propriétés antiscrofuleuses.

[Sirop de cresson de Para. (Béral.)

℞ Sirop simple   500 gram. (℔j.)
Teinture de cresson de Para.   60 gram (℥ ij.)

Mettez dans un poëllon d'argent et faites évaporer tout l'alcool ; retirez du feu et laissez refroidir.

Ce sirop agit comme tonique et surtout comme antiscorbutique : la dose est d'une à deux cuillerées par jour dans un véhicule approprié.

Sirop de Cuisinier. (Codex.)

℞ Salsepareille. 1000 gram. (℔ij.)

Bourrache.
Roses pâles.
Séné. } ãã 64 gram. (℥ij.)
Anis.

Sucre.
Miel blanc. } ãã 1000 gram. (℔ij.)

F. s. a. La dose est de 60 à 125 gram (℥ij à ℥jv) par jour.

On peut ajouter par livre ou 500 gram. 4 décigr. (gr. viij.) de sublimé corrosif qu'on dissout dans 8 gram. (℥ij) d'alcool); on n'en prescrit alors que deux ou trois cuillerées par jour.

Sirop éthéré d'acétate de mercure. (Virey.)

℞ Acétate de mercure. 4 gram. (℈j.)
Eau distillée. 15 gram. (℥ ß.)
Éther nitrique. 8 gram. (℈ ij.)
Sirop de gomme arabique. 500 gram. (℔j.)

F. s. a. Conseillé comme antisyphilitique. Dose : d'une à trois cuillerées à bouche par jour, soit pur, soit mêlé à une tisane appropriée; des praticiens lui trouvent des propriétés plus actives qu'à celui de Bellet.

Sirop de gentiane ioduré. (Ricord.)

℞ Sirop de gentiane. 500 gram. (℔ j.)
Iodure de fer. 50 gram. (℥ j.)

On conseille de faire dissoudre l'iodure dans un peu d'eau, puis de mêler au sirop. Dose : de deux à quatre cuillerées à bouche par jour dans une tisane appropriée. On le donne comme antiscrofuleux.

Sirop de gentianin. (Magendie.)

℞ Sirop de sucre. 500 gram. (℔ j.)
Gentianin. 1 gram. (gr. xviij.)

F. s. a. Une à deux cuillerées à bouche par jour dans une tisane appropriée. Même propriété que le précédent.

Sirop de goudron. (Peraire.)

℞ Goudron.   2 kilogr. (℔ iv.)
Eau bouillante.   500 gram. (℔ j.)

Faites digérer au bain-marie pendant deux ou trois jours, en agitant de temps en temps ; décantez et ajoutez :

Sucre.   1 kilogr. (℔ ij.)

Dose : trois à quatre cuillerées à bouche par jour. Propriétés antiscrofuleuses.

Sirop d'Hahnemann.

℞ Mercure soluble d'Hahnemann. 1 gram. (gr. xviij.)
Gomme arabique pulvérisée.   4 gram. (ℨ j.)

Triturez le tout dans un mortier de verre ou de porcelaine avec

Sirop de guimauve.   90 gram. (℥ iij.)
que vous ajoutez peu à peu.

Propriété antisyphilitique. Dose : une à deux cuillerées par jour.

Sirop d'iode. (Foy.)

℞ Sirop préparé avec les glands. 500 gram. (℔ j.)
Iode.   2 gram. (ℨ ß.)

M. Comme antiscrofuleux. Dose : une à deux cuillerées à bouche dans les vingt-quatre heures dans une tisane appropriée.

Sirop de lupuline. (Magendie.)

℞ Sirop de sucre.   125 gram. (℥ iv.)
Teinture alcoolique de lupuline. 30 gram. (℥ j.)

M. Propriétés antiscrofuleuses. Dose : une cuillerée à bouche par jour et même deux dans une tisane appropriée.

Sirop de mercure gommeux. (Plenck.)

℞. Mercure revivifié du cinabre. 8 gram. (ℨ ij.)
Gomme arabique en poudre. 25 gram. (ℨ vj.)
Sirop diacode.   30 gram. (℥ j.)

M. On le donne comme antisyphilitique, à la dose de 4 gram. 3 j) par jour dans un véhicule approprié.

Sirop mercuriel gommeux. (Lagneau.)

℞ Mercure.   12 décigr. (Ɵj.)
Gomme arabique en poudre. } ãã 30 gram. (℥j.)
Sirop de rhubarbe composé. }

Triturez dans un mortier de verre jusqu'à ce que le mercure soit éteint; et ajoutez :

Sirop de guimauve.   90 gram. (℥ iij.)

M. Antisyphilitique. Dose : une à deux cuillerées par jour, pur ou dans un véhicule approprié.

Sirop sudorifique simple. (Foy)

℞ Salsepareille. } ãã 375 gram. (℥ xij.)
Gaïac. }
Sucre.   3 kilogr. (℔ vj.)
Eau commune.   4 kilogr. (℔ viij.)

F. s. a. Dose : deux à six cuillerées par jour dans une tisane appropriée. Antisyphilitique.

Sirop de sulfure de potasse. (Chaussier.)

℞ Sirop de sucre.   500 gram. (℔ j.)
Sulfure de potasse   8 gram. (3 ij.)

Antipsorique. Dose : une à deux cuillerées à bouche par jour dans un véhicule approprié.

Sirop de Peyrilhe (Bouchardat).

℞ Eau.   1 kilogr. (℔ij)
Feuilles de mélisse.   125 gram, (℥ jv.)
Follicules de séné.   15 gram. (℥ ß.)

Faites infuser pendant une heure à une douce chaleur ; passez.

Prenez de cette infusion. 540 gram. (℥ xj.)
Sucre.   125 gram. (℥ iv.)

Faites dissoudre ; puis ajoutez :

Carbonate d'ammoniaque. 4 gram. (3 j.)

Un demi-verre toutes les six heures. Donné comme antisyphilitique.

Sirop dépuratif de Majault (Bouchardat).

♃ Vin rouge.	12 litres (℔xxiv.)
Racine de saponaire.	
Feuilles d'arnica.	
— de ménianthe.	ã̄ã̄ 125 gram. (℥jv.)
— de fumeterre.	
Baies de genièvre.	
Racine de caprier.	
• — de squine.	ã̄ã̄ 60 gram. (℥ij.)
Fleurs de sureau.	
Bois de gaïac.	
— de sassafras	
Pied de veau.	30 gram. (℥j).)
Cassonade blanche.	7500 gram. (℔xv.)

Passez, après avoir fait bouillir, et évaporez jusqu'à consistance sirupeuse. Le sirop fait, on ajoute par litre 2 gram. (Ʒẞ d'ammoniaque liquide.

La dose est de 8 à 30 gram. (Ʒij à ℥j) par jour dans un véhicule approprié. Donné comme antiscrofuleux.

TEINTURES.

Nous n'employons pas ici le mot teinture dans son acception la plus générale : nous n'entendons parler que des teintures alcooliques.

Teinture de gentiane (Richard).

♃ Racine de gentiane concassée.	60 gram. (℥ij.)
Écorce d'orange concassée.	30 gram. (℥j.)
Alcool à 20° Bé.	1000 gram (℔iij.)

Faites digérer pendant six jours, filtrez et conservez pour l'usage. Comme tonique et antiscrofuleux. Dose : de 8 à 30 gram. (de Ʒij à ℥j).

Teinture antiscorbutique (Richard).

♃ Feuilles fraîches de cochléaria.	250 gram. (℔ẞ.)
Racine de raifort sauvage.	30 gram. (℥j.)
Alcool à 22° Bé.	310 gram. (℥ x.)

Distillez au bain-marie. Dose : de 8 à 30 gram. (de Ʒij à ℥j).

Teinture de quinquina (Rich.)

℞ Quinquina concassé.   125 gram. (℥jv.)
 Écorce d'orange.   30 gram. ℥j.)
 Alcool à 20° Bé.   500 gram. (℔j.)

Distillez au bain-marie. Même dose que dessus. Tonique et antiscrofuleux.

Teinture de deuto-iodure de mercure (D. D.).

℞ Deuto-iodure de mercure. 12 décigr. (Əj,)
 Alcool à 36°.   45 gram. (℥jß.)

Vingt gouttes contiennent environ 1 centigr. (1/5 de grain) de deuto-iodure. On l'administre à la dose de 6 à 10 gouttes dans un verre d'eau distillée. Cette préparation convient surtout dans le traitement des scrofules compliquées de syphilis.

Teinture d'iode (Magendie).

℞ Iode   1 gram. (gr. xviij.)
 Alcool à 35°.   30 gram. (℥j.)

Cette teinture ne doit pas être faite longtemps à l'avance ; sa dose est 10 gouttes répétées trois fois dans la journée et dans un verre d'eau sucrée. On l'emploie pour combattre la scrofule.

Teinture cyanurée (Parm. et Boutigny).

℞ Cyanure de mercure.   12 décigr. (Əj.)
 Hydro-chlorate d'ammoniaque. 10 gram. (Ʒiij.);
 Extrait de buis.   90 gram. (℥iij.)
  — d'aconit.   10 gram. (Ʒiij.)
 Huile volatile d'anis ou de sassafras 12 décigr. (Əj.)
 Eau distillée.   440 gram. (℥xjv.)
 Alcool 5/6   500 gram. (℥x.)

Dissolvez le cyanure dans l'eau, ajoutez ensuite le sel ammoniac, les extraits et l'alcool ; laissez reposer le tout pendant quelques heures ; filtrez et aromatisez avec l'huile essentielle. Cette préparation doit rendre 750 grammes (℥xxiv) de liquide.

La dose est de 4 gram. (Ʒj) matin et soir, dans un véhicule approprié. Propriété antisyphilitique.

On peut augmenter graduellement la dose jusqu'à 50 gram. (℥j) par jour.

Teinture de gentianin (Magendie).

℞ Solution de gentianin   25 centigr. (gr. v.)
    Alcool.   30 gram. (℥ j.)

F. s. a. La dose est de 4 à 15 gram. (ʒ j à ℥ jv) dans un véhicule approprié. Donné comme antiscrofuleux.

Teinture d'Iodure de potassium. (Puche.)

℞ Iodure de potassium.   15 gram. (℥ ß·)
    Iode pur.   id.   id.
    Alcool à 22°.   30 gram. (℥ j.)

F. s. a. Contre les scrofules. La dose est de deux à huit gouttes dans un véhicule approprié.

Teinture de mars [tartarisée. (*Codex*.)

℞ Limaille de fer pur.   100 part.
    Crême de tartre.   250 part.

    Alcool à 35° (Cartier).   50 part.
    Eau de pluie.   3000 part.

F. s. a. La dose est de vingt à soixante gouttes par jour dans un véhicule approprié. Elle agit comme tonique et antiscrofuleux.

TEINTURES ÉTHÉRÉES. — ÉLIXIRS.

Ether sulfurique avec le deuto-iodure de mercure.
(Magendie.)

℞ Deuto-iodure de mercure.   10 décigram. (gr. xx.)
    Ether sulfurique.   45 gram. (℥ j ß·)

F. s. a. Antisyphilitique : la dose est de dix à vingt gouttes dans un verre d'eau sucrée. On peut élever graduellement cette dose jusqu'à 4 gram. (ʒ j.) par jour.

Ether sulfurique ioduré. (Magendie.)

℞ Iode.   1 gram. (gr. xviij.)
    Ether sulfurique.   12 gram. (℥ iij.)

Faites dissoudre. La dose est de cinq à quinze gouttes dans un véhicule approprié. Il agit non seulement comme antisyphilitique, mais aussi comme antiscrofuleux, surtout lorsque la maladie se trouve compliquée de la surexcitation du système nerveux.

Elixir antiscrofuleux. (Richard.)

℞ Racine de gentiane concassée. 30 gram. (℥j.)
  Carbonate d'ammoniaque. 8 gram. (℥ij.)
  Alcool à 20° Bé. 1 kilogr. (℔ij.)

Faites digérer pendant quatre jours et filtrez. La dose est de 4 gram. (℥j) à 15 gram. (℥ß) dans un véhicule approprié: propriétés antiscrofuleuses.

Elixir amer. (Dubois.)

℞ Racine de gentiane coupée. 45 gram. (℥jß.)
Faites macérer pendant cinq à six jours dans :

  Eau-de-vie. 1 kilogr. (℔ij.)

Ajoutez :

  Carbonate de potasse. 4 gram. (℥j.)

Filtrez. Antiscrofuleux : la dose est de 8 à 30 gram. (℥ij à ℥j) par jour, selon l'âge.

Elixir antivénérien. (Wrigth.)

℞ Résine de gaïac en poudre. 68 gram. (℥xviij)
  Serpentaire de Virginie concassée. 10 gram. (℥iij.)
  Piment en poudre. 8 gram. (℥ij.)
  Opium coupé par petites parties. 4 gram. (℥j.)

Faites macérer trois ou quatre jours dans :

  Alcool à 22°. 750 gram. (℥xxiv.)

Passez au travers d'un linge, puis faites dissoudre :

  Deutochlorure de mercure. 2 gram. (℥ß.)

Filtrez. Antisyphilitique : la dose est de 30 gram. (℥j) par jour dans un véhicule approprié. Son usage, pour être efficace, doit être continué pendant un mois.

VINS MÉDICINAUX.

Vin antiscorbutique. (*Codex.*)

℞ Racine de raifort sauvage récente et coupée. 30 gram. (℥j.)
  Feuill. de cochléaria récent. et incis.
    Id. de cresson   id.   id. } āā 15 gram. (℥ ß.)
    Id. de ménianthe id.   id.
  Semence de moutarde noire concas.
  Hydrochlorate d'ammoniaque.   8 gram. (℥ij.)
  Alcoolat de cochléaria.   15 gram. (℥ ß.)
  Vin blanc.   1 kilogr. (℔ij.)

Faites macérer le tout dans un matras pendant huit jours ; passez et filtrez. Antiscorbutique, antiscrofuleux ; la dose est de 30 à 90 gram. (℥j à ℥iij) le matin à jeun.

Vin aromatique opiacé. (Vénériens.)

℞ Vin aromatique du *Codex.*   1 kilogr. (℔ij.)
  Opium brun.   30 gram. (℥j.)

Divisez l'opium dans le vin et passez. Pour le pansement des ulcérations syphilitiques de mauvais aspect et douloureuses.

Vin aromatique avec le tannin. (Vénériens.)

℞ Vin aromatique.   1 kilogr. (℔ ij.)
  Tannin.   8 à 10 gram. (ℨij à ℨiij.)

M. Pour le pansement des ulcérations syphilitiques ou dartreuses arrivées à leur déclin.

Vin d'hydriodate de fer. (Pierquin.)

℞ Hydriodate de fer.   15 gram. (℥ ß.)
  Vin de Bordeaux.   500 gram. (℔j.)

M. Antiscrofuleux. La dose est une cuillerée à bouche soir et matin.

POUDRES.

Poudre de muriate d'or. (Biett.)

℞ Poudre de lycopode.   4 décigr.   (gr. viij.)
Muriate d'or.   5 centigr. (gr. j.)

Divisez en huit prises égales.

Cette poudre, à la dose de deux prises par jour, en frictions sur la langue, a été prescrite par son auteur avec plein succès dans des cas de varus mentagra. (*Sycosis menti*. Will.)

Autre. (Du même.)

℞ Soufre sublimé.   50 gram. ($\tilde{3}$ j.
Tartrate acidule de potasse. 15 gram. ($\tilde{3}$ ß.)

M. et D. en dix-huit prises égales.

Cette poudre était souvent prescrite par Biett dans des cas de mélitagre chronique. (impétigo Will.)

Autre. (Du même.)

℞ Soufre sublimé.   30 gram. ($\tilde{3}$ j.)
Sous-carbonate de soude. 15 gram. ($\tilde{3}$ ß.)

M. et D. en seize paquets ãã.

Cette poudre, prescrite dans les mêmes cas que la précédente, se prend comme elle à la dose d'un paquet chaque matin à jeun.

Poudre antipsorique. (Chaussier.)

℞ Fleurs de soufre.   } ãã 30 gram. ($\tilde{3}$ j.)
Acétate de plomb.   }
Sulfate de zinc.   15 gram. ($\tilde{3}$ ß.)

On fait avec une pincée de cette poudre (employée contre la gale) délayée dans un peu d'huile, des frictions dans la paume de la main.

Poudre de sulfure d'antimoine. (Rayer.)

℞ Sulfure d'antimoine. } ãã 6 décigr. (gr. xij.)
Sucre.   }

Pour trois prises.

Les effets de cette poudre varient suivant que le sulfure d'antimoine contient plus ou moins d'arsenic ; elle agit dans tous les cas
comme excitant cutané.

Poudre de calomel. (Du même.)

2 Calomel préparé à la vapeur. 199 part.
   Acide arsénieux.   1 part.

M. On applique avec soin cette poudre sur les ulcères de l'esthiomène (lupus Will.) et de la carcine.

Poudre de Pyhorel.

2 Sulfure de chaux. 8 gram. ($\mathfrak{Z}$ij.)

On met cette poudre dans la paume de la main en y ajoutant un
peu d'huile, et l'on frictionne sur les mains et les poignets.

On l'emploie contre la gale : on pourrait prendre le sulfure de
chaux pour celui de potasse ou de soude à l'état pulvérulent.

Poudre épilatoire. (Rayer.)

2 Chaux du commerce.   50 gram. ($\mathfrak{Z}$j.)
   Sous-carbonate de potasse. 60 gram. ($\mathfrak{Z}$ij.)
   Charbon pulvérisé.   4 gram. ($\mathfrak{Z}$j.)

Cette poudre est employée dans le même cas et de la même
manière que celle des frères Mahon. Du reste, la dose de la
chaux doit varier selon l'état plus ou moins enflammé du cuir
chevelu.

Poudre épilatoire de Plenck.

2 Chaux vive.   45 gram. ($\mathfrak{Z}$j ß.)
   Amidon.   40 gram. ($\mathfrak{Z}$x.)
   Sulfure d'arsenic.   4 gram. ($\mathfrak{Z}$j.)

Faites une pâte très molle avec suffisante quantité d'eau : appliquez sur les parties que vous voulez dégarnir de poils et enlevez
avec de l'eau, lorsque la pâte sera sèche.

Poudre d'hydrochlorate d'or. (Rayer.)

2 Hydrochlorate d'or et de soude. 5 centigr. (gr j.)
   Poudre de lycopode.   1 décigr. (gr. ij.)

Divisez en quinze parties égales.

Antisyphilitique. Un paquet par jour en frictions sur la langue et les gencives.

Poudre de Rousselot.

2/ Sulfure de mercure.   30 gram. ($\mathfrak{Z}$ j.)
Sangdragon.   15 gram. ($\mathfrak{Z}$ ß.)
Oxyde blanc d'arsenic. 2 gram. ($\mathfrak{Z}$ ß.)

M. Saupoudrez — en les ulcères cancéreux; employez avec prudence : on a vu des empoisonnements résulter de l'application d'une trop grande quantité de cette poudre sur des surfaces dénudées.

Poudre arsénicale. (Ant. Dubois.)

2/ Oxyde blanc d'arsenic.   2 gram. ($\mathfrak{Z}$ ß.)
Vermillon de Hollande.   30 gram. ($\mathfrak{Z}$ j.)
Sangdragon.   15 gram. ($\mathfrak{Z}$ iv.)

M. On convertit cette poudre en une pâte épaisse, soit avec la salive, soit avec un mucilage de gomme arabique. On ne doit l'appliquer que sur des surfaces dénudées; on l'emploie souvent contre les ulcérations cancéreuses de la peau.

Poudre arsénicale. (Frère Côme.)

2/ Acide arsénieux.   5 décigr. (gr. x.)
Cinabre.   24 décigr. ($\ni$ ij.)
Cendre de vieux souliers. une pincée.

On forme, avec cette poudre et un peu de salive, une pâte épaisse qu'on applique sur les parties cancéreuses. Il faut l'employer avec précaution, et ne faire le plus souvent que des applications partielles pour éviter les accidents que l'absorption de l'acide arsénieux pourrait déterminer.

Poudre de chlorure de zinc. (Canquoin.)

2/ Chlorure de zinc. 4 gram. ($\mathfrak{Z}$ j.)
Farine.   10 gram. ($\mathfrak{Z}$ iij.)

Cette poudre a les mêmes propriétés que la pâte arsénicale, et s'emploie dans les mêmes cas. On en fait également une pâte plus ou moins épaisse en la délayant avec un peu d'eau.

Poudre antimonio-mercurielle. (Smith.)

℞ Sulfure de mercure noir.   15 décigr. (gr. xxx.)
  Poudre antimoniale.   1 décigr. (gr. ij.)

M. et divisez en quatre paquets.
Comme antiscrofuleux. La dose est un paquet le matin à jeun.

Poudre antipsorique. (Foy.)

℞ Soufre sublimé et lavé.   45 gram. ($\tilde{3}$j. ß.)
  Bardane en poudre. } $\tilde{a}\tilde{a}$ 20 gram. (3vj.)
  Réglisse en poudre. }
  Camphre.   . 4 gram. (3j)

M. et divisez en paquets de 4 gram. (3j) chacun.
La dose est : un paquet par jour dans un peu d'eau.

Poudre arsénicale. (Justamond.)

℞ Oxyde blanc d'arsenic pulvérisé.   8 part.
  Antimoine cru pulvérisé.   16 part.

Mêlez et faites fondre dans un creuset ; pulvérisez de nouveau,
et ajoutez de deux à six parties d'extrait gommeux d'opium.

M. Cette poudre ne sert que pour l'usage externe : on saupoudre
légèrement les excroissances charnues et les ulcères rebelles de
nature dartreuse, carcinomateuse et syphilitique.

Autre (de Dupuytren.)

℞ Acide arsénieux.   4 à 6 parties.
  Calomel à la vapeur.   94 à 96 parties.

M. Pour l'usage externe. Cette poudre doit être employée avec
prudence : on y a recours dans les cas indiqués pour la précédente.

Poudre caustique de Plenck.

℞ Oxyde rouge de mercure pulvérisé. } $\tilde{a}\tilde{a}$ 4 gram. (3j.)
  Alun calciné et pulvérisé.   }
  Sabine pulvérisée.   15 gram. (3 ß.)

M. Pour l'usage externe. Elle est prescrite pour la répression
des fongosités syphilitiques.

Poudres de Clarck.

N° 1. ♃ Calomel préparé à la vapeur. 2 à 5 centigrammes
                                        (½ gr. à 1 gr.)

N° 2. ♃ Calomel préparé à la vapeur. 2 décigr. (gr. iv.)
         Bol d'Arménie.   6 décigr. (gr. xij.)

M. Ces deux poudres sont employées comme antisyphilitiques,
en frictions sur la langue et les gencives : on peut faire jusqu'à
quatre frictions par jour.

Poudre antipsorique. (Biett.)

♃ Soufre sublimé.   50 gram. (℥ j.)
  Sous-carbonate de potasse.   15 gram. (℥ ß.)

M. Employées contre la militagre chronique (impetigo chronique. Will.). La dose est de 12 décigr. à 4 gram. (℈j à ℨj) par
jour, le matin à jeun, dans une tisane de douce-amère.

Poudre antivariolique. (Foy.)

♃ Sucre.   ⎫
  Jalap.   ⎬ ãã 4 gram. (ℨj.)
  Calomel.   ⎭

Mêlez. On emploie cette poudre dans la période d'incubation de
la variole. La dose est de 5 décigr. (gr. x) par jour en plusieurs
prises.

Poudre ferrugineuse. (Gazette de Vérone.)

N° 1. ♃ Sulfate de fer cristallisé.   8 gram. (ℨ ij)
        Sucre blanc.   10 gram. (ℨ iij)

Mêlez et divisez en douze paquets égaux.

N° 2 ♃ Bicarbonate de soude.   8 gram. (ℨ ij.)
       Sucre blanc.   10 gram. (ℨ iij.)

Mêlez et divisez en douze paquets égaux.

Comme tonique et antiscrofuleux, la dose est de deux à quatre
paquets de chaque numéro par jour ; pour l'usage, on fait dissoudre un paquet de chaque numéro dans un peu d'eau et on boit
après avoir remué les liqueurs au moment de l'effervescence.

Poudre de Fordyce.

℞ Tartrate de potasse et de soude.   5 décigr. (gr. x.)
Rhubarbe en poudre.   3 décigr. (gr. vj.)

Mêlez. Contre la scrofule; la dose ci-dessus en une seule fois le matin à jeun.

Poudres contre la teigne. (Foy.)

Ces poudres des frères Mahon sont composées, d'après M. Figuier, pharmacien à Montpelliér, de carbonate, de phosphate et de sulfate de potasse; de carbonate, de phosphate de chaux; de carbonate et de phosphate de magnésie; de chlorure de potassium; de phosphate de fer; d'alumine; d'oxide de fer et de manganèse, de silice, de charbon et d'eau.

Poudre mercurielle. (Foy.)

℞ Mercure doux.   50 gram. (℥ j.)
Sucre en poudre. }
Benjoin.   } ãã 125 gram. (℥ jv.)

Mêlez. Cette poudre s'emploie en fumigation contre les ulcères syphilitiques rebelles. La dose est : 4 à 8 gram. (ʒ j à ʒ ij) par fumigation.

Poudre gommo-mercurielle. (Mouton.)

℞ Calomel porphyrisé.   4 gram. (ʒ j.)
Gomme arabique en poudre.   15 gram. (℥ ß.)

Mêlez. Pour saupoudrer les ulcérations syphilitiques.

Poudre de James.

℞ Sulfure d'antimoine. }
Corne de cerf.   } ãã 4 gram. (ʒ j.)

Calcinez le tout dans un creuset de fer et porphorisez : excitant et diaphorétique. La dose est : 3 à 5 décigr. (gr. vj à x) plusieurs fois par jour.

Poudre mercurielle. (Hahnemann.)

℞ Opium pulvérisé.   5 à 10 centig. (gr. j à ij.)
Mercure soluble d'Hahnemann.   1 décigr. (gr. ij.)
Réglisse en poudre.   5 à 10 décigr. (gr. x à xx.)

Mêlez. Antisyphilitique. La dose est : 1 décigr. (gr. ij) répété trois fois par jour.

Poudre hydrargyro magnésienne. (Cheyne.)

℞ Sulfure de mercure noir.   } ãã 10 décigr. (gr. xx.)
   Magnésie carbonatée.   }
   Deutochlorure de mercure.   10 centigr. (gr. ij.)

Mêlez. Antisyphilitique. Dose : 1 décigr. (gr. ij) répété trois fois par jour.

Poudre antiscrofuleuse. (Sichel.)

℞ Ethiops antimonial   8 gram. (ʒij.)
   Résine de gaïac.   4 gram. (ʒj.)
   Magnésie calcinée.   6 décigr. (gr. xij.)
   Gomme arabique.   4 gram. (ʒj.)

Mêlez et divisez en paquets de 20 décigr. (gr. xl). La dose est de plusieurs paquets par jour dans un peu d'eau sucrée : cette poudre couvient surtout contre l'ophthalmie scrofuleuse.

Poudre de Plummer.

℞ Calomel porphyrisé.   4 gram. (ʒj.)
   Soufre doré d'antimoine.   8 gram. (ʒij.)

Mêlez. Antiscrofuleux et antisyphilitique. La dose est : 5 décig. (gr. x) par jour.

Poudre sulfuro-magnésienne (Foy).

℞ Soufre sublimé.   } ãã 4 gram. (ʒj).
   Magnésie calcinée.   }

Mêlez. Cette poudre convient dans le traitement de la dartre squameuse humide 2e période (eczéma aigu Will.). La dose est : 6 décigr. (gr. xij) par jour dans une tisane appropriée.

Poudre de Vienne (Foy).

℞ Potasse à la chaux.   } ãã 4 gram. (ʒj.)
   Chaux vive en poudre.   }

Mêlez promptement dans un mortier de fer et enfermez dans un flacon bien bouché. Caustique. Pour l'usage, on délaye avec un peu d'alcool ou de salive la quantité de poudre qu'on veut employer, et on l'applique sur la peau recouverte d'un morceau de sparadrap. Cette préparation, dans les cas assez nombreux où je l'ai employée, n'a pas agi plus promptement ni avec moins de douleur que la pierre à cautère.

Poudre ophthalmique. (Sichel.)

℞ Etiops antimonial.   8 gram. (℥ ij.)
Résine de gaïac.   '4 gram, (℥ j.)
Magnésie calcinée.   6 décigr. (gr. xij.)
Gomme arabique.   4 gram. (℥ j.)

M. Divisez en vingt-quatre paquets. Un à huit par jour dans un peu d'eau sucrée. Contre les ophthalmies scrofuleuses.

Autre. (Du même.)

℞ Calomel.
Soufre doré d'antimoine. } āā 3 décigr. (gr. vj.)
Magnésie calcinée.   6 décigr. (gr. xij.)
Poudre de gomme arabique.   4 gram. (℥ j.)

Pour vingt-quatre paquets égaux : un à douze chaque jour dans les mêmes cas que dessus.

Poudre d'éponge composée. (Bouchardat.)

℞ Poudre d'éponge très légèrement torréfiée et d'une couleur rousse.   80 gram. (℥ ij ß.)
Charbon en poudre.   16 gram. (℥ ß.)
Hydrochlorate d'ammoniaque.   4 gram. (℥ j.)

M. Dose : un à trois grains par jour. Employée contre le goître. On porte la dose au fond de la bouche avec une cuiller à café, et on la fait avaler toute séche.

Poudre des Frères Mahon. (Contre la teigne.)

℞ Cendres de bois neuf.   64 gram. (℥ ij.)
Charbon porphyrisé.   32 gram. (℥ j,)

On fera varier la quantité de charbon suivant l'alcanité des cendres et la susceptibilité des malades.

On saupoudre chaque jour la tête avec cette poudre.

PILULES.

Pilules de calomel. (Biett.)

℞ Calomel.   2 gram. (Ʒ ß.)
Extrait de taraxacum.   4 gram. (Ʒ j.)

Mêlez et divisez en 36 pilules. Une ou deux matin et soir. Elles agissent comme purgatif.

Pilules de Plummer.

℞ Soufre sec d'antimoine.
Proto-chlorure de mercure.   }   ãã 10 gram. (Ʒ iij.)
Suc épuré de réglisse.   8 gram. (Ʒ ij.)
Mucilage de gomme arabique.   q. s.

Faites des pilules de 3 décigr. (gr. vj). Antipsorique. La dose est : deux matin et soir.

Pilules asiatiques.

℞ Protoxide d'arsenic récent.   25 décigr. (gr. L.)
Poivre noir.   30 gram. (Ʒ j.)

Pilez dans un mortier de fer, pendant quatre jours, par intervalle ; lorsque ce mélange est réduit en poudre impalpable, mettez-le dans un mortier de marbre, ajoutez-y de l'eau par degrés, jusqu'à former une masse pilulaire. Faites 800 pilules qu'il faut conserver dans une bouteille de grès. Dose : de une à deux par jour.

Ces pilules, fort usitées dans l'Inde contre la lèpre tuberculeuse, ont été plusieurs fois employées avec succès par Biett dans des cas de squameuses lichénoïdes invétérées (*psoriasis inveterata* Will.).

Pilules antiherpétiques (Rayer).

℞ Extrait de douce amère.   15 gram. (Ʒ ß.)
Sulfure d'antimoine.   8 gram. Ʒ ij.)
Poudre de douce amère.   q. s.

Mêlez et divisez en pilules de 2 décigr. (gr. iv). La dose est de deux matin et soir. Contre les affections cutanées rebelles.

Pilules de proto-iodure de mercure.

℞ Proto-iodure de mercure. 12 décigr. (ꝶj.)
Poudre de gaïac. 2 gram. (ℨß·)
Amidon et sirop de gomme. q. s.

Mêlez et divisez en 24 pilules. La dose est : deux par jour. Anti-syphilitiques.

Pilules antisyphilitiques (Biett).

℞ Onguent mercuriel
Poudre de salsepareille. } ãã 4 gram. (ℨj·)

Pour 48 pilules ãã. Dose ; de une à quatre par jour.

Autres.

℞ Sublimé.
Acétate thébaïque. } ãã 4 décigr. (gr. viij.)
Mucilage.
Poudre de quinquina. } ãã q. s.

Pour 48 pilules. Dose : une matin et soir ; ne pas aller au delà de quatre par jour.

Pilules de sulfure de fer (Biett.)

℞ Sulfure de fer. 50 gram. (ℨj.)
Savon médicinal. *id.* *id.*

Pour 36 pilules. Dose : dix par jour. Pour les cas de prurigo chronique (*lichen agrius* Will.).

Pilules d'arséniate de fer. (Biett.)

℞ Proto-arséniate de fer. 1½ centig. (gr. iij.)
Extrait de houblon. 8 gram. (ℨij.)
Poudre de guimaume. 2 gram. (ℨß·)
Sirop de fleurs d'oranger. q. s.

Pour quarante-huit pilules. Dose, une seule par jour. L'emploi de ces pilules a paru quelquefois avantageux dans les affections cancéreuses et les dartres rongeantes scrofuleuses.

Pilules mercurielles (Hôpital Saint-Louis.)

N° 1. ℞ Sublimé corrosif.   12 décigr. (Ðj.)
      Alcool.   8 gram. (℥ ij.)
      Farine de froment.   10 gram. (℥ iij.)
      Eau distillée.   q. s.

Faites dissoudre le sublimé dans l'alcool. Pour cent quarante pilules. Dose, une à deux matin et soir : elles agissent comme antisyphilitiques.

Autres. (Saint-Louis.)

N° 2. ℞ Savon médicinal.   15 gram. (℥ ß.)
      Rhubarbe.   8 gram. (℥ ij.)
      Sublimé.   12 décig. (Ðj.)
      Poudre de réglisse.   } ãã   q s.
      Sirop de fleurs d'oranger. }

Pour cent quarante pilules. Dose : une matin et soir. Antisyphilitiques.

Autres. (Saint-Louis.)

N° 3.   ℞ Onguent mercuriel double.   90 gram. (℥ iij.)
        Savon médicinal.   60 gram. (℥ ij.)
        Amidon.   75 gram. (℥ ij ß.)

Faites des pilules de 2 décigr. (gr. iv.) Même dose que dessus ; même propriété.

Autres. (Biett.)

℞ Cyanure de mercure.   8 décigr. (gr. xvj.)
  Gomme arabique pulvérisée.   4 gram. (℥ j.)
  Extrait de chicorée.   8 gram. (℥ ij.)
  Poudre de guimauve.   q. s.

Pour soixante-quatre pilules. Dose : une et successivement usieurs matin et soir.

Autres plus actives. (Du même.)

℞ Proto-iodure de mercure.   2 gram. (℥ ß.)
  Extrait de ciguë.   1 gram. (gr. xviij.)
  Poudre de guimauve.   15 gram. (℥ ß.)

Pour trente-six pilules.

Dose : une matin et soir. Prescrites dans des cas de syphilide tuberculeuse.

Autres de phosphate de mercure. (Du même.)

℞ Phosphate de mercure.　2 gram. (℈ ß.)
　Extrait de fumeterre.　4 gram. (℥ j.)
Pour quarante-huit pilules.

Dose : une matin et soir. Prescrites contre des prurigo et des varus invétérés.

Pilules d'extrait d'aconit. (Du même.)

℞ Extrait alcoolique d'aconit.　2 gram. (℈ ß.)
　Poudre de guimauve.　24 décigr. (℈ ij.)
Pour quarante-huit pilules.
Dose : une à deux matin et soir. Biett employait ces pilules pour préparer au traitement mercuriel dans les cas de syphilides.

Pilules toniques de Stoll.

℞ Limaille de fer non oxydé.
　Gomme ammoniaque.　āā 4 gram. (℥ j.)
　Extrait de petite centaurée.

Faites des pilules de 5 décigr. (gr. vj.) -
Dose : une à trois par jour. Toniques, antiscrofuleuses.

Autres avec le sulfate de quinine. (Richard.)

℞ Sulfate de quinine.　āā 2 décigr. (gr. iv.)
　Extrait de pissenlit.

Faites huit pilules.
Dose ; quatre par jour. Mêmes propriétés que les précédentes, mais plus actives.

Pilules de lupuline. (Chevallier.)

℞ Lupuline.　8 gram. (℥ ij.)
　Gomme arabique.　4 gram. (℥ j.)
　Extrait de chicorée.　q. s.
Faites des pilules de 2 décigr. (gr. iv.)
Dose : deux à quatre par jour. Antiscrofuleuses.

Pilules toniques. (Richard.)

℞ Chlorure de barium. 12 décigr. (Ꝺ j.)
Poudre de gentiane. 15 gram. (℥ ß.)
Gomme arabique. 4 gram. (ℨ j.)
Sirop simple. q. s.

Dissolvez le muriate dans une petite quantité d'eau distillée, et faites cent quatre-vingt-douze pilules.

Dose : deux matin et soir. Employées contre la scrofule.

Pilules antiscrofuleuses. (Trousseau.)

℞ Sous-carbonate de fer. 30 gram. (℥ j.)
Extrait de réglisse. q. s.

Faites cent pilules. Dose : deux et successivement plusieurs le matin à jeun.

Pilules contre le goître. (Wilie.)

℞ Éponge calcinée. 30 gram. (℥ j.)
Gomme arabique pulvérisée. 4 gram. (ℨ j.)
Ecorce de cannelle pulvérisée. 8 décigr. (gr. xvj.)
Sirop d'écorce d'orange. q. s.

Pour vingt-quatre pilules.
Dose : une chaque matin à jeun.

Autres. (Richard.)

℞ Hydriodate de potasse. 4 gram. (ℨ j.)
Eau distillée. 24 gram. (℥ vj.)
Mie de pain. q. s.

Pour trois cents pilules.
Dose : une le matin, deux le soir.

Pilules mercurielles. (Cullerier.)

℞ Deutochlorure de mercure. 1 gram. (gr. xviij.)
Farine de froment. 15 gram. (℥ ß.)
Gomme arabique pulvérisée. 2 gram. (ℨ ß.)
Eau distillée. q. s.

Faites des pilules de 15 centigr. (gr. iij.)
Dose : deux matin et soir. Antisyphilitiques.

Autres. (Richard.)

2⁄ Cyanure de mercure. ⎫ ãã 3 décigr. (gr. vj.)
   Extrait d'opium.   ⎭
   Extrait de gaïac.   2 gram. (3 ß.)
Pour trente-six pilules.
Dose : une matin et soir. Propriétés antisyphilitiques.

Autres. (Du même.)

2⁄ Mercure purifié.   8 gram. (3 ij.)
   Conserve de roses rouges.   10 gram. (3 iij.)
   Poudre de racine de réglisse.   4 gram. (3 j.)
Broyez le mercure dans la conserve jusqu'à ce qu'il soit éteint ; ajoutez ensuite la poudre. Faites des pilules de 2 décigr. (gr. iv.)
Dose : quatre pilules répétées deux ou trois fois par jour. Antisyphilitiques.

Pilules de proto-iodure de mercure. (Du même.)

2⁄ Proto-iodure de mercure.   5 centigr. (gr. j.)
   Extrait de genièvre.   6 décigr. (gr. xij.)
Pour trois pilules.
Dose : deux matin et soir. Antisyphilitiques.

Pilules arsénicales. (Rayer.)

2⁄ Acide arsénieux.   5 centigr. (gr. j.)
   Gomme et mucilage.   q. s.
Pour douze pilules.
Dose : une par jour, pour les adultes. Dans les affections cutanées anciennes et invétérées.

Pilules de douce-amère arséniées. (Du même.)

2⁄ Extrait de douce-amère.   4 gram. (3 j.)
   Acide arsénieux.   5 centigr. (gr. j.)
F. s. a. Pour dix-huit pilules.
Dose : une par jour. Dans les mêmes cas que dessus.

Pilules de protochlorure hydrargyré. (Du même.)

♃ Protochlorure de mercure impalpable.	4 gram.	(℥ j.)
Résine de gaïac.	8 gram.	(℥ ij.)
Sirop de nerprun.		q. s.

Pour soixante-douze pilules.
Dose : deux matin et soir. Propriétés antiherpétiques.

Pilules de Sédillot. (Rayer.)

♃ Onguent mercuriel double.	4 gram.	(℥ j.)
Savon médicinal.	24 décigr.	(℈ ij.)
Pâte de guimauve.	12 décigr.	(℈ j.)

Pour trente–six pilules. Dose : deux ou trois par jour. Antisyphilitiques.

Pilules mercurielles opiacées. (Rayer.)

♃ Onguent mercuriel.	8 gram.	(℥ ij.)
Extrait d'opium	2 gram.	(℥ ß.)
Poudre de guimauve.	10 gram.	(℥ iij.)

Faites soixante-douze pilules. Dose : deux à trois dans la journée. Employées contre les syphilides compliquées de douleurs
ostéocopes.

Pilules d'aconit mercurielles. (Double.)

♃ Extrait d'aconit napel.	6 décigr.	(gr. xij.)
Sublimé corrosif.	5 centigr.	(gr. j.)

Mêlez très exactement. Pour dix pilules. Dose : une matin et
soir. Contre les dartres invétérées ou compliquées de syphilis.

Pilules d'amandes amères. (Form. de Prusse.)

♃ Amandes amères préparées.	4 gram.	(℥ j.)
Sulfate de soude.	2 gram.	(℥ ß.)
Poudre d'ipécacuanha.	1 décigr.	(gr. ij.)
Extrait de garance.		q. s.

Pour soixante pilules. Dose : trois matin et soir. Contre les
dartres invétérées et compliquées de cachexie.

Pilules antipsoriques. (Foy.)

℞ Soufre sublimé et lavé.　　　　4 gram. (℥j.)
Poudre de gaïac.　　　　　　2 gram. (℥ß.)
Sirop de bourrache.　　　　q. s.

Faites des pilules de 5 décigr. (gr. vi.) Dose : trois à quatre par jour.

Pilules antiscrofuleuses. (Baudelocque.)

℞ Sulfure de mercure noir.　　　8 gram. (℥ij.)
Magnésie.　　　　　　　　4 gram. (℥j.)
Poudre de ciguë.　　　　　8 gram. (℥ij.)

Faites des pilules de 25 centigr. (gr. v). Dose : d'abor dune et successivement jusqu'à dix matin et soir.

Pilules antisyphilitiques. (Dzondi.)

℞ Sublimé corrosif.　　　　　6 décigr. ,gr. xij.)
Faites dissoudre dans eau distlilée.　q. s.
Ajoutez mie de pain et sucre.　q. s.

Pour deux cent quarante pilules de 5 centigr. (gr. j ãã). Dose : deux par jour et successivement jusqu'à quinze par jour. Contre les sypbilides ar ciennes et invétérées.

Autres. (Dupaytren.)

℞ Sublimé.　　　　　　　　5 cengitr. (gr. j.)
Opium pur.　　　　　　　25 centigr. (gr. v.)
Extrait de gaïac.　　　　2 gram. (℥ß.)

Pour quinze pilules. Dose : trois par jour. Mêmes propriétés que les précédentes.

Pilules aurifères. (Chrestien.)

℞ Cyanure d'or.　　　　　　5 centigr. (gr. j.)
Extrait de daphné mézéréum.　7 à 10 centigr. (gr. xiv à xx.
Sirop simple.　　　　　　q. s.

Pour quinze pilules. Dose : une et successivement plusieurs par jour. Contre les affections scrofuleuses et surtbut syphilitiques. On peut, à volonté, remplacer le cyanure d'or par le chlorure d'or, ou le chlorure d'or et de sodium, ou l'oxide d'or.

Pilules de mercure albuminé. (Foy.)

℞ Mercure albumiué.　　　　　　　　6 gram. (ℨjß.)
Extrait gommeux d'opium. ⎫
Aloès pulvérisé.　　　　　　⎭ ãã 5 décigr. (gr. x.)
Extrait de salsepareille.　　　　　2 gram. (ℨß).

Pour quarante pilules. Dose : une d'abord, puis deux matin et soir. Antisyphilitiques.

Pilules de Blaud.

℞ Sulfate de fer.　　　　　　⎫
Sous carbonate de potasse. ⎭ ãã 15 gram. (℥ß.)
Mucilage de gomme adragant.　　　　q. s.

Pour quatre-vingt-dix-huit pilules. Dose : par jour quatre pilules qu'on peut successivement porter jusqu'à seize. Comme toniques et antiscrofuleuses.

Pilules de bromure de fer. (Magendie.)

℞ Bromure de fer pulvérisé.　　　　12 décigr. (Əj.)
Conserve de rose.　　　　　　　　18 décigr. (ℨß.)
Gomme arabique pulvérisée.　　　　12 décigr. (Əj.)

Pour quarante pilules. Dose : deux matin et soir. Toniques et antiscrofuleuses.

Pilules de calomel. (Cullerier.)

℞ Extrait de ciguë. ⎫ ãã　　　4 gram. (ℨj.)
Calomel.　　　　　⎭
Gomme pulvérisée. ⎫ ãã
Sirop simple.　　　⎭　　　　　q. s.

Pour trente-six pilules. Dose : trois à quatre par jour ; anti-syphilitiques.

Pilules cyanurées. (Parent et Boutigny.)

℞ Sous-cyanure de mercure porphyrisé. 3 décigr. (gr. vj.)
Mie de pain.　　　　　　　　　　4 gram. (ℨj.)
Miel.　　　　　　　　　　　　　　q. s.

Pour quatre-vingt-seize pilules. Dose : d'abord une, puis successivement plusieurs par jour. Antisyphilitiques.

(On peut opiacer ces pilules en ajoutant à la masse ci-dessus': opium brut, 6 décigr. (gr. xij.)

Pilules contre les syphilides. (Foy.)

℞ Extrait d'aconit.   6 décig. (gr. xij.)
Opium brun en poudre. } ãã   1 décig. (gr. ij.)
Sublimé corrosif.

Pour huit pilules. Dose : une tous les matins à jeun.

Pilules de deuto-iodure de mercure. (Puche.)

℞ Deuto-iodure de mercure.   4 décigr. (gr. viij.)
Sucre de lait.   16 décigr. (gr. xxxij.)
Eau de gomme.   q. s.

Pour trente-deux pilules. Dose : une à huit par jour progressivement. Contre les syphilides récentes et invétérées.

Pilules d'iodure de fer. (Dupasquier.)

℞ Iodure de fer.   2 décigr. (gr. iv.)
Gomme arabique pulvérisée.   10 décigr. (gr. xx.)
Miel blanc.   4 décigr. (gr. viij.)

Pour trente-deux pilules. Dose : cinq à six par jour. Antiscrofuleuses.

Pilules de proto-iodure de mercure. (Rivière.)

℞ Proto-iodure de mercure. } ãã   2 gram. (ʒ ß.)
Thridace.
Extrait gommeux d'opium.   45 centigr. (gr. ix.)
Extrait de gaïac.   4 gram. (ʒ j.)

Pour trente-six pilules. Dose : une à quatre pilules, en augmentant d'une tous les deux ou trois jours seulement. Antisyphilitiques.

Pilules d'iodhydrargyrate d'iodure de potassium. (Puche.)

℞ Deuto-iodure de mercure. } ãã   4 décigr. (gr. viij.)
Iodure de potassium.
Sucre de lait.   52 décigr. (gr. lxiv.)
Eau de gomme.   q. s.

Pour trente-deux pilules qu'on enveloppe de gélatine. Dose : une à deux par jour. Contre la scrofule syphilitique.

Pilules de mercure soluble d'Hahnemann. (Foy.)

℞ Mercure soluble d'Hahnemann. 4 décigr. (gr. viij.)
Extrait de réglisse. 8 gram. (℥ ij.)

Pour soixante-quatre pilules. Dose : une jusqu'à dix par jour. Antisyphiliques.

Pilules mercurielles aloétiques. (Bories.)

℞ Mercure pur. 6 décigr. (gr. xij.)
Triturez jusqu'à extinction dans :

Axonge. 4 décigr. (gr. viij.)
Ajoutez :

Aloès suc. pulvérisé. }
Savon médicinal. } ãã q. s.

Faites des pilules de 2 décigr. (gr. iv). Dose : trois ou quatre par jour. Antisyphilitiques.

Pilules mineures d'Hoffmann. (Foy.)

℞ Mercure doux porphyrisé. }
Mie de pain. } ãã 4 gram. (℥ j.)
Eau distillée. q. s.

Faites des pilules de 5 centigr. (gr. j.)

Pilules majeures d'Hoffmann. (Foy)

℞ Sublimé corrosif. 1 gram. (gr. xviij.)
Mie de pain. 20 gram. (℥ vj.)
Eau distillée, q. s.

Pour deux cent seize pilules. Dose : une à six par jour. Antisyphilitiques.

Pilules suédoises. (Foy.)

℞ Calomel. 6 gram. (℥ jß.)
Sulfure noir de mercure. }
Kermès minéral. } ãã 4 gram. (℥ j.)
Mie de pain. q. s.

Pour cent quarante-quatre pilules. Dose : trois à quatre par jour. Antisyphilitiques.

Pilules calmantes. (Bouchardat.)

℞ Extrait de suc dép. de jusquiame. 1 gram. (gr xviij.)
Ciguë.   id.   id.
Poudre de réglisse.   q. s.
Pour trente-six pilules. Dose : une à deux par jour contre la carcine douloureuse.

Pilules d'aconit. (Bouchardat.)

℞ Extrait alcoolique d'aconit.   4 gram. (ʒj.
—   de gaïac.   12 gram. (ʒiij.)
Pour soixante-douze pilules. Une à quatre par jour. Contre la syphilis, etc.

Autres. (Biett.)

℞ Extrait alcoolique d'aconit.   2 gram. (ʒß.)
Poudre de guimauve.   q. s.
Pour quarante-huit pilules. Une à deux matin et soir. Même cas que dessus.

Autres de ciguë iodurée. (Bouchardat.)

℞ Extrait de suc non dépuré de ciguë.   4 gram. (ʒj.)
Iodure de fer.   15 gram. (ʒß.)
Poudre de guimauve.   q. s.
Pour soixante-douze pilules. Une matin et soir. Contre la scrofule.

Pilules de sulfure de potasse. (Bouchardat.)

℞ Sulfure de potasse.   80 centigr. (gr. xvj.)
Savon médicinal. ⎫
Baume du Pérou. ⎬ āā   4 gram. (ʒj.)
Poudre de guimauve.   q. s.
Pour trente pilules égales. Une toutes les deux heures. On boit par dessus une tasse d'infusion aromatique. Antiherpétiques.

Pilules de Hesser (Bouchardat.)

℞ Extrait d'aconit napel. ⎫
Poudre   id.   id.   ⎬ āā 2 gram. (ʒß.)
Sulfate de chaux.   ⎭

Pour trente-six pilules. Une toutes les deux heures. Antiher-pétiques.

Pilules antiherpétiques de Kunchel.

℞ Extrait de douce amère.   16 gram. (℥ jv.)
Sulfure d'antimoine.   8 gram. (℥ ij.)

Faites des pilules de 2 décigr. (gr. jv.). Dose : une à deux matin et soir.

Pilules diaphorétiques. (Bouchardat.)

℞ Extrait de douce amère.   }   ãã 8 gram. (℥ ij.)
Soufre sublimé et lavé.   }

Faites des pilules de 3 décigr, (gr. vj). De quatre à douze par jour. Elles conviennent dans les affections psoriques et rhuma-tismales.

Pilules de plombagine. (Maerker.)

℞ Plombagine.   }   ãã 4 gram. (℥ j.)
Extrait de douce-amère.   }

Faites des pilules d'un décigr. (gr. ij). Dose : quinze par jour. Dans les mêmes cas que les précédentes.

Pilules de chlorure double de mercure et de morphine. (Bouchardat.)

℞ Chlorure double de mercure et de
     morphine.   1 gram. (gr. xviij.)
Poudre de réglisse.   4 gram. (℥ j.)
Sirop de gomme.   q. s.

Pour soixante-douze pilules. Une et successivement plusieurs matin et soir. Antisyphilitiques.

Pilules d'iodure double de mercure et de morphine. (Bouchardat.)

℞ Iod. double de mercure et de morphine.   1 gram. (gr. xviij.)
Poudre de réglisse.   4 gram. (℥ j.)

Pour soixante-douze pilules.

Mêmes doses et mêmes propriétés que les précédentes.

Pilules de mercure animalisé. (Du même.)

℞ Mercure animalisé.
   Poudre de guimauve. } ãã 4 gram. (ʒj.)
   Sirop de gomme.   q. s.

Pour soixante-douze pilules. A prendre une matin et soir. Contre la syphilis.

Pilules de Belloste.

℞ Mercure.
   Poudre d'aloès. } ãã 24 parties.
   —   de rhubarbe.   12 pasties.
   —   de scammonée. 8 parties.
   —   de poivre noir. 4 parties.
   Miel.   q. s.

Faites des pilules de 2 décigr. (gr. iv). Douze pilules comme purgatif. Deux pilules matin et soir dans les affections dartreuses ou syphilitiques.

Pilules antiherpétiques. (Biett.)

℞ Masse de Belloste. 24 décigr. (ʒij.)
   Savon médicinal.   4 gram. (ʒj.)

M. et d. en trente-six pilules. Deux par jour. Contre la squameuse humide passée à l'état chronique (eczéma chronique. Will.)

Pilules mercurielles de Plenck.

℞ Mercure.
   Extrait de ciguë. } ãã 4 gram. (ʒj.)
   Miel.
   Poudre de réglisse. } ãã 8 gram. (ʒij.)

Mélangez jusqu'à extinction de mercure, et faites des pilules de 1 décigr. (gr. ij). Six dans la journée. Propriétés antisyphilitiques.

Pilules antiherpétiques. (Gall.)

℞ Extrait de trèfle d'eau. ⎫
     —   de gaïac.   ⎰ ãã 4 gram. (3 j.)
Sulfure d'antimoine. ⎫
Calomel.   ⎰ ãã 1 gram. (gr. xviij.)
Poudre de rhubarbe.   q. s.

M. et faites des pilules de 15 centigr. (gr. iij). Dose : cinq à six par jour. Dans les dartres et les engorgements des viscères abdominaux.

Pilules de cyanure de mercure. (Parent.)

℞ Cyanure de mercure.   1 gram. (gr. xviij.)
Extrait de buis.   48 gram. (℥j ß.)
   —   d'aconit. ⎫
Sel ammoniac.   ⎰ ãã 12 gram. (3 iij.)
Essence d'anis.   12 décigr. (Əj.)

M. et d. en quatre cents pilules. Une soir et matin. Contre les syphilides.

Pilules antisyphilitiques. (Biett.)

℞ Proto-iodure de mercure.   6 décigr. (gr. xij.)
Tridace.   24 décigr. (Əij.)

Pour quarante-huit pilules. D'une à quatre par jour.

Pilules de Sainte-Marie.

℞ Protonitrate de mercure cristallisé.   5 décigr. (gr. x.)
Extrait de fumeterre.   4 gram. (3j.)

Pour quarante-huit pilules. Une à deux par jour. Contre les syphilides.

Pilules de Keyser.

℞ Acétate de protoxide de mercure.   6 décig. (gr. xij.)
Manne en larmes.   12 gram. (3 iij.)

Pour soixante-douze pilules. Deux matin et soir. Contre les syphilides.

Pilules antisyphilitiques. (Chrestien.)

℞ Chlorure d'or et de sodium.	5 décigr. (gr. x.)
Fécule de pommes de terre.	2 décigr. (gr. iv.)
Gomme arabique.	4 gram. (ʒj.)

Mélez, et avec quantité suffisante d'eau pure, faites cent vingt pilules. Une à quinze par jour.

Pilules d'or. (Bouchardat.)

℞ Or divisé.	6 décigr. (gr. xij.)
Extrait de saponaire.	4 gram. (ʒj.)

Pour trente-six pilules. Une à douze et même quinze par jour. Antisyphilitiques.

Pilules d'oxide d'or. (Chrestien et Pierquin.)

— Oxide d'or.	5 décigr. (gr. vj.)
Extrait d'écorce de mézéréum.	15 centigr. (gr. iij.)
Poudre de guimauve.	q. s.

Pour quinze pilules. Une matin et soir. Mêmes propriétés que dessus.

Pilules d'arséniate de soude. (Biett.)

℞ Extrait hydro-alcool de ciguë.	12 décigr. (Ɔj.)
Arséniate de soude.	1 décigr. (gr· ij.)

Pour vingt-quatre pilules. Une à deux par jour. Contre les affections squameuses de la peau.

Pilules d'iodure d'arsenic. (Thompson.)

℞ Iodure d'arsenic.	5 centigr. (gr. j.)
Extrait de ciguë.	10 décigr. (gr. xx.)

Pour dix pilules. Une par jour. Contre la carcine cutanée. La mélitagre (*impetigo*, Will.), etc.

Pilules d'iodoforme. (Bouchardat.)

℞ Iodoforme.	2 gram. (ʒẞ.)
Extrait d'absinthe.	q. s.

Pour trente-six pilules. Trois par jour. Données contre la scrofule.

Pilules d'iodure de plomb. (Cottereau.)

℞ Iodure de plomb.   2 gram. (3 ß.)
   Conserve de roses.   q. s.

Pour cent quarante-quatre pilules. Une à six matin et soir. Contre la scrofule.

BOLS. — PASTILLES. — TABLETTES.

Bols antimonio-mercuriels. (Cheyne.)

℞ Sulfure d'antimone.   } ãã 12 décigr. (Ɵ j.)
   — de mercure noir. }
   Confection d'orange.   q. s.

Pour deux bols. Dose : un matin et soir. Antiscrofuleux.

Bols antipsoriques. (Foy.)

℞ Soufre sublimé et lavé. } ãã 4 gram. (3 j.)
   Poudre de bardane.   }
   Sirop de fumeterre.   q. s.

Pour dix-huit bols. Dose : un matin et soir. Contre les affections cutanées.

Bols antiscrofuleux. (Du même.)

℞ Éponge calcinée.   24 décigr. (Ɵ ij.)
   Sulfate de potasse.   15 décigr. (gr. xxx.)
   Baume de soufre simple. 10 gouttes
   Sirop.   q. s.

Faites des bols de 4 décigr. (gr. viij). Dose : un matin et soir dans un verre d'eau de mer naturelle ou factice.

Bols diaphorétiques anglais.

℞ Soufre sublimé.   } ãã 12 décigr. (Ɵ j.)
   Tartrate acidule de potasse. }
   Résine de gaïac pulvérisée. 5 décigr. (gr. x.)
   Sirop.   - q. s.

Pour trois bols. Dose : à prendre tous les trois dans la journée. Comme antiherpétiques.

Pastilles de mercure saccharin. (Foy.)

℞ Sublimé.   4 gram. (ʒ j.)
Sucre en poudre.   470 gram. (℥ xv.)
Gomme adragante.
Eau de fleurs d'oranger. } ãã q. s.

Pour cinq cent soixante-seize pastilles. Dose : une à deux par jour. Antisyphilitiques.

Tablettes ferrugineuses. (Bally.)

℞ Limaille de fer porphyrisée. }
Chocolat en poudre.   } ãã 30 gram. (℥ j)
Safran   id.   8 gram. (ʒ ij.)
Mucilage de gomme adragant.   q. s.

Faites des tablettes de 6 décigr. (gr. xij.) Dose : trois à quatre par jour. Comme antiscrofuleuses.

Tablettes de mercure saccharin. (Lagneau.)

℞ Sucre en poudre.   280 gram. (℥ ix.)
Mercure revivifié du cinabre. 60 gram. (℥ ij.)
Gomme arabique en poudre.   30 gram. (℥ j.)
Vanille en poudre.   15 gram. (℥ ß.)
Eau.   q. s.

Mêlez et triturez jusqu'à ce que le mercure soit éteint. Faites des tablettes de 6 décigr. (gr. xij.) Dose : une à deux par jour. Comme antisyphilitiques et antipsoriques.

Opiat soufré. (Bouchardat.)

℞ Soufre sublimé et lavé.   32 gram. (℥ j.)
Miel.   96 gram. (℥ iij.)

4 à 8 gram. (ʒ j à ʒ ij) matin et soir. Dans les affections cutanées.

Electuaire antiherpétique. (Buchan.)

℞ Sulfure d'antimoine pulvérisé.   48 gram.) ℥ iß.)
Résine de gaïac.   32 gram. (℥ j.)
Conserve de roses.   64 gram. (℥ ij.)
Sirop de gingembre.   q. s.

F. s, a. Dose : 4 à 8 gram. Un à deux gros matin et soir.

Bols antimoniaux. (Bouchardat.)

♃ Sulfure d'antimoine pulvérisé.	52 gram. (℥ j.)
Cannelle en poudre.	8 gram. (℥ ij..
Conserve de roses.	q. s.

Faites des bols de 4 décigr. (gr. viij). Deux à quatre par jour. Dans les affections de la peau.

Tablettes du mercure Saccharin. (Lagneau.)

♃ Sucre en poudre.	280 gram. (℥ ix.)
Mercure.	64 gram.)℥ ij.)
Gomme arabique en poudre.	52 gram. (℥ j.)

Mêlez et triturez jusqu'à ce que le mercure soit éteint, puis ajoutez :

Vanille en poudre.	2 gram. (℈ ß.)
Eau.	q. s.

Faites des tablettes de 6 décigr. (gr. xij). Une à deux par jour. Contre les syphilides.

Pastilles de chlorure d'or. (Chrestien.)

♃ Chlorure d'or et de sodium.	25 centigr. (gr. v.)
Sucre.	52 gram. (℥ j.)
Mucilage de gomme adragante.	q. s.

Pour soixante pilules. Deux par jour. Contre la scrofule.

Pastilles d'iodoforme. (Bouchardat.)

♃ Iodoforme.	4 gram. (℈ j.)
Sucre blanc.	68 gram. (℈ xvij.)
Essence de menthe.	1 gram. (gr. xviij.)
Mucilage de gomme adragante,	q. s.

F. s. a. Des pastilles de 1 gram. (gr. xviij). Contre la scrofule.

Pastilles d'iodure de fer. (Bouchardat.)

♃ Iode.	16 gram. (℈ iv.)
Fer porphyrisé.	8 gram. (℈ ij.)
Eau.	125 gram. (℥ iv.)

Faites chauffer au bain marie jusqu'à ce que vous ayez obtenu un liquide incolore. Filtrez. Ajoutez :

Sucre blanc.   625 gram. (℥ xx.)

Essence de menthe.   4 gram. (ʒ j.)

F. s. a. Des pastilles de 4 décigr. (gr. viij.) Dix par jour. Contre la scrofule et la syphilis.

Tablettes contre le goître. (Dubois.)

℞ Eponge en poudre.   16 gram. (℥ ß.)

Carbonate de soude.   8 gram. (ʒ ij.)

Canelle.   4 gram. (ʒ j.)

Sucre.   48 gram. (℥ iß.)

Mucilage de gomme adragante.   q. s.

Pour des tablettes de 5 décigr. (gr. x.) Une à deux par jour.

Bols antiscrofuleux. (Bailly.)

℞ Eponge calcinée.   12 décigr. (gr. xxiv.)

Sulfate de potasse.   75 centigr. (gr xv.)

Baume de soufre simple.   10 gouttes.

Sirop de sucre.   q. s.

F. s. a. Des bols de 2 décigr. (gr. iv). Dose : deux à quatre par jour.

MÉDICAMENTS RÉSERVÉS POUR L'USAGE EXTERNE.

On recommande pour la préparation des bains artificiels de n'employer autant que possible que l'eau de rivière, ou une autre qui dissolve le savon. La température des bains est en général de 24 à 28° R.: elle doit varier, du reste, selon la sensibilité de l'individu, la saison, ou pour remplir telle indication particulière. La durée du bain est ordinairement d'une heure; elle peut néanmoins être beaucoup moindre, comme se prolonger plusieurs heures.

Le bain peut être local ou général; simple ou composé; il prend différents noms selon la nature et l'état du liquide employé : ainsi, l'on distingue les bains proprement dits, dans lesquels l'eau pure ou mélangée de principes médicamenteux, ne présente que des degrés différents de température et conserve son état liquide et de cohésion habituel; *douches*, fumigation, bains de vapeur, selon qu'elle est lancée par jets plus ou moins nombreux ou réduite en vapeur.

BAINS ÉMOLLIENTS.

1° Bain d'eau de son.

℞ Eau.   8 voies.
  Son.   2 kilogr. (℔ iv.)

Faites bouillir le son dans 15 kilogr. (℔ xxx) d'eau; passez le décoctum avec expression, et versez-le dans le bain.

2° Autre d'eau de graines de lin.

℞ Espèces émollientes.   2 kilogr. (℔ iv.)
  Graine de lin.   250 gram. (℔ ß.)

Mettez la graine de lin dans un nouet assez large ; faites bouillir le tout dans 18 kilogr. (℔ xxxvj) d'eau, passez avec expression et versez dans suffisante quantité d'eau pour un bain général.

Autre gélatineux.

℞ Gélatine (colle de Flandre).   1 kilogr. (℔ij.)
Faites dissoudre dans :

        Eau bouillante.   3 kilogr. (℔vj.)

Et versez dans suffisante quantité d'eau chaude pour un bain général.

Ces bains conviennent dans tous les cas où il existe à la peau une vive inflammation; quand on veut débarrasser cette membrane de tout corps étranger , distendre et ramollir son tissu, la préparer à l'absorption, et, par suite, à subir l'heureuse influence des bains véritablement médicamenteux.

Bain avec la ciguë (Fantonetti).

℞ Ciguë sèche ou fraîche.   8 à 10 pincées.
  Eau bouillante.   5 kilogr. (℔x.)

Faites infuser pendant huit heures , passez et versez dans une baignoire que l'on couvre exactement quand les parties malades y sont plongées. Le bain doit durer environ deux heures.

Ce bain convient dans les inflammations aiguës de la peau.

Bain alcalin gélatineux.

2⁄ Sous-carbonate de soude.   250 gram. (℔ß.)
   Gélatine (colle de Flandre). 750 gram. (℔jß.)

Faites fondre séparément le sous-carbonate de soude et la gélatine, chacun dans 2 kilogr. (℔jv) d'eau bouillante, puis versez dans la quantité d'eau chaude suffisante pour un bain général.

Autre.

2⁄ Sel marin.   ½ kilogr. (℔j.)
   Colle de Flandre.   1 kilogr. (℔ij.)

Faites fondre comme dessus, et versez dans suffisante quantité d'eau.

Ces bains agissent comme antiscrofuleux et conviennent dans le traitement des affections squameuses de la peau.

Bain gélatino-sulfureux (Dupuytren).

2⁄ Sulfure de potasse.   125 gram. (℥iv.)
   Gélatine (colle de Flandre).   1 kilogr. (℔ij.)

Faites fondre séparément; versez dans une baignoire de bois.
Contre les maladies de la peau.

Bain de Barèges (F. Boudet).

2⁄ Hydro-sulfate de soude neutre cristal. 315 gram. (℥xß.)
Faites dissoudre dans quantité suffisante d'eau :

   Solution salino-gélatineuse du Codex.   500 gram. (℥x.)

Versez dans la quantité d'eau nécessaire pour un bain ordinaire.

Bain d'acide muriatique (Lendrick).

2⁄ Eau.   30 à 40 gallons.
(Le gallon correspond à 4 pintes de Paris.)
       Acide nitrique.   45 à 60 gram. (℥ß à ℥ij.)
       — muriatique.   60 à 80 gram. (℥jß à ℥iij.)

Mêlez. Pour un bain chaud de quinze à vingt minutes.

Ce bain est conseillé dans les affections syphilitiques, pour faciliter l'action du mercure.

Bain alcalin.

℞ Sous-carbonate de soude.   250 gram. (℔ß.)
Eau, quantité suffisante pour un bain ordinaire.

Faites dissoudre le sel dans deux ou trois litres d'eau bouillante, puis ajoutez au bain. Conseillé dans les affections squameuses de la peau et dans tous les cas où il existe une vive démangeaison.

Bain sulfureux.

℞ Sulfure de potasse sec.   125 à 250 gram. (℥ iv à ℔ß.)
Eau, quantité suffisante pour un grand bain.

Faites fondre comme dessus, et ajoutez au bain ; employer une baignoire de bois. Contre la gale, et généralement toutes les affections furfuracées de la peau.

Bain savonneux (Rayer).

℞ Eau.   8 voies.
Savon.   500 gram. (℔j.)

Faites fondre le savon dans deux litres d'eau bouillante, et versez dans le bain. Dans les mêmes cas que les bains alcalins.

Bain antisyphilitique (Rayer).

℞ Eau.   8 voies.
Deuto-chlorure de mercure. 8 à 30 gram. (Ʒ ij à ℥ j.)

Faites dissoudre le sublimé dans un litre d'eau distillée, et ajoutez au bain. Employer une baignoire de bois. Conseillé dans les cas où l'on redoute l'action du mercure sur l'estomac.

Autre (Richard).

℞ Chaux.
Soufre.   } āā part. égales.
Eau.

Faites bouillir ensemble et prenez 60 gram. (℥ ij) de ce sulfure de chaux pour un bain ; ajoutez 30 ou 40 gouttes d'acide sulfurique pour dégager l'acide hydrosulfurique.

Autre (Richard.)

℞ Eau pure. 100 litres.
    Carbonate de soude cristallisé. 90 gram. (℥ iij.)
    Chlorure de sodium. 50 gram. (℥ j.)
    Hydrosulfate de soude cristallisé. 185 gram. (℥ vj.)

Ces deux dernières formules, données comme imitation des eaux de Barèges, sont employées avec avantage contre les dartres furfuracées anciennes : pour leur usage , on doit se servir de baignoires de bois.

Autre. (Richard.)

℞ Hydrosulfure sulfuré à 36° 375 gram. (℥ xij.)
    Eau gélatineuse. 125 gram. (℥ iv.)

Pour un bain de douze voies d'eau.

Bain aromatique. (Form. hôp.)

℞ Espèces aromatiques. 1 kilog. (℔ij.)
Faites infuser pendant douze heures dans :
    Eau bouillante 6 kilogr. (℔xij.)
Passez avec expression et versez dans la quantité d'eau ordinaire pour un grand bain.

Autre. (Richard.)

℞ Espèces aromatiques. 1 kilogr. (℔ij.)

Faites bouillir pendant un quart d'heure dans suffisante quantité d'eau, puis ajoutez :

    Essence de savon. 125 gram (℥ iv.)
    Sel ammoniacal. 60 gram. (℥ ij.)

Pour un bain ordinaire.

Ces bains (les deux derniers) sont employés avec avantage contre les affections cutanées chroniques et toutes les fois qu'il s'agit de combattre l'inertie du tissu dermatique ; ils sont utiles dans les scrofules.

Bain émétisé. (Foy.)

℞ Emétique.   30 à 60 gram. (℥ j à ij).
Eau filtrée   ½ kilogr. (℔j.)

Faites dissoudre et versez dans un bain ordinaire.
Ce bain est conseillé comme antiprurigineux.

Bain hydriodoferrugineux (Pierquin.)

℞ Hydriodate de fer.   15 à 60 gram. (℥ ß à ℥ ij.)
Eau pure.   ½ kilogr. (℔j.)

Faites dissoudre et versez dans un bain ordinaire. Comme antiscrofuleux.

Bains iodurés. (Lugol.)

N° 1 ℞ Iode.   8 gram. (℥ ij.)
Iodure de potassium.   15 gram. (℥ ß.)
Eau distillée.   625 gram. (℥ xx.)

Faites dissoudre et versez dans une baignoire de bois contenant
la quantité d'eau ordinaire.

Le n° 2 contient 2 gram (℥ ß) d'iode, 4 gram. (℥ j) d'iodure
de potassium de plus que le n° 1.

N° 3. Doses : Iode.   10 gram. (℥ iij.)
Iodure de potassium.   22 gram. (℥ vj.)
N° 4. Doses : Iode.   15 gram. (℥ ß.)
Iodure de potassium.   30 gram. (℥ j.)

Pour les enfants, les doses sont plus de moitié moins fortes.
Antiscrofuleux.

Bains avec l'iodure de fer. (Pierquin.)

℞ Iodure de fer.   32 gram. (℥ j.)
Eau pure,   500 gram. (℔j.)

Faites dissoudre et versez dans le bain. On peut augmenter
progressivement la dose d'iodure de fer. Contre la scrofule.

BAINS DE VAPEUR. — FUMIGATIONS.

Bain de vapeur aqueuse simple ou aromatique.

Ce bain consiste à mettre en contact à l'aide d'un appareil particulier, avec la surface cutanée, la vapeur de l'eau ordinaire ou celle d'une infusion de plantes aromatiques.

Bain de vapeur sulfureuse.

Ici l'eau n'est pas employée : la peau n'est mise en contact qu'avec la vapeur qui se dégage de 15 gram. (℥ ß) environ de soufre projettée sur une plaque de fer rougi à blanc.

Ces bains, mais surtout le dernier, constituent un agent thérapeutique puissant dans le traitement des maladies cutanées.

Fumigation mercurielle.

℞ Cinabre pulvérisé.   15 gram. (℥ ß.)
  Oliban.   8 gram. (ℨ ij.)

En usage contre les syphilides.

Fumigation de calomel. (Rayer.)

℞ Proto chlorure de mercure.   8 gram. (ℨ ij.)
Pour une fumigation.

FOMENTATIONS OU LOTIONS.

Lotion alcaline. (Form. Hôp.)

℞ Carbonate de potasse.   125 gram. (℥ iv.)
  Eau.   1 litre.

F. s. a. Pour laver les parties affectées de teigne et de dartres.

Lotion alumineuse et sulfureuse. (Gall.)

℞ Alun.   2 part.
  Eau de roses.   32 part.
  Soufre lavé.   1 part.

F. s. a. Dose : 50 à 60 gram. (℥ j à ij) pour chaque lotion. Contre les dartres et les taches hépatiques, sans irritation de la peau : il faut agiter le liquide chaque fois qu'on veut s'en servir.

Autre. (Biett.)

℞ Sulfure de soude.   10 gram. (ʒ iij.)
     Savon d'Espagne.   15 gram. (ʒ ß.)
     Alcool.   8 gram. (ʒ ij.)
     Eau de chaux.   ½ kilogr. (℔ j.)

F. s. a. Prescrite contre la porrigine furfuracée.

Lotion antipsorique. (Richard.)

℞ Sulfure de potasse.   15 gram. (ʒ ß.)
     Eau commune.   1 kilogr. (℔ ij.)
     Acide sulfurique à 66°.   12 décigr. (Ə j.)

Dissoudre le sulfure dans l'eau ; ajouter l'acide sulfurique et agiter le mélange. Laver plusieurs fois par jour les parties affectées de gale.

Lotion antiherpétique. (Du même.)

℞ Hydrosulfate de soude cristallisé.   60 gram. (ʒ ij.)
     Savon blanc.   30 gram. (ʒ j.)
     Eau.   500 gram. (℔ j.)

F. s. a.

Lotion antipsorique. (Manry.)

℞ Mercure cru.   60 gram. (ʒ ij.)
     Acide nitrique. 125 gram. (ʒ iv.)
     Eau distillée.   5 kilogr. (℔ x.)

Traitez le mercure par l'acide nitrique ; étendez la dissolution avec l'eau distillée. Dose : 45 gram. (ʒ j ß) pour chaque lotion matin et soir.

Autre. (Richard.)

℞ Feuilles de tabac.   60 gram. (ʒ ij.)
     Eau.   1 kilogr. (℔ ij.)

F. s. a. On en lave les parties affectées plusieurs fois par jour.

Lotion antiherpétique. (Trousseau.)

℞ Sublimé.   8 gram. (ʒ ij.)
     Alcool.   q. s.
     Eau distillée.   190 gram. (ʒ vj.)

F. s. a. Dose : une à quatre cuillerées à bouche dans une livre d'eau. Ces lotions sont principalement utiles dans le prurigo-podicis et la plupart des dermatoses accompagnées d'une vive démangeaison.

Autre. (Alibert.)

℞ Eau de roses.   250 gram. (℥ viij.)
Alun.   10 gram. (ʒ iij.)
Hydrochlorate d'ammoniaque.   4 gram. (ʒ j.)
Solution sulfureuse de Barèges.   12 décigr. (Ɉ j.)

F. s. a. Ces lotions sont principalement recommandées contre les dermatoses chroniques.

Lotion contre la teigne. (Richard.)

℞ Eau de chaux.   500 gram. (℔ j.)
Sulfure de soude.   185 gram. (℥ vj.)
Alcool.   24 gram. (ʒ vj.)
Savon blanc.   10 gram. (ʒ iij.)

F. s. a. Tous les deux jours entourer la tête d'un linge imbibé de cette liqueur.

Eau végéto-minérale. (Du même.)

℞ Eau commune.   250 gram. (℔ ß.)
Acétate de plomb liquide.   4 gram. (ʒ j.)
Alcool.   30 gram. (℥ j.)

F. s. a. Cette eau est résolutive et très usitée.

Lotion résolutive. (Du même.)

℞ Infusion de fleurs de sureau.   125 gram. (℥ iv.)
Alcool à 32°.   30 gram. (℥ j.)
Extrait de saturne.
Laudanum liquide.   } āā 4 gram. (ʒ j.)
Teinture de benjoin.

F. s. a. Utile contre l'érythème pernio (engelure). On applique sur les parties douloureuses et tuméfiées des compresses imbibées de cette liqueur.

Autre. (Richard.)

2| Chaux vive.   8 gram. (℥ij.)
 Mercure coulant.   2 gram. (ℨß.)
 Eau de savon.   1 kilogr. (℔ij.)

Avant d'ajouter l'eau de savon, triturez jusqu'à l'extinction du mercure.

Contre la scrofule cutanée : on applique sur les points engorgés des compresses imbibés de cette liqueur.

Lotion mercurielle alcoolique. (Rayer.)

2| Eau de rose.   500 gram. (℔j.)
 Eau de Cologne.   50 gram. (℥j.)
 Sublimé.   4 décigr. (gr. viij.)

F. l. Employée avec succès contre le varus goutte-rose passé à l'état chronique (couperoses anciennes). On peut porter graduellement la dose du sublimé jusqu'à 2 gram (ℨß).

Eau phagédénique. (Rayer.)

2| Deuto-chlorure de mercure. 12 décigr. (Əj.)
 Eau de chaux.   500 gram. (℔j.)

La décomposition du sublimé qui a lieu dans cette préparation doit engager à remuer le liquide avant de s'en servir, car il se forme un sel de chaux et d'oxide de mercure qui se précipite. On emploie cette eau pour cautériser légèrement les ulcères fongueux syphilitiques.

Lotion mercurielle. (Rayer.)

2| Emulsion d'amandes. 500 gram. (℔j.)
 Sublimé.   6 décigr. (gr. xij.)
 Eau de Cologne.   30 gram. (℥j.)
Antisyphilitique.

Lotion de sulfate de cuivre. (Rayer.)

2| Sulfate de cuivre. 2 à 4 gram. (ℨß à ℨj.)
 Eau distillée.   500 gram. (℔j.)

Lotion antipsorique. (Saint-Louis.)

2⁄ Acide hydrochlorique.   1 à 2 part.
 Eau.   16 part.

Mêlez. Dose : 50 gram. (℥ j) dans 125 gram. (℥ jv) d'eau chaude pour chaque lotion.

Lotion avec l'hellébore blanc. (Swédiaur.)

2⁄ Ellébore blanc   12 part.
Faites infuser dans :
 Eau bouillante.   20 part.
Passez. Contre le prurigo, la teigne.

Lotion avec le savon. (Form. hôp.)

2⁄ Savon blanc du commerce. 60 gram. (℥ ij.)
 Eau.   1 litre.

F. s. a. Dans les mêmes cas que les lotions alcalines.

Lotion excitante et caustique. (Alibert.)

2⁄ Chlore liquide.   2 part.
 Eau pure.   1 part.

Mêlez. A l'aide d'un plumasseau de charpie sur certaines dartres rebelles.

Lotion antiherpétique. (Biett.)

2⁄ Chlore.   4 gram. (℥ j.)
 Ou liqueur de potasse. 8 gram. (℥ ij.)
 Eau.   500 gram. (℔j.)

Contre les affections du genre pannus (*pytiryasis versicolor*. (Will.)

Lotion antisyphilitique. (Gibert.)

2⁄ Eau de fontaine.   1 kilogr. (℔ij.)
 Sublimé corrosif.   4 décigr. (gr. viij.)
 Laudanum liquide.   8 gouttes.

Lotion gommo-mercurielle (Franc.)

℞ Deuto-chlorure de mercure. 1 décigr. (gr. ij.)
 Eau distillée. 375 gram. (℥ xij.)
 Poudre de gomme arabique. 15 gram. (℥ ß.)

F. s. a. Dans le traitement de la gale, des éruptions syphilitiques, etc.

Vin aromatique avec opium. (Ricord.)

℞ Vin aromatique. 250 gram. (℔ ß.)
 Extrait d'opium. 2 gram. (ℨ ß.)
Pour le pansement des ulcérations syphilitiques.

Mélange pour lotions. (Biett.)

℞ Extrait de belladone. 8 gram. (ℨ ij.)
 Eau de chaux. 250 gram. (℔ ß.)
 Huile d'amandes. 125 gram. (℥ iv.)

F. l. Contre la mélitagre (*impetigo*. Will.) et la squameuse
humide (*eczema*. Will.) à l'état aigu.

Autre. (Du même.)

℞ Douce-amère.
 Jusquiame. } ãã une poignée.
 Morelle.

Faites bouillir avec un peu de racine de guimauve et appliquez
sur les parties malades des compresses imbibées de cette décoction. Employée contre le varus (*acne*. Will.) et le prurigo lichénoïde (*lichen*. Wil'.)

Lotion iodée. (Foy.)

℞ Iode. 5 à 10 centigr. (gr. j. à ij.)
Triturez dans un mortier de verre avec :
 Alcool rectifié. 4 gram. (ℨ j.)
Ajoutez :
 Eau pure. ½ kilog. (℔j.)
Sur les plaies de nature scrofuleuse.

Lotion ioduro-sulfureuse. (Dauvergne.)

N° 1. ℞ Iode.   3 part.
      Iodure de potassium.   6 part.
      Eau distillée   24 part.
N° 2. ℞ Sulfure de potasse   32 part.
      Eau distillée.   64 part.

La lotion se prépare avec 8 gram. (℥ ij) de la solution n° 1, et 15 gram. (℥ ß) de la solution n° 2. Dose : une cuillerée à café pour une demi-cuvette d'eau chaude. Contre la mélitagre. (*impetigo*. Will).

Lotion mercurielle (Adams).

℞ Deuto-chlorure de mercure.   5 décigr. (gr. x.) ⁞
  Eau distillée.   300 gram. (℥ x.)
  Teinture de cantharides.   15 gram. (℥ ß.)

Faites dissoudre le sublimé et ajoutez la teinture de cantharides. Contre la gale.

Lotion sulfuro-savonneuse (Foy).

℞ Savon blanc râpé.   1 part.
  Eau.   8 part.
  Soufre sublimé.   1 part.

Faites fondre le savon et ajoutez le sublimé; agitez chaque fois. Contre la gale.

Eau rouge. (Hôpital Saint-Louis.)

℞ Eau distillée.   ½ kilogr. (℔j.)
  Sublimé.   15 décigr. gr. xxx.)
  Racine d'orcanette concassée. 2 gram. (3 ß.)

Passez après un quart d'heure de macération.
Cette eau est d'un fréquent usage dans les différentes espèce de varus chroniques.

Solution iodurée rubéfiante (Lugol).

℞ Iode   8 gram. (3 ij.)
  Iodure de potassium. 15 gram. (℥ B.)
  Eau distillée.   60 gram. (℥ ij.)

Mêmes précautions que dessus dans la préparation.

37

De ces deux solutions, la première est pour les cas où l'usage intérieur de l'iode est indiqué, ce qui arrive souvent dans les affections scrofuleuses.

La seconde doit être uniquement réservée pour l'usage externe: son emploi quotidien et méthodique améliore constamment les engorgements ou ulcérations scrofuleuses, et suffit seule, dans beaucoup de cas, pour obtenir soit leur résolution, soit leur complète cicatrisation.

Solution antisyphilitique (usage externe).

24 Cyanure de mercure   3 décigr. (gr. vj.)
Acétate théaïque.   1 décigr. (gr. ij.)
Eau distillée.   250 gram. (℔ß.)

Pour trois bains locaux à vingt-quatre heures d'intervalle.

Cette préparation, formulée par l'auteur, lui a souvent servi à guérir des ulcérations syphilitiques qui avaient résisté à tout autre moyen.

Solution alcoolique de sublimé corrosif (Ricord).

24 Deuto-chlorure de mercure.   10 décigr. (gr. xx.)
Alcool rectifié   30 gram. (℥.j)

F. s. a. Cette liqueur est réservée pour l'usage externe : elle sert à cautériser les ulcères syphilitiques indolents.

Solution antipsorique (Derheims).

24 Chlorure de chaux   90 gram. (℥jii.)
Eau pure.   ½ kilog. (℔j).

F. s. a. Cette liqueur s'emploie contre la gale : plusieurs lotions par jour sur les cuisses, les jambes et les bras. L'auteur affirme que six à huit jours suffisent ordinairement pour la guérison.

Solution boratée (Hufeland).

24 Borax.   4 gram. (℥.j)
Eau de rose ou de plantain.   45 gram. (℥jß.)

Cette solution est uniquement destinée pour l'usage externe: on humecte avec elle les parties malades plusieurs fois par jour et on les laisse sécher sans les essuyer. Elle convient contre le pannus hépaticus (pytiriasis versicolor Will.), les dartres furfuracées (psoriasis Will.), etc.

Solution de sublimé (Renaud).

℞ Sublimé corrosif.   10 décigr. (gr. xx.)
  Eau distillée.   30 gram. (℥j.)

F. s. a. Pour caulériser les vieux ulcères syphilitiques.

Solution de chlorure de chaux (Foy).

℞ Chlorure de chaux.   90 gram. (℥iij.)
  Eau distillée.   500 gram. (℔j.)

F. s. a. En lotions contre la gale.

Solution mercurielle opiacée (Foy).

℞ Deuto-chlorure de mercure.   1 à 4 gram. (gr. xviij à ℈j)
  Eau distillée.   ½ kilogr. (℔j.)
  Laudanum de Sydenham.   15 à 30 gram. (℥ß à ℥j.)

F. s. a. En lotions sur les ulcères vénériens indolents, sur les pustules rebelles et sur les dartres opiniâtres, quelle que soit leur origine.

Solution mercurio-iodurée (Biett).

℞ Proto-iodure de mercure.   5 centigr. (gr. j.)
  Miel rosat.   8 gram. (℥ij.)

F. s. a. Appliquez avec un pinceau sur les ulcérations syphilitiques.

Solutions opiacées (Vénériens).

Nº 1. ℞ Extrait gommeux d'opium.   15 gram. (℥iv.)
    Eau distillée.   500 gram. (℔j.)

Nº 2. ℞ Extrait gommeux d'opium.   30 gram. (℥j.)
    Eau distillée.   500 gram. (℔j.)

F. s. a. En lotions sur les ulcérations syphilitiques douloureuses.

Solution de sel ammoniac (Ricord).

℞ Sel ammoniac.   8 gram. (℥ij.)
  Eau pure.   250 gram. (℔ß.)

F. s. a. Comme topique résolutif dans le traitement des engorgements glanduleux sous-cutanés.

Solution de sous-carbonate de soude. (Trousseau.)

℞ Eau chaude. 500 gram. (℔j.)
  Solution aqueuse saturée de sous-
    carbonate de soude. 1 à 4 cuillerées à café.

F. s. a. En lotion plusieurs fois par jour, dans le prurigo des parties génitales. On augmente graduellement la dose de la solution alcaline, jusqu'à ce que le malade éprouve une légère cuisson, et les lotions doivent être continuées au moins quinze jours après la cessation de toute démangeaison.

Solution stibiée. (Fontaneilles.)

℞ Emétique. 30 gram. ($\mathfrak{z}$j.)
  Eau distillée. 500 gram- (℔j.)

F. s. a. En lotions dans le traitement des inflammations cutanées aiguës et peu intenses.

Solution de sulfate de cuivre. (Vénériens.)

℞ Sulfate de cuivre. 125 gram. ($\mathfrak{z}$iv.)
  Eau pure. 1 kilogr. (℔ij.)

F. s. en topique pour le pansement des pustules humides et des ulcérations indolentes.

Lotion d'ammoniaque. (Biett.)

℞ Acétate d'ammonioque. 96 gram. ($\mathfrak{z}$iij.)
  Alcool. 16 gram. ($\mathfrak{z}$ß.)
  Eau de roses. 125 gram. ($\mathfrak{z}$iv.)

Contre le prurigo lichenoïde (*lichen.* Will.). On lotionne les parties malades avec une éponge fine, lorsque les démangeaisons sont très vives.

Eau noire allemande. (Bouchardat.)

℞ Calomel. 4 gram. ($\mathfrak{z}$j.)
  Opium en poudre. 2 gram. ($\mathfrak{z}$ß.)
  Eau de chaux. 375 gram. ($\mathfrak{z}$xij.)

Mêlez et agitez chaque fois. En lotions contre la syphilis ulcérée et indolente.

Eau de Mettemberg. (Du même.)

℞ Sublimé.   4 gram. (ʒ j.)
  Eau pure.   1000 gram. (℔ ij.)
  Acide hydrochlorique alcoolisé.   32 gram. (℥ j.)
F. s. a. en lotions contre la gale.

Eau mercurielle. (Pideris.)

℞ Mercure pur.   8 gram. (ʒ ij.)
  Acide nitrique.   64 gram. (℥ ij.)
  Suc exprimé de grande chélidoine. } ãã 280 gram. (℥ ix.)
  Décoction de racine d'aristol. ronde. {
F. s. a. Filtrez. Même usage que l'eau noire allemande.

Mélange pour lotions. (Biett.)

℞ Acide hydrocyanique.   8 gram. (ʒ ij.)
  Sublimé corrosif.   1 décigr. (gr. ij.)
  Émulsion d'amandes amères.   314 gram. (℥ x.)
Éruption chronique avec prurit.

Cosmétique de Siemerling. (Bouchardat.)

℞ Amandes douces mondées.   32 gram. (℥ j.)
  —   amères   id.   16 gram. (℥ ß.)
  Eau distillée de cérises. | 320 gram. (℥ x.)
F. s. a. une émulsion à laquelle vous ajouterez :

  Deutochlorure de mercure.   3 décigr. (gr. vj.)
  Teinture de benjoin.   24 gram. (ʒ vj.)
  Suc exprimé de citron.   16 gram. (ʒ iv.)
En lotions dans le traitement des éruptions pustuleuses de la peau.

Eau antidartreuse du cardinal de Luynes. (Bouchardat.)

℞ Eau de rose.   250 gram.)℔ ß.)
  Sous-carbonate de plomb.   16 gram. (℥ ß.)
  Sulfate acide d'alumine et de potasse. 12 gram. (ʒ iij.)
  Deuto-chlorure de mercure.   6 gram. (ʒ jß.)
  Blanc d'œuf.   N° 1.

M. s. a. On en imbibe des compresses qu'il faut appliquer ensuite avec circonspection sur les parties malades.

Mélange pour lotions. (Blett.)

℞ Sulfate de zinc.	} ãã	12 décigr. (℈j.)
Acétate de plomb.		
Eau de roses.		160 gram. (℥v.)
Mucilage de coings.		32 gram. (℥j.)

Dans certains cas de squameuse humide (*eczema*, Will.), et de mélitagre (*impetigo*, Will.) de la face ou des oreilles.

Mélange pour lotion. (Bouchardat.)

℞ Alun.	32 gram. (℥j.)
Eau.	250 gram. (℔ß.)

Contre l'érithême pernio (engelure).

Liqueur contre les aphthes. (Swédiaur.)

℞ Borax en poudre.	4 gram. (℥j.)
Eau de roses.	16 gram. (℥ß.)
Miel rosat.	32 gram. (℥j.)
Teinture de myrrhe.	16 gram. (℥ß.)

F. s. a. Touchez les parties malades avec un plumasseau imbibé de cette liqueur.

Mélange pour lotions. (Blett.)

℞ Alun.	12 gram. (℥iij.)
Hydrochlor. d'ammoniaque.	4 gram. (℥j.)
Sulfure de potass. liquide.	32 gram. (℥j.)
Eau commune.	250 gram. (℔ß.)

Pour lotion vers la fin de la squameuse humide (*eczema*), de la militagre (*impetigo*, Will.)

Autre. (Du même.)

℞ Sous-carbonate de potasse.	4 gram. (℥j.)
Soufre sublimé.	[8 gram. (℥ij.)
Eau.	500 gram. (℔j.)

Sur la fin du prurigo, quand le prurit a diminué.

Autre. (Cazenave.)

2/ Acide nitrique.   } ãã   25 gouttes.
   Id. hydrochlorique.
   Eau distillée.   314 gram. ($\overline{3}$ x.)

Contre le prurigo lichenoïde (*lichen*, Will.), la dartre squameuse humide chronique (*eczema*, Will.)

Eau antipsorique. (Ranque.)

2/ Staphysaigre en poudre.   16 gram. ($\overline{3}$ ß.)
   Eau.   1 kilogr. (℔ij.)
   Extrait de pavots.   8 gram. (3 ij.)

F. s. a. 32 à 48 gram. ($\overline{3}$ i à $\overline{3}$ jß) en frictions, à froid, deux fois par jour, sur les parties couvertes de boutons.

Eau de nicotiane. (Hôpital Saint-Louis.)

2/ Nicotiane.   60 gram. ($\overline{3}$ ij.)
   Eau.   1 kilogr. (℔ij.)

Faites bouillir pendant un quart d'heure ; passez. Contre la gale.

Décoction de suie. (Blaud.)

2/ Suie tamisée.   125 gram. ($\overline{3}$ jv.)
   Eau.   500 gram. (℔j.)

Faites bouillir pendant une demi-heure; passez. En lotions contre la teigne et les dartres.

Solution cyanique. (Magendie.)

2/ Acide hydrocyanique médical.   4 gram. (3 j.)
   Eau distillée de laitue.   500 gram. (℔j.)

Mélez. En lotions contre les dermatoses prurigineuses.

Mélange pour lotions. (Biett.)

2/ Cyanure de potassium.   6 décigr. (gr. xij.)
   Emulsion d'amandes amères.   190 gram. ($\overline{3}$ vj.)

Contre les éruptions chroniques accompagnées de démangeaison.

Solution phagédénique. (Bouchardat.)

24 Deuto-chlorure de mercure.   4 décigr. (gr. viij.)
  Eau pure.   12 gram. (℥ iij.)
  Eau de chaux.   125 gram. (℥ iv.)

F. s. a. Agitez chaque fois. En lotions contre les syphilides.

LINIMENTS, EMPLATRES, ETC.

Liniment mercuriel (Rayer).

24 Huile d'olive.   30 gram. (℥ j.)
  Ammoniaque liquide.   4 gram. (℥ j.)
  Onguent mercuriel double.   *id.*   *id.*

F. l. Employé dans le traitement des syphilides.

Lidiment chloruré (Rayer).

24 Eau saturée de chlore liquide.   4 gram. (℥ j.)
  Huile d'amandes douces.   30 gram. (℥ j.)

F. l. Ce liniment est employé pour faire disparaître les taches violacées consécutives aux pustules et aux tubercules syphilitiques.

Liniment hydro-chlorique (Rayer).

24 Baume de Fioraventi.   125 gram. (℥ jv.)
  Acide hydro-chlorique.   32 gouttes.

F. l. Dose : une cuillerée à bouche matin et soir. Usité contre l'érythème pernio. (engelure) récent et non encore ulcéré.

Liniment résolutif (A. Dubois).

24 Baume de Fioraventi.
  Eau de mélisse.   } ăă 60 gram. (℥ ij.)
  Alcool camphré.
  Huile d'amandes douces.   90 gram. ℥ iij.)
  Ammoniaque liquide.   10 gram. (℥ iij.)

. l. Même dose et dans les mêmes cas que le précédent.

Liniment excitant (Richard).

2⁄	Teinture de cantharides.	15 gram. (℥ ß.)
	Huile d'amandes douces.	125 gram. (℥ jv.)
	Savon officinal.	30 gram. (℥ j.)
	Camphre.	2 gram. (ʒ ß.)

On dissout le camphre dans l'huile, et le savon dans la teinture ; mélangez le tout et employez dans les cas où la peau a besoin d'être fortement excitée.

Liniment hydro-sulfuré (Jadelot).

2⁄	Savon ordinaire.	8 gram. (ʒ ij.)
	Sulfure de potasse.	10 gram. (ʒ iij.)
	Huile de pavots.	125 gram. (℥ jv.)
	Huile volatile de thym.	12 décigr. (Ɵ j.)

Faites liquéfier le savon au bain-marie ; dissolvez le sulfure dans l'huile de pavot ; mélangez et ajoutez sur la fin l'huile volatile. Dose : 16 à 30 gram. (℥ ß à ℥ j) par friction. Contre la gale.

Liniment alcalin (Plenck).

2⁄	Huile de tartre.	3 part.
	Huile d'olives.	4 part.
	Jaune d'œuf.	1 part.

Mêlez et agitez chaque fois. Contre les rhagades.

Liniment antipsorique (Form. Pol.).

2⁄	Savon noir.	2 part.
	Eau commune.	2 part.
	Soufre sublimé.	1 part.

Mêlez et agitez chaque fois. Contre la gale. Dose : 30 gram. (℥ j) matin et soir.

Liniment arsénical (Swédiaur).

| 2⁄ | Arsenic porphyrisé. | 1 part. |
| | Huile d'olives. | 8 part. |

Agitez chaque fois. Dose : 4 à 8 gram. (ʒ j à ʒ ij) en frictions sur les carcines ulcérées.

Liniment oléo-calcaire (Foy).

℞ Huile d'amandes douces. 30 gram. (ℨ j.)
Eau de chaux. 250 gram. (ℨ viij.)

Mêlez et agitez chaque fois. On conseille d'enlever le savon qui vient nager à la surface, et de l'appliquer sur les brûlures non ulcérées.

Liniment contre l'engelure (*Erythème pernic.*) (Fiévée.)

℞ Alcool de térébenthine. 30 gram. (ℨ j.)
Acide hydrochlorique. 8 gouttes.

Mêlez et agitez chaque fois. Plusieurs frictions légères par jour sur les parties non ulcérées.

Autre. (Du même.)

℞ Alcool de térébenthine. 30 gram. (ℨ j.)
Sous-acétate de plomb liquide. 4 gram. (ℨ ij.)

F. l. Dans les mêmes cas que les précédents.

Liniment phosphoré. (Foy.)

℞ Phosphore. 1 décigr. (gr. ij.)
Huile d'amandes douces. 30 gram. (ℨ j.)

Faites dissoudre à une douce chaleur. Dans certains cas de dermatose chronique.

Liniment de Pissier.

℞ Cire blanche. 30 gram. (ℨ j.)
Huile de lin. 60 gram. (ℨ ij).)
Teinture d'opium. 15 gram. (ℨ ℔.)

Faites liquéfier la cire dans l'huile; puis après le refroidissement ajoutez la teinture d'opium.

Pour panser les carcines ulcérées.

Emplâtre contre la carcine. (Pissier.)

℞ Huile de lin. 1 kilogr. (℔ij.)
Minium.
Céruse. } āā 250 gram. (℔℔.)
Cire jaune.
Thérébentine. 90 gram. (ℨ iij.)
Opium. 3 décigr.

F. s. a. Pour prévenir l'ulcération et calmer les douleurs.

Collier de Morand. (Bouchardat.)

℞ Hydrochlor. d'ammon.
Chlor. de sod. décrépité. } ãã 32 gram. (℥j.)
Éponge calc. et non lavé.

Pulvérisez ces trois substances; faites un mélange exact que vous répandrez sur une carde de coton disposé en cravate ; enveloppez le tout d'une mousseline que vous piquerez en losange, et appliquez autour du cou. Contre le goître.

Miel mercuriel. (Bouchardat.)

℞ Mercure doux.   4 gram. (ʒj.)
Miel blanc.   32 gram. (℥j.)

Mêlez. En topique sur les ulcérations vénériennes de la gorge et des parties génitales.

Miel au protoiodure de mercure. (Biett.)

℞ Miel de Narbonne.   375 gram. (℥ xij.)
Prote-iodure de mercure.   32 gram. (℥j.)

On en touche légèrement les ulcérations syphilitiques.

Topique contre l'érithème pernio. (*Engelure.*) (Berton.)

℞ Alcoolat de Fioraventi.   64 gram (℥ ij.)
Sous-acétate de plomb liquide.   96 gram. (℥ iij.)
Huile d'olives.   id.   id.
Acide hydrochlorique.   32 gram. (℥j.)

Agiter quelque temps le mélange avant de s'en servir. Le soir il faut oindre avec le liniment les parties affectées, les recouvrir ensuite avec du papier de soie imprégné du même liquide.

CATAPLASMES.

Ces topiques sont fréquemment employés dans les maladies de a peau, presque toujours d'une douce chaleur; on préfère cependant dans quelques cas les cataplasmes froids ou chauds. On les destine, selon leur température ou leur composition, tantôt à débarrasser les parties malades des produits de l'inflammation, comme squames, croûtes, etc.; tantôt contre le prurit et la chaleur de la peau; tantôt pour dissiper l'engorgement dont la peau peut être le siége.

Les cataplasmes émollients se préparent, soit avec de la mie de pain et du lait, soit avec de la farine de graines de lin ou de la pulpe de guimauve délayées dans de l'eau pure ou mucilagineuse.

On les rend calmants et narcotiques par l'addition d'une décoction de tête de pavot, ou de quelques gouttes de laudanum.

On peut encore, dans ce but, saupoudrer leur surface de quelques grains de camphre.

Le cataplasme de farine de seigle; celui fait avec de la poudre de cachou, de la farine d'orge et du tan; celui dans la composition duquel entre du soufre sublimé, de la poudre de quinquina: sont excitants et résolutifs.

Cataplasme mercuriel. (Hamilton.)

℞ Deutochlorure de mercure. 1 décigr. (gr. ij.)
   Eau distillée. 60 gram. (℥ ij.)
   Mie de pain. q. s.

Faites dissoudre le sublimé dans l'eau distillée et ajoutez la mie de pain. Contre la scrofule.

Cataplasmes résolutifs. (Hôp. des Enfants.)

℞ Farine d'orge. 250 gram. (℔ ß.)
   Eau commune. q. s.
   Savon blanc râpé. 125 gram. (℥ iv.)

Faites cuire la farine d'orge et incorporez le savon. Appliquez froid.

Autre. (Du même.)

℞ Cataplasme émollient. 60 gram. (℥ ij.)
   Sous-acétate de plomb liquide. 15 gram. (℥ ß.)
   Hydrochlorate d'ammoniaque. 9 décigr. (gr. xviij.)

F. s. a. On l'emploie comme dessus.

Autre. (Du même.)

℞ Cerfeuil frais haché.   5 poignées

Appliquez-le sur une brique chaude pour lui donner une douce chaleur et arrosez-le avec

       Huile rosat.   30 gram. (℥ j.)

Comme dessus.

Cataplasme de charbon. (Cazenave.)

℞ Charbon en poudre.
  Farine de lin.   } ãã q. s.
  Eau chaude.

Dans les ulcérations. Suite du phlysacia (*ecthyma*. Will.).

———

Avant de passer aux pommades, mode de préparation si précieux et si souvent employé dans le traitement des maladies cutanées, disons un mot des caustiques, substances destinées à détruire les tissus avec lesquels on les met en contact, et dont on tire souvent un parti avantageux soit pour la répression des tissus morbides, soit pour changer le mode, la forme ou la nature de l'inflammation dermatique.

Caustique ammoniacal. (Gondret.)

℞ Suif de mouton,
  Huile d'olives. } ãã 30 gram. (℥ j.)

Faites liquéfier ces deux substances à une douce chaleur, et incorporez :

      Ammoniaque à 22°.   60 gram. (℥ ij.)

On s'en sert pour produire une vive et prompte révulsion, ou pour dénuder l'épiderme.

Caustique de Récamier.

℞ Chlorure d'or.   5 décigr. (gr. vj.)
  Eau régale.   30 gram. (℥ j.)

On applique ce caustique à l'aide de pinceaux imbibés.

Alun calciné.

Il s'emploie en poudre dans le traitement de quelques ulcères cutanés.

Nitrate d'argent fondu.

Ce caustique est d'un usage très fréquent dans le traitement des maladies cutanées ; son application prolongée détermine la formation d'une petite eschare mince, grisâtre et superficielle. On l'emploie imbibé d'eau, et on se contente le plus souvent de le promener légèrement sur la surface de la peau.

Pierre à cautère. (Potasse caustique.)

On ne s'en sert souvent que pour déterminer à la peau une eschare dont la chute laisse une plaie facile à entretenir et à convertir en exutoire.

Beurre d'antimoine.

Employé comme escharotique. Son application donne lieu à des eschares sèches et régulièrement arrondies.

ACIDES.

Les acides concentrés, sulfurique, nitrique, muriatique, agissent tous comme escharotiques : étendus d'eau, ils servent soit à aviver certaines inflammations cutanées, soit à les faire avorter à leur début

Nitrate acide de mercure.

℞ Acide nitrique.　　　　　　　30 gram. (℥j.)
　Proto-nitrate de mercure.　　　4 gram. (ʒj.)

Même action que les précédents. Son emploi est plus particulièrement indiqué dans les cas où il y a lieu de soupçonner la présence du virus syphilitique.

POMMADES.

Pommade antiherpétique. (Gibert.)

℞ Axonge.　　　　　　　　　　　30 gram. (℥j.)
　Sulfate jaune de mercure.　　　12 décigr. (Ɵj.)
　Laudanum de Rousseau.　　　　gouttes xij.

Mêlez. Cette pommade réussit généralement assez bien dans la squameuse humide chronique des parties génitales (*eczéma des bourses.* Will.)

Autre. (Gibert.)

℞ Onguent rosat.   8 gram. (ʒij.)
Précipité rouge de mercure.   2 décigr. (gr. jv.)
Laudanum de Rousseau.   6 à 8 gouttes.

Mêlez. Préconisée contre l'ophthalmie dartreuse et particulièrement dans les cas dûs à une squameuse humide partielle (*eczéma des paupières.* Will.)

Autre. (Gibert.)

℞ Axonge.   13 gram. (gr, iv.)
Proto-chlorure ammoniacal de merc. } ãã 3 à 4 déc. (6 à 8 gr.)
Camphre.
Mêlez. Comme dessus.

Autre. Gibert.)

℞ Oxide rouge de mercure.   1 décigr. (gr. ij.)
Camphre.   4 décigr. (gr. viij.)
Landanum de Rousseau.   10 gouttes.
Onguent rosat.   4 gram. (ʒj.)
Mêlez. Efficace contre l'ophthalmie palpébrale chronique.

Autre. (Gibert.)

℞ Chaux éteinte.   8 gram. (ʒij.)
Camphre.   4 gram. (ʒj.)
Cérat calaminaire   30 gram. (ʒj.)
Pommade stimulante contre le varus rosacea (couperose (*acné rosacea.* Will.) passé à l'état chronique.

Autre. (Biett.)

℞ Proto-chlorure ammoniacal de mercure.   2 gram. (ʒ ß.)
Camphre.   12 décigr. (Əj.)
Axonge.   30 gram. (ʒj.)
Employez dans les mêmes cas que les précédents.

Autre. (Biett.)

℞ Sous-deuto-sulfate de mercure. 2 gram. (3 ß.)
Camphre. 5 décigr. (gr. x.)
Axonge. 30 gram. (℥ j.)
Comme dessus.

Autre (Biett.)

℞ Sulfure de mercure. 2 gram. (3 ß.)
Camphre. 5 décig. (gr. x.)
Cérat simple. 30 gram. (℥ j.)
Prescrite contre la mélitagre (*impetigo*. Will.)

Pommade antiherpétique. (Biett.)

℞ Deutochlorure de mercure. 1 gram. (gr. xviij.)
Camphre. 6 décigr. (gr. xij.j
Axonge. 30 gram. (℥ j.)

Pommade antiprurigineuse. (Alibert.)

℞ Chaux éteinte. 8 gram. (3 ij.)
Sous-carbonate de soude. 2 gram. (3 ß.)
Laudanum. 2 gram. (3 ß.)
Axonge. 30 gram. (℥ j.)

Autre (Id.) (Alibert.)

℞ Axonge. 90 gram. (℥ iij.)
Fleurs de zinc. 4 gram. (3 j.)
Fleurs de soufre. 2 gram. (3 ß.)
Laudanum. 2 gram. (3 ß.)
Huile d'amandes douces. 30 gram. (℥ j.)

Autre. (Id.) (Biett.)

℞ Cinabre. 8 gram. (3 ij.)
Soufre sublimé. 15 gram. (℥ ß.)
Laudanum. 8 gram. (3 ij.)
Axonge. 125 gram. (℥ iv.)

Autre. (Id.)

℞ Racine d'ellébore blanc pulvérisée.   15 gram. (℥ ß.)
Hydrochlorate d'ammoniaque.   4 gram. (ʒ j.)
Axonge.   90 gram. (℥ iij.)

Autre. (Id.)

℞ Axonge.
Suc de joubarbe.
Huile de millepertuis.   } ãã parties égales.
Eau de chaux.

Autre. (Id.)

℞ Sulfate jaune de mercure. } ãã   4 gram. (ʒ j.)
Laudanum de Rousseau.
Axonge.   30 gram. (℥ j.)

Autre. (Id.)

℞ Deutoxide de mercure.   4 gram. (ʒ j.)
Camphre.   75 centigr. (gr. xv.)
Axonge.   30 gram. (℥ j.)

Autre (Id.) (Biett.)

℞ Protonitrate de mercure. } ãã   12 décigr. (Ɵ j.)
Camphre.
Axonge.   } ãã   15 gram. (℥ ß.)
Huile d'amandes douces.

Autre. (Gibert.)

℞ Sulfate acide d'alumine.   1 gram. (gr. xviij.)
Camphre.   75 centigr. (gr. xv.)
Axonge.   30 gram. (℥ j.)

Pommade contre l'alopécie. (Gib.)

℞ Moelle de bœuf préparée.   22 gram. (ʒ vj.)
Huile d'amandes douces.   8 gram. (ʒ ij.)
Quinquina rouge.   4 gram. (ʒ j.)

Pommade antiherpétique. (*Mercurialis.*)

℞ Hellébore. 4 gram. (ʒj.)
Litharge. 6 gram. (ʒiß.)
Huile rosat. 30 gram. (ʒj.)
Beurre récent. 15 gram. (ʒß.)
Farine de lupin. 20 gram. (ʒv.)
Mêlez.

Autre Id. (Id.)

℞ Nitre.
Fleurs de soufre. } ãã   4 gram. (ʒj.)
Huile rosat. 15 gram. (ʒß.)
Deux jaunes d'œuf.

Pommade mercurielle.

℞ Nitrate de mercure. 12 décigr. (Əj.)
Linimen. spermaceti. 30 gram. (ʒj.)
Mêlez. Usage : contre le prurigo, la mentagre (*sycosis*, Will.)

Pommade antiherpétique (Gibert).

℞ Sous-sulfate jaune de mercure. 2 gram. ʒß.)
Teinture de laudanum de Sydenham. 12 décigr. (Əj.)
Axonge. 30 gram. (ʒj.)

Pommade hydrargyrée (Biett).

℞ Proto-iodure de mercure. 12 décigr. (Əj.)
Axonge. 30 gram. (ʒj.)
M.

Pommades contre l'esthiomène (Duchesne-Duparc).

N° 1. ℞ Styrax liquide. 125 gram. (ʒjv.)
Axonge lavée. 60 gram. (ʒij.)]
Deuto-chlorure hydrargyré. }
Tartre stibié. } ãã 8 gram. (ʒij.)
Teinture de cantharides. }
Poudre d'euphorbe. } ãã 2 gram. (ʒj.)]
F. s. a. pom. homog.

N° 2. ℞ Styrax liquide. } ãã 90 gram. (℥ iij.)
Axonge.

Deuto-chlorure hydrargyré. } ãã 4 gram. (ℨ j.)
Tartre stibié.

Teinture de cantharides. } ãã 2 gram. (ℨ ß.)
Poudre d'euphorbe.

F. s. a. pom. homog.

Ces deux pommades, désignées sous les n°s 1 et 2, et contenant chacune les mêmes substances, mais dans des proportions différentes, ont constamment produit les plus heureux effets dans les cas assez nombreux d'esthiomènes où je les ai employées.

Leur formule m'a été suggérée non seulement par l'étude approfondie des phénomènes qui accompagnent cette redoutable dermatose, mais aussi par l'observation attentive de l'action sur nos tissus de chacune des substances qui entrent dans leur composition.

Douées d'une propriété stimulante des plus énergique, leur emploi doit être surveillé avec attention.

On est souvent obligé de les substituer l'une à l'autre. Il suffit d'une simple onction sur les parties malades.

Le but principal auquel on doit tendre dans le traitement de l'esthiomène est d'établir une suppuration de bonne nature là d'où découle un ichor sanieux et plus ou moins fétide.

Il faut donc changer la vitalité des surfaces malades : c'est cette importante modification que j'ai constamment obtenue par l'emploi des pommades dont je viens de donner la formule. Seulement, il faut s'attacher à maintenir l'irritation qu'elles déterminent dans un état de salutaire modération.

Trop faible, les tissus restent mous et gorgés, les liquides exhalés ne varient pas ; trop forte, ils deviennent d'un rouge vif et extrêmement douloureux ; ils donnent un pus sanguinolent.

Pommade sulfureuse ordinaire.

℞ Axonge lavée   50 gram. (℥ j.)
Fleur de soufre.   15 gram. (℥ ß.)

F. s. a. Cette pommade, employée à la dose de 8 gram. (ℨ ij), matin et soir, guérit asssz promptement les gales récentes et peu étendues.

Pommade sulfuro-camphrée.

℞ Axonge lavée.   30 gram. (℥ j.)
Fleur de soufre.   15 gram. (℥ ß.)
Camphre.   12 décigr. (℈ j.)

F. s. a. Cette pommade convient aux personnes nerveuses, irritables, chez lesquelles la gale s'accompagne de chaleur à la peau, de cuisson et de très fortes démangeaisons, et qui redoutent l'odeur des deux pommades suivantes. Même dose que dessus.

Pommade de goudron.

℞ Axonge lavée.   30 gram. (℥ j.)
Goudron.   15 gram. (℥ ß.)

F. s. a. Cette pommade, que l'on peut regarder comme un vrai spécifique contre le prurigo, convient surtout dans les cas où la maladie dure depuis longtemps, où les papules sont nombreuses, mêlées à des croutes de phlysacia, et reposent sur une peau sèche et racornie. Elle réussit parfaitement dans les gales invétérées. (Deux gros matin et soir.)

Pommade de goudron camphrée.

℞ Axonge lavée.   30 gram. (℥ j.)
Goudron.   8 gram. (ʒ ij.)
Camphre.   8 décigr. (gr. xvj.)

F. s. a. On doit préférer cette formule dans les cas ordinaires, et surtout lorsque la démangeaison est très vive. Cette pommade guérit constamment la gale beaucoup plus promptement que tous les autres remèdes préconisés contre elle ; elle agit surtout merveilleusement sur la démangeaison que, sous son influence, j'ai vue souvent disparaître en vingt-quatre heures.

Pommade de goudron opiacée.

℞ Goudron.   8 gram. (ʒ ij.)
Laudanum   4 gram. (ʒ j.)
Axonge.   30 gram. (℥ j.)

F. s. a. Cette préparation, préconisée par M. Giroux de Busaringues, contre le purigo formicans, convient dans les mêmes cas que la précédente, je dois cependant avouer qu'elle m'a souvent paru agir avec moins de promptitude et d'efficacité contre la démangeaison.

Pommade de calomel n° 1.

℞ Axonge liquéfiée.   30 gram. (℥j.)
  Calomel.   8 gram. (ʒij.)

F. s. a. Cette pommade réussit très bien dans les dartres fur-furacées volantes, furfuracées arrondies récentes (*pytiryasis psoriasis.* Will), dans les dartres squameuses humides peu éten-dues et passées à l'état chroniques (*eczéma chronique*), dans les différentes espèces de porrigine, sur la fin du traitement du favus.

Si les malades ont une peau nerveuse et très irritable, on lui substitue avec avantage, dans les cas indiquées ci-dessus, le numéro suivant.

Pommade de calomel n° 2.

℞ Axonge liquéfiée.   30 gram. (℥j.)
  Calomel.   4 gram. (ʒj)
  Laudanum de Rousseau.   12 décigr. (Ɵj.)
F. s a.

Pommades antiherpétiques.

1° *Sulfuro-hydrargyreuse.*

℞ Axonge liquéfiée.   30 gram. (℥j.)
  Soufre sublimé.   15 gram. (℥ß.)
  Calomel.   4 gram. (ʒj.)
F. s. a. Dose : 4 gram. (un gros) matin et soir.

2° *Ioduro-sulfureuse.*

℞ Axonge liquéfiée.   30 gram. (℥j.)
  Iodure de soufre.   4 gram. (ʒj.)

F. s. a. Dose : 4 gram. (un gros) matin et soir.

3° *Sulfuro-saturnine.*

℞ Axonge liquéfiée.   30 gram. (℥j.)
Soufre sublimé   8 gram. (ʒ ij.)
Sous-acétate de plomb liquide.   12 décigr. (Əj.)

F. s. a. Dose : 4 gram. (un gros) matin et soir.

Pommade cyanuro-opiacée.

℞ Beurre de cacao.   30 gram. (℥j.)
Cyanure de mercure.   5 décigr. (gr. x.)
Acétate thébaïque.   2 décigr. (gr. iv.)

F. s. a. Dose : 4 gram. (un gros) matin et soir.

Pommade antiscrofuleuse.

℞ Iode.   75 centigr. (gr. xv.)
Iodure de potassium.   4 gram. (ʒj.)
Laudanum de Rousseau.   8 gram. (ʒ ij.)
Axonge liquéfiée.   60 gram. (℥ ij)

F. s. a. Dose : 4 à 8 gram. (un à deux gros) matin et soir.

Pommade antiherpétique.

℞ Sulfure de mercure   15 gram. (℥ ß.)
Soufre sublimé.   30 gram. (℥j)
Axonge.   125 gram. (℥ iv.)

F. s. a. Dose : 4 gram. (un gros) matin et soir en friction. Si cette pommade est trop irritante, on peut en modérer l'action par un gros de laudanum de Rousseau.

Pommade mercurielle. (Alibert.)

℞ Chlorure d'oxide de calcium.   30 gram. (℥j.)
Sous-sulfate de mercure.   15 gram. (℥ ß.)
Axonge.   125 gram. (℥ iv.)

Autre du même.

℞ Sulfate de mercure.   60 gram. (℥ ij.)
Axonge.   1 kilogr. (℔ ij.)

Contre les dermatoses sèches et chroniques.

Autre dite n° 1. (Biett.)

℞ Proto-sulfate de mercure.   4 gram. (ʒ j.)
Soufre sublimé.   8 gram. (ʒ ij.)
Axonge.   60 gram. (℥ ij.)
Essence de citron.   15 gouttes.

F. s. a. Dose : 4 gram. (un gros) matin et soir. Contre les dartres squameuses lichenoïdes (*lichen agrius.* Will.)

Pommade au cyanure de mercure. (Biett.)

℞ Cyanure de mercure.   8 décigr. (gr. xvj.)
Axonge.   30 gram. (℥ j.)
Essence de citron.   15 gouttes

F. s. a. Dose : de quatre à huit gram. (ʒ j à ʒ ij) matin et soir. Contre la squameuse humide (*eczema rubrum*) lorsqu'elle est très enflammée.

Pommade antiherpétique. (Trousseau.)

℞ Protochlorure de mercure. } ãã 4 gram. (ʒ j.)
Oxyde rouge de mercure. }
Axonge.   30 gram. (℥ j.)

F. s. a. Dose : 4 gram. (ʒ j) matin et soir. Mêmes cas que la précédente.

Pommade contre la teigne. (Hôp. St-Louis.)

℞ Charbon en poudre.   30 gram. (℥ j.)
Soufre sublimé.   60 gram. (℥ ij.)
Axonge.   160 gram. (℥ v.)
F. s. a.

Autre. (Alibert.)

℞ Soude d'Alicante pulvérisée.   90 gram. (℥ iij.)
Sulfure de potasse pulvérisé.   10 gram. (ʒ iij.)
Axonge liquéfiée.   90 gram. (℥ iij.)
F. s. a.

Autre. (Hôp. St-Louis.)

℞ Soude du commerce. 10 gram. (ʒ iij.)
Chaux éteinte.   8 gram. (ʒ ij.)
Axonge.   60 gram. (℥ ij.)

F. s. a.

Pommade sulfuro-savonneuse. (Lugol.)

℞ Soufre sublimé lavé. } ãã 500 gram. (℔ j.)
Savon blanc.

Dissolvez le savon râpé dans suffisante quantité d'eau ; ajoutez petit à petit le soufre. Cette pommade est très efficace contre la gale.

Onguent mercuriel double. (Rayer.)

℞ Axonge. } ãã parties égales.
Mercure coulant.

Triturez jusqu'à parfaite extinction de mercure, et de manière qu'en frottant du papier gris, il ne reparaisse plus de globules mercuriels.

Pommade de protochlorure de mercure.

℞ Protochlorure de mercure. 4 gram. (ʒ j.)
Onguent populéum.   30 gram. (℥ j.)

F. s. a. Dose : 4 gram. (ʒ j) en frictions matin et soir. En usage dans plusieurs inflammations pustuleuses et squameuses de la peau.

Pommade de protochlorure de mercure soufrée.

℞ Axonge liquéfiée.   30 gram. (℥ j.)
Protochlorure de mercure. 4 gram. (ʒ j.)
Fleurs de soufre.   6 gram. (ʒ j ß.)
Essence de bergamotte. 10 gouttes.

F. s. a.

Pommade de sous-deuto-sulfate de mercure.

℞ Sous-deuto-sulfate de mercure. 15 décigr. (gr. xxx.)
Axonge.   30 gram. (℥ j.)
Essence de bergamotte.   10 gouttes.

F. s. a. Contre la dartre furfuracée arrondie (psoriasis invétéré).

Pommade de poix liquide.

℞ Poix amenée à l'état liquide.
Axonge liquéfiée. } āā 30 gram. ($\mathfrak{Z}$ j.)

Mêlez et passez à travers un linge.

Pommade soufrée. (Helmerich.)

℞ Axonge.   30 gram. ($\mathfrak{Z}$ j.)
Soufre sublimé et lavé.   8 gram. ($\mathfrak{Z}$ ij.)
Sous-carbonate de potasse.   4 gram. ($\mathfrak{Z}$ j.)

F. s. a. Dose : 8 à 15 gram. ($\mathfrak{Z}$ ij à $\mathfrak{Z}$ ß) par jour en frictions.
Contre la gale.

Pommade de blanc de baleine. (Rayer.)

℞ Huile d'olives.   125 gram. ($\mathfrak{Z}$ iv.)
Cire blanche.   30 gram. ($\mathfrak{Z}$ j.)
Blanc de baleine récent.   8 gram. ($\mathfrak{Z}$ ij.)

F. s. a. Pour les gerçures.

Pommade de beurre de cacao. (Du même.)

℞ Beurre de cacao.   15 gram. ($\mathfrak{Z}$ ß.)
Huile d'amandes douces.   8 gram. ($\mathfrak{Z}$ ij.)

F. s. a. Contre les crevasses des seins.

Pommade de zinc. (Rayer.)

℞ Oxide de zinc.   30 gram. ($\mathfrak{Z}$ j.)
Axonge.   190 gram. ($\mathfrak{Z}$ vj.)

Mêlez.

Cérat de Goulard.

℞ Cérat simple.   125 gram. ($\mathfrak{Z}$ iv.)
Acétate de plomb liquide.   12 décigr. ($\ni$ j.)

Mêlez. Pour le pansement des brûlures artificielles.

Autre.

℞ Cérat de Goulard.　　　　　　30 gram. (℥ j.)
　Teinture de benjoin.　　　　　4 gram. (ʒ j.)

Mêlez. Pour le pansement des engelures ulcérées (*erythema pernio*).

Cérat opiacé. (Lagneau.)

℞ Cérat simple.　　　　　　　　60 gram. (℥ ij.)
　Opium brut　　　　　　　　　2 gram. (ʒ ß.)
　Jaune d'œuf.　　　　　　　　　N° 1.

Délayez l'opium dans le jaune d'œuf ; ajoutez le cérat. Pour le pansement des ulcérations syphilitiques.

Pommade avec le tartre stibié.

℞ Tartrite antimonié de potasse pulvérisé. 12 décigr. (Ɔj.)
　Axonge.　　　　　　　　　　15 gram. (℥ ß.)

Mêlez exactement dans un mortier de verre. On l'emploie comme dérivatif puissant.

Pommade oxigénée.

℞ Axonge.　　　　　　　　　　250 gram. (℔ ß.)
　Acide nitrique à 32°　　　　　22 gram. (ʒ vj.)

Faites liquéfier l'axonge au bain-marie dans un vase de verre. Ajoutez peu à peu l'acide en agitant ; faites bouillir pendant quelque temps, et retirez du feu. Dose : 4 gram. (ʒ j), en friction matin et soir. Contre la gale et les dartres.

Pommade mercurielle. (Planche.)

℞ Mercure purifié.　　　　｝ãã　30 gram. (℥ j.)
　Beurre de cacao récent.
　Huile d'œuf récente.　　　　　20 gouttes.

Mêlez. Dose : 4 à 8 gram. (ʒ j à ʒ ij), matin et soir. Contre les ulcérations syphilitiques.

Pommade antiscrofuleuse.

℞ Iodate de zinc.　　　　　　　4 gram. (ʒ j.)
　Axonge.　　　　　　　　　　30 gram. (℥ j.)

Mêlez. Dose : 4 gram. (ʒ j). En friction matin et soir.

Autre antiscrofuleuse. (Magendie.)

2⁄ Hydrobromate de potasse ou de soude. 2 gram. (3 ß.)
Axonge.   30 gram. (℥ j.)

F. s. a. Dose : 2 à 4 gram. (3 ß à 3 j). En friction matin et
soir.

Autre. Id. (Richard.)

2⁄ Hydriodate de potasse.   2 gram. (3 ß.)
Axonge.   45 gram. (℥ jß.

Mêlez. 4 gram. (3 j). En friction matin et soir.

Pommade avec l'arséniate de soude. (Vénériens.)

2⁄ Arséniate de soude.   4 gram. (3 j.)
Axonge.   60 gram. (℥ ij.)

Mêlez. En topique contre la carcine.

Pommade antiscrofuleuse. (Foy.)

2⁄ Chlorure d'or et de sodium.   25 décigram. (gr. L.)
Axonge.   8 gram. (3 ij.)

Mêlez. En topique sur la peau dénudée. Dose : 2 à 4 gram.
(3 ß à 3 j) matin et soir.

Autre. (Lombard.)

2⁄ Cyanure de potassium.   25 centigr. (gr. v.)
Axonge.   30 gram. (℥ j.)

Mêlez. Dose : 4 gram. (3 j) matin et soir.

Pommade antiherpétique. (Giraud.)

2⁄ Axonge.   60 gram. (℥ ij.)
Huile pyrélaine de goudron.   8 à 15 gram. (3 ij à ℥ ß.)

Mêlez. Dose : 4 à 8 gram. (3 j à 3 ij). En friction matin et soir.
Contre la dartre furfuracée arrondie (*psoriasis*, Will.)

Pommade antiscrofuleuse. (Form. Montp.)

2⁄ Hydrochlorate d'or.   5 décigr. (gr. x.)
Axonge.   30 gram. (℥ j.)

Mêlez. Dose : 2 à 4 gram. ($5 ß$ à $5 j$). En pansement sur lés syphilides ulcérées.

Pommade antiherpétique. (Hôpital Saint-Louis.)

♃ Iodure d'arsenic.	2 décigr. (gr. iv.)
Axonge.	30 gram. ($5 j$.)

Mêlez. Dose : 2 à 4 gram. ($5 ß$ à $5 j$. Dans quelques cas de dartre rongeante et tuberculeuse.

Pommade antiscrofuleuse (Hôpital Saint-Louis).

♃ Iodure de baryum.	5 décigr. (gr. vj.)
Axonge.	50 gram: ($5 j$.)

Mêlez. Dose : 2 à 4 gram. ($5 ß$ à 5). En frictions légères.

Pommade antiherpétique.

♃ Iodure de plomb.	4 gram. ($5 j$.)
Axonge.	30 gram. ($5 j$.)

Mêlez. Dose : 4 à 8 gram. ($5 j$ à $5 ij$). En topiques pour pansement ou frictions légères.

Pommade antisyphilitique. (Form. Montp.)

♃ Or très divisé.	4 gram. ($5 j$.)
Axonge.	30 gram. ($5 j$.)

Mêlez. Dose : 2 à 4 gram. ($5 ß$ à $5 j$). En pansement sur les syphilides ulcérées.

Pommade résolutive (Foy).

♃ Axonge liquéfiée.	30 gram. ($5 j$.)
Tannate de plomb desséché.	8 gram. ($5 ij$.)

Mêlez. Dose : 4 à 8 gram. ($5 j$ à $5 ij$).

Pommade citrine (onguent citrin).

♃ Mercure coulant.	1 part.
Acide nitrique à 33°.	1 part. ½.
Axonge. ⎱ ãã	8 part.
Huile d'olive. ⎰	

Mêlez. Dose : 8 à 10 gram. ($5 ij$ à $5 iij$) par jour en frictions. Contre la gale.

Pommade de Banyer.

♃ Alun calciné.	10 gram.	(ʒ iij.)
Calomel pulvérisé.	id.	id.
Litharge porphyrisée.	15 gram.	(ʒ ß.)
Axonge.	250 gram.	(℔ ß.)
Térébenthine de Venise.	60 gram.	(ʒ ij.)

Dose : 8 à 10 gram. (ʒ ij à ʒ iij) matin et soir en frictions.
Contre le porrigo.

Pommade antiherpétique (Wienhold).

♃ Plombagine.	185 gram.	(ʒ vj.)
Axonge.	300 gram.	(ʒ x.)

Dose : plusieurs gros par jour. Contre la squameuse humide
(eczéma), et pour combattre une vive démangeaison.

Pommade antiherpetique (Foy).

♃ Cire jaune.	250 gram.	(℔ ß.)
Extrait de Saturne.	30 gram.	(ʒ j.)
Camphre.	id.	id.
Huile de laurier. Axonge.	} ãã 250 gram.	(℔ ß.)

Mêlez. Dose : 8 à 10 gram. (ʒ ij à ʒ iij) par jour. Contre l'érythème pernio (engelure).

Pommade antiherpétique (Hôpital Saint-Louis).

♃ Deuto-iodure de mercure.	1 gram.	(gr. xviij.)
Camphre.	6 décigr.	(gr. xij.)
Axonge.	30 gram.	(ʒ j.)

Mêlez. Dose : 4 à 8 gram. (ʒ j à ʒ ij) en frictions par jour.
Contre le favus.

Pommade antipsorique (D. Meyer).

♃ Soufre pur.	30 gram.	(ʒ j.)
Racine d'ellébore blanc pulvérisée.	8 gram.	(ʒ ij.)
Nitrate de potasse.	5 décigr.	(gr. x.)
Savon noir.	30 gram.	(ʒ j.)
Axonge.	155 gram.	(ʒ v.)

Mêlez. Dose : 8 à 10 gram. (ʒ ij à ʒ iij) par jour en frictions.

Autre. (Emery).

℞ Savon noir. 250 gram. (℥ viij.)
  Sel marin. 125 gram. (℥ jv.)
  Soufre. id. id.
  Alcool. 30 gram, (℥ j.)
  Vinaigre. 60 gram. (℥ ij.)
  Chlorure de sodium. 15 gram. (℥ ß.)

Mêlez. Dose : 30 gram. (℥ j) par jour en frictions ; moitié matin et soir.

Autre (Lison).

℞ Litharge. 30 gram. (℥ j.)
  Huile d'olive. 125 gram. (℥ jv.)

Faites dissoudre sur un feu doux. Dose : 15 gram. (℥ ß) matin et soir.

Les frictions seront faites aux mains, aux pieds et sous les aisselles.

Autre (Alibert).

℞ Soufre sublimé. 15 gram. (℥ ß.)
  Axonge. 60 gram. (℥ ij.)
  Acide sulfurique. 8 gram. ℨ ij.)

Mêlez. Dose : 8 gram. (ℨ ij) en frictions matin et soir.

Autre. (Hôpital Saint-Louis.)

℞ Soufre sublimé et lavé. 90 gram. (℥ iij.)
  Chlorure de chaux trituré. 125 gram. (℥ iv.)
  Axonge. 375 gram. (℥ xij.)

Mêlez. Dose : 8 gram. (ℨ ij) matin et soir en frictions : la dose ci-dessus suffit ordinairement pour un traitement : tous les deux jours un grand bain pour nétoyer la peau.

Pommade antiherpétique. (Foy.)

℞ Axonge. 30 gram. (℥ j.)
  Sulfure de chaux. 4 gram. (ℨ j.)
  Camphre. 15 décigr. (gr. xv.)

Mêlez. Dose : 4 à 8 gram. (ℨ j à ℨ ij) : en friction matin et soir. Contre l'herpes circinatus.

Autre contre la teigne. (Foy.)

℞ Suie en poudre fine. ⎫
Axonge. ⎭ ãã 60 gram. (℥ ij.)

Mêlez. Dose : 4 à 8 gram. (ʒj à ʒ ij). En friction matin et soir.

Autre. Id. (Foy.)

℞ Charbon de bois pulvérisé. ⎫
Fleurs de soufre. ⎪ ãã 60 gram. (℥ ij.)
Suie. ⎪
Axonge.   230 gram. (℥ viiβ.)

Mêlez. 4 gram. (ʒj.) En friction matin et soir. Dans l'intervalle des frictions, laver la tête avec de l'eau de savon.

Pommades iodurées. (Hôpital Saint-Louis.)

N° 1. ℞ Iodure de potassium. 48 décigr. (gr. LXXXXVj.)
Iode. 6 décigr. (gr. xij.)
Axonge. 60 gram. (℥ ij.)

N° 2. ℞ Iodure de potassium. 8 gram. (ʒ ij.)
Iode. 1 gram. (gr. xviij.)
Axonge. 60 gram. (℥ ij.)

N° 3. ℞ Iodure de potassium. 10 gram. (ʒ ijβ)
Iode. 105 centigr. (gr. xxj.)
Axonge. 60 gram. (℥ ij.)

N° 4. ℞ Iodure de potassium. 12 gram. (ʒ iij.)
Iode. 12 décigr. (gr. xxjv.)
Axonge. 60 gram. (℥ ij.)

Autre. (Baudeloque.)

℞ Axonge. 30 gram. (℥ j.)
Iode pur. 6 décigr. (gr. xij.)
Iodure de potassium. 4 gram. (ʒj.)

Mêlez. Dose : de 2 à 8 gram. (ʒ β à ℥ ij). En friction sur les surfaces malades. Dans cette dernière formule, on peut remplacer l'iodure de potassium par celui de plomb, de mercure ; ce dernier à dose moitié moindre.

Autre opiacée. (Lemasson.)

♃ Iode.	75 centigr. (gr. xv.)	
Iodure de potassium.	4 gram. (ʒj.)	
Axonge.	60 gram. (℥ ij.)	
Laudanum de Rousseau.	8 gram. (ʒ ij.'	

Mêlez dans un mortier de porcelaine. Contre les ulcérations scrofuleuses avec irritation vive.

Pommade iodo-narcotique. (Vénériens.)

♃ Hydriodate de potasse	12 décigr. (gr. xxjv.)	
Extrait de jusquiame.	āā 1 gram. (gr. xviij.)	
Id. de ciguë.		
Camphre	2 décigr. (gr. iv.)	
Axonge	10 gram. (ʒ ij ß.)	
Iode.	5 centigr. (gr. j.)	

Mêlez. Dose : 2 à 8 gram. (ʒ ß à ʒ ij). Sur les ulcérations syphilitiques.

Pommade mercurielle modifiée. (Levicaire.)

♃ Pommade mercurielle double.	30 gram. (℥ j.)	
Hydrate de chaux.	8 gram. (ʒ ij.)	
Sel ammoniac.	2 gram. (ʒ ß.)	
Soufre sublimé et lavé.	4 gram. (ʒ j.)	

Mêlez.

Pommade de Caron du Villards.

♃ Moelle de bœuf.	30 gam. (℥ j.)	
Extrait de suie de bois.	27 décigr. gr. Liv.)	
Onguent citrin.	6 décigr. (gr. xij.)	
Huile de foie de morue.	24 décigr. (gr. xLviij).	

Mêlez. En frictions légères, gros comme la tête d'une épingle, sur les paupières qui restent rouges après l'ophthalmie varioleuse.

Autre hydriodatée. Id

♃ Hydriodate de potasse.	1 décigr. (gr. ij.)	
Onguent rosat.	4 gram. (ʒ j.)	

Mêlez. En frictions légères. Dose : gros comme la tête d'une épingle. Contre l'ophthalmie scrofuleuse.

Pommade phosphorée. (Foy.)

℞ Phosphore. 4 gram. (℥j.)
Axonge. 200 gram, (℥L.)

Mêlez dans un flacon de verre bouché. Dose : 10 à 15 décigr. (gr. xx à xxx). Comme antiherpétique. En frictions légères.

Pommade résolutive. (Dupuytren.)

℞ Sel ammoniac en poudre. 20 gram. (℥v.)
Graisse mercurielle double. 380 gram. (℥Lxxxxv.)

Mêlez. Dose : 4 à 8 gram. (℥j à ℥ij). En frictions matin et soir. Antiscrofuleux.

Onguent brun. (Bouchardat,)

℞ Onguent basilicum. 500 gram. (℔j.)
précipité rouge. 32 gram. (℥j.)

Mêlez. Comme stimulant et légèrement cathérétique dans le pansement des syphilides ulcérées et indolentes.

Pommade de Willam. (Du même.)

℞ Carbonate de potasse. 16 gram. (℥ß.)
Sulfure rouge de mercure. 32 gram.)℥j.)
Eau de roses. id. id.
Essence de Bergamotte. 16 gram. (℥ß.)
Soufre sublimé. } ãã 280 gram. (℥ix.)
Axonge. }

Mêlez. Contre la gale.

Pommade avec le cinabre. Bouchardat.)

℞ Cinabre en poudre fine. 12 gram. (℥iij .
Hydrochlorate d'ammoniaque. 4 gram. (℥j.)
Axonge. 125 gram. (℥iv.)

Mêlez et incorporez peu à peu :

Eau de roses. 8 gram. (℥ij.)

En frictions, à la dose de 4 à 8 gram, (℥j à ℥ij). Contre le prurigo pédiculaire.

Pommade de proto-iodure de mercure. (Biett.)

℞ Proto-iodure de mercure.　　　　1 gram. (gr. xviij.)
　Axonge purifiée.　　　　　　　　32 gram. (ʒj.)
Mêlez. 1 gram (gr. xviij.) pour une friction.

Autre. (Mgaendie.)

℞ Proto-iodure de mercure.　　　　10 décigr. (gr. xx.)
　Axonge.　　　　　　　　　　　　48 gram. (ʒiß.)
Mêlez. Pour le pansement des ulcérations syphilitiques invé-
térées. Même dose que ci-dessus.

Onguent maturatif. (Canquoin.)

℞ Infusion acétique de garou.　　48 gram. (ʒiß.)
　Melasse.　　　　　⎫
　Huile d'olive.　　　⎬　ãã　48 gram. (ʒiß.)
　Bile de bœuf.　　　⎭　　　8 gram. (ʒij.)
Mêlez et évaporez jusqu'à consistence de miel épais, ajoutez :

　Onguent basilicum.　⎫　ãã　48 gram. (ʒiß.)
　— de la mère.　　　⎭
　Sous-nitrate de mercure phorphy.　4 gram. (ʒj.)
Contre la carcine.

Pommade de Knoerlzer.

℞ Opium.　　　　　　　　　　　　4 gram. (ʒj.)
　Camphre.　　　　　　　　　　　2 gram. (ʒß.)
　Carbonate d'ammoniaque.　　　　4 gram. (ʒj.)
　Acétate de plomb.　　　　　　　8 gram. (ʒij.)
　Axonge.　　　　　　　　　　　48 gram. (ʒiß.)
Mêlez　Contre l'érythème pernio, engelure.

Pommade contre la calvétie. (Dupuytren.)

℞ Moelle de bœuf.　　　　　　　250 gram. (℔ß.)
　Acétate de plomb cristallisé.　　4 gram. (ʒj)
　Baume noir du Pérou.　　　　　8 gram. (ʒij.)
　Alcool de 21°.　　　　　　　　32 gram. (ʒj.)
　Teinture de cantharides.　　　12 décigr. (Əj.)
　— de girofle.　⎫　ãã　15 gouttes.
　— de canelle.　⎭

Mêlez. On enduit tous les soirs le cuir chevelu avec gros comme une noisette de cette pommade.

Pommade antiprurigineuse. (Gibert.)

℞ Alun. 1 gram. (gr. xviij.)
Camphre. 75 centigr. (gr. xv.)
Axonge 32 gram. (℥ j.)
Mêlez.

Pommade hydriodatée.

℞ Iodure de potassium. 4 gram. (ʒ j.)
Axonge. 32 gram (℥ j.)

F. s. a. Dose : 4 gram (ʒ) matin et soir. En frictions. Contre la scrofule.

Pommade iodée. (Bréra.)

℞ Iode. 1 gram. (gr. xvilj.)
Axonge. 16 gram. (℥ ß.)
Mêlez. En frictions. Contre la scrofule. Dose : 2 gram (ʒ ß) matin et soir.

Pommade d'Iodure de zinc.

℞ Iodure de zinc. 4 gram. (ʒ j.)
Axonge. 32 gram. (℥ j.)
Mêlez. Dose : 4 à 8 gram. (1 à 2 gros). En frictions. Contre la scrofule.

Pommade alcaline. (Biett.)

℞ Sous-carbonate de potasse. 8 gram. (ʒ ij·)
Axonge purifiée. 64 gram. (℥ ij.)
Mêlez. Dans les affections papuleuses et le porrigo.

Pommade épilatoire. (Cazenave.)

℞ Carbonate de soude. 8 gram. (ʒ ij.)
Chaux. 4 gram. (ʒ j.)
Axonge. 32 gram. (℥ j.)
Mêlez, Dans la porrogine (*porrigo.* Will.)

Pommade des Frères Mahon.

℞ Axonge.   64 gram. (℥ ij.)
 Soude du commerce.   12 gram. (ʒ iij.)
 Chaux éteinte.   8 gram. (ʒ ij.)
Mêlez. Contre la teigne.

Pommade antipsorique. (Bouchardat.)

℞ Savon noir.   250 gram. (℥ viij.)
 Fleurs de soufre.   125 gram. (℥ iv·)
 Essence de térébenthine.   32 gram. (℥ i.)
Mêlez. En frictions contre la gale. Dose : 32 gram. (℥ j) par
jour.

Pommade avec l'ellébore. (Bouchardat.)

℞ Poudre de racine d'ellébore blanc.   32 gram. (℥ j.)
 Axonge.   250 gram. (℔ ß.)
 Essence de citron.   4 gram. (ʒ j.)
Pour quinze jours. En frictions. Contre la gale.

Pommade antipsorique. (Giraud.)

℞ Axonge.   500 gram. (℔ j.)
 Huile ou pyrelaine de goudron.   125 gram. (℥ iv.)
Cette pommade ne tache pas le linge.

Pommade de créosote. (Hiff.)

℞ Créosote.   80 gouttes.
 Oxyde de zinc.   4 gram. (ʒ j.)
 Axonge.   64 gram. (℥ ij.)
F. s. a. Employée contre le porrigo.

Pommade contre la teigne. (Bories.)

℞ Suie en poudre fine.   48 gram. (℥ j ß.)
 Sulfate de zinc.   24 gram. (ʒ vj.)
 Axonge.   125 gram. (℥ iv.)
Mêlez. Gros comme une petite noix en friction chaque jour.

FIN.

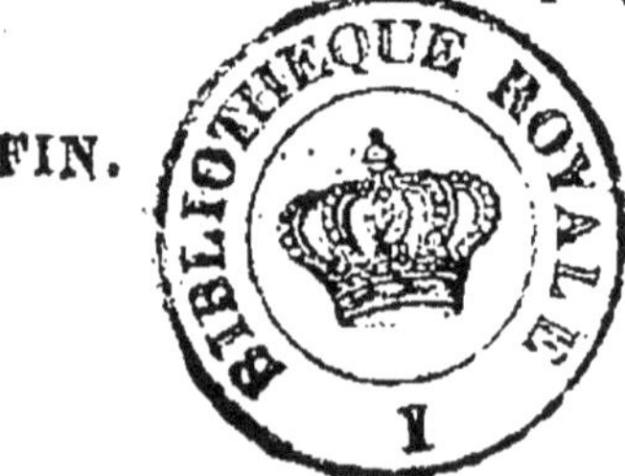

TABLE ALPHABÉTIQUE.

TABLE DES AUTEURS CITÉS.

ON TROUVE A LA MÊME LIBRAIRIE :

BLANCHE, médecin des hôpitaux d'aliénés de Paris.—**Du danger des rigueurs corporelles dans le traitement de la folie.** Paris, 1839, in-8,　　　　　　　　　　3 fr.

DESLANDES.—De l'onanisme et des autres abus vénériens considérés dans leurs rapports avec la santé. Paris, 1835. 1 vol. in-8,　　　　　　　　　　7 fr.

DUPONT.—Études médicales sur les quatre âges de la vie, ou Guide sanitaire pour l'enfance, l'adolescence, la virilité et la vieillesse, mis à la portée de toutes les classes de la Société. Paris, 1830, 1 vol. in-8.　　　　　　　5 fr. 50 c.

MARTINET.—Du traitement de la sciatique et des névralgies. Troisième édition. Paris, in-8.　　　　2 fr. 50 c.

PETIT (J.-L.) OEuvres complètes, nouvelle édition. Paris, 1837. 1 très gros vol. in 8. compacte,　　　　　　9 fr.

RÉCAMIER.—Recherches sur le traitement du cancer par la compression, etc. Paris, 2 gros volumes in-8 avec planches,　　　　　　　　　　10 fr.

RICHARD. — Traité pratique des maladies des enfants considérées dans leurs rapports avec l'organisme et le développement du jeune âge. Paris, 1839. 1 vol. in—8.　　　　8 fr.

ROGNETTA.—Cours d'ophthalmologie, ou Traité complet des maladies de l'œil, professé publiquement à l'École pratique de médecine de Paris. Paris, 1839. 1 vol. in-8 compacte,　　7 fr.

—Nouvelle méthode du traitement de l'empoisonnement par l'arsenic, et documents médico-légaux sur cet empoisonnement suivis de la déposition de M. Raspail devant la cour d'assises de Dijon. Paris, 1840. in-8.　　2 fr. 50 c.

SARLANDIERE.—Vade mecum, ou Guide du Chirurgien militaire. Deuxième édition, revue, corrigée et augmentée. Paris, 1831, 1 vol. in-8, fig.,　　　　　　　2 fr. 50 c.

SCARPA.—Traité des maladies des yeux, traduit de l'Italien sur la cinquième et dernière édition, et augmenté de notes, par Bousquet et Bellanger Paris, 1821. 2 vol. in-8, avec quatre planches gravées en taille-douce,　　　　　　7 fr.

STOLL (Max).—**Médecine pratique et aphorismes,** traduit par Mahon, avec des notes par Pinel, Baudelocque, etc. Nouvelle édition. Paris, 1809. 3 vol. in-8,　　　　　　8 fr.

VALENTIN.—Voyage médical en Italie, en 1820. Deuxième édition. In-8,　　　　　　　　　　5 fr. 50 c.

VERING (de).—**Des maladies scrofuleuses.** Vienne, 1832. 1 vol. in-8,　　　　　　　　　　4 fr. 50 c.

TABLEAU SYNOPTIQUE

Indiquant les rapports qui existent entre la Classification du Professeur ALIBERT et celle de WILLAN, primitive ou modifiée par MM. CASENAVE, GIBERT et RAYER.

1° NOMENCLATURE. — SYNONYMIE. **2° CLASSIFICATION. — CONCORDANCE.**

1° NOMENCLATURE — SYNONYMIE		1° GROUPES NATURELS	2° CLASSES OU ORDRES ÉLÉMENTAIRES			
ALIBERT.	WILLAN.	ALIBERT.	WILLAN.	CASENAVE et SCHEDEL.	GIBERT.	RAYER. — Affections.
1. Erythême.	Erythême.	1er Groupe : Dermatoses eczémateuses.	3e Ordre : Exanthèmes.	1er Ordre : Exanthèmes.	1er Ordre : Exanthèmes.	Ordre 1er, chap. 1er, sect. 1re : Exanthémateuses.
2. Erysipèle.	Erysipèle.	Id. id. id.	4e Ordre : Bulles.	Id. id.	Abest.	Id. id. id. Id.
3. Pemphix.	Pemphigus, Pempolix.	Id. id. id.	Id. id.	3e Ordre : Bulles.	2e Ordre : Bulles.	Id. id. id. Bulleuses.
4. Zoster.	Herpès zoster.	Id. id. id.	6e Ordre : Vésicules.	2e Ordre : Vésicules.	3e Ordre : Vésicules.	Id. id. id. Vésiculeuses.
5. Physacia.	Ecthyma.	Id. id. id.	5e Ordre : Pustules.	4e Ordre : Pustules.	4e Ordre : Pustules.	Id. id. id. Pustuleuses.
6. Cnidosis.	Urticaire.	Id. id. id.	3e Ordre : Exanthèmes.	1er Ordre : Exanthèmes.	1er Ordre : Exanthèmes.	Id. id. id. Exanthémateuses.
7. Epinyctide.	Sans analogue.	Id. id. id.	» »	» »	» »	» »
8. Olophlyctide.	Herpès.	Id. id. id.	6e Ordre : Vésicules.	2e Ordre : Vésicules.	3e Ordre : Vésicules.	Id. id. id. Vésiculeuses.
9. Ophlyctide.	Aphthes.	Id. id. id.	6e Ordre : Vésicules.	» »	» »	» »
10. Pyrophlyctide	Sans analogue.	Id. id. id.	......	......	......	Id. id. id. Gangréneuses.
11. Charbon.	Phyma.	Id. id. id.	7e Ordre : Tubercules.	Sans analogue.	......	Id. id. id. Gangréneuses.
12. Furoncle.	Sans analogue.	Id. id. id.	......	......	......	Id. id. id. Furonculeuses.
13. Variole.	Variola.	2e Groupe : Dermatoses exanthémateuses.	5e Ordre : Pustules.	4e Ordre : Pustules.	Abest.......	Id. id. id. Pustuleuses.
14. Vaccine.	Vaccinia.	Id. id. id.	6e Ordre : Vésicules.	4e Ordre : Pustules.	Abest......	Id. id. id. Pustuleuses.
15. Clavelée.	Sans analogue.	Id. id. id.	» »	» »	» »	» »
16. Varicelle.	Varicella.	Id. id. id.	6e Ordre : Vésicules.	2e Ordre : Vésicules.	Abest......	Id. id. id. Pustuleuses.
17. Nirle.	Sans analogue.	Id. id. id.	» »	» »	» »	» »
18. Roséole.	Roseola.	Id. id. id.	3e Ordre : Exanthèmes.	1er Ordre : Exanthèmes.	1er Ordre : Exanthèmes.	Id. id. id. Exanthémateuses.
19. Rougeole.	Rubeola.	Id. id. id.	Id. id.	Id. id.	Abest......	Id. id. id. Exanthémateuses.
20. Scarlatine.	Scarlatina.	Id. id. id.	8e Ordre : Exanthèmes.	1er Ordre : Exanthèmes.	Abest......	Id. id. id. Exanthémateuses.
21. Miliaire.	Miliaria.	Id. id. id.	6e Ordre : Vésicules.	2e Ordre : Vésicules.	3e Ordre : Vésicules.	Id. id. id. Vésiculeuses.
22. Achore.	Porrigo.	3e Groupe : Dermatoses teigneuses.	5e Ordre : Pustules.	4e Ordre : Pustules.	4e Ordre : Pust., Teig fausse.	Id. Vésiculeuses, et dans la sect. 3e corps étrangers.
23. Porrigine.	Porrigo.	Id. id. id.	Id. id.	Id. id.	Id. id. id. id.	Id. id.
24. Favus.	Porrigo lupinosa.	Id. id. id.	Id. id.	Id. id.	Id. id. id. vraie.	Id. id. id. Pustuleuses.
25. Trichoma.	Sans analogue.	......	......	......	......	Ordre 2e, chap. 2e. Infl. des Bulbes, Plique.
26. Herpès.	Lepra. Psoriasis. Pityriasis.	4e Groupe : Dermatoses dartreuses.	2e Ordre : Squames.	6e Ordre : Squammes.	6e Ordre : Squammes.	Ordre 1er, chap. 1er, sect. 1re : Squammeuses.
27. Varus.	Acné.	Id. id. id.	7e Ordre : Tubercules.	4e Ordre : Pustules.	4e Ordre : Pustules.	Id. id. id. Pustuleuses.
28. Mélitagre.	Impetigo.	Id. id. id.	5e Ordre . Pustules.	4e Ordre : Pustules.	4e Ordre : Pustules.	Id. id. id. Pustuleuses.
29. Estiomène.	Lupus.	Id. id. id.	7e Ordre : Tubercules.	9e Ordre. Exceptionnel.	7e Ordre : Tubercules.	Id. id. id. Tuberculeuses.
30. Carcine.	Sans analogue.	5e Groupe : Dermatoses cancéreuses.	......	......	......	Id. id. id. Tuberculeuses.
31. Kéloïde.	Sans analogue.	Id. id. id.	......	15e Ordre. Exceptionnel.	7e Ordre : Tubercules.	Abest.
32. Leuce.	Vitiligue.	6e Groupe : Dermatoses lépreuses.	7e Ordre : Tubercules.	Sans analogue.	Abest.	Abest.
33. Spiloplaxie.	Moluscum.	Id. id. id.	7e Ordre : Tubercules.	Id.	Abest.	Abest.
34. Eléphantiasis.	Eléphantiasis.	Id. id. id.	7e Ordre : Tubercules.	13e Ordre. Exceptionnel.	7e Ordre : Tubercules.	Ordre 1er, chap. 1er, sect. 1re : Tuberculeuses.
35. Radesyge.	Sans analogue.	Id. id. id.	Sans analogue.	Sans analogue.	Sans analogue.	Sans analogue.
36. Syphilis.	Sans analogue.	7e Groupe : Dermatoses véroleuses.	Sans analogue.	11e Ordre. Exceptionnel.	Réparti dans chaque ordre.	Ordre 1er, chap. 2e, sect. 2e : Syphilides.
37. Mycosis.	Frambœsia.	Id. id. id.	7e Ordre : Tubercules.	Id. id.	Id. id.	Id. id. id. id.
38. Scrofule.	Sans analogue.	8e Groupe : Dermatoses scrofuleuses.	» »	» »	» »	» »
39. Farcin.	......	Id. id. id.	......	......	......	......
40. Gale.	Scabies.	9e Groupe : Dermatoses scabieuses.	5e Ordre : Pustules.	2e Ordre : Vésicules.	3e Ordre : Vésicules.	Ordre 1er, chap. 1er, sect. 1re : Vésiculeuses.
41. Prurigo.	Prurigo. Strophulus. Lichen.	Id. id. id.	1er Ordre : Papules.	6e Ordre : Papules.	5e Ordre : Papules.	Id. id. id. id. Papuleuses.
42. Péliose.	Purpura.	10e Groupe : Dermatoses hémateuses.	3e Ordre : Exanthèmes.	12e Ordre. Exceptionnel.	8e Ordre : Taches.	Id. chap. 8e : Hémorrhagies cutanées.
43. Pétéchie.	Purpura.	Id. id. id.	Id. id.	Id. id.	Id. id.	Id. id. id. id.
44. Panne.	Ephelis.	11e Groupe : Dermatoses dyschromateuses.	8e Ordre : Macules.	8e Ordre : Macules.	Id. id.	Id. chap. 6e : Colorations morbides.
45. Achrôme.	Sans analogue.	Id. id. id.	......	8e Ordre : Décoloration.	8e Ordre : Décoloration.	Id. id. Décolorations morbides.
46. Icthyose.	Ichthyosis.	12e Groupe : Dermatoses hétéromorphes.	2e Ordre : Squames.	6e Ordre : Squammes.	6e Ordre : Squammes.	Id. id. Altérations épidermoïques.
47. Thylosis.	Sans analogue.	Id. id. id.	Id. id.	Abest.	Abest.	Id. id. id.
48. Verrue.	Verruca.	Id. id. id.	7e Ordre : Tubercules.	......	......	»
49. Onygose.	Sans analogue.	Id. id. id.	......	......	......	Ordre 2e, chap. 1er : Maladies des ongles.
50. Dermatolysie.	Sans analogue.	Id. id. id.	......	......	......	Ordre 1er chap. 6e : Hypertrophies.
51. Næve.	Nævus.	Id. id. id.	8e Ordre : Macules.	8e Ordre : Macules.	8e Ordre : Taches.	Id. id. Maladies du réseau vasculaire.

Pellagre, 10e Ord. excep. Maladies des follicules sébacés. — 14e Ord. except.

La Pellagre figure chez M. Alibert parmi les Eczèmes, genre Erythème. Les altérations des follicules sébacés se trouvent dans les varus. (Alibert.)

Quant aux autres divisions de M. Rayer, elles sont trop souvent étrangères à notre sujet pour trouver place ici.